U0320887

名老中医经验传承研究、传承工作室建设示范读本
“十二五”国家支撑计划
“名老中医临床经验、学术思想传承研究”项目成果集

十七位名老中医

特色经验临床应用规范

主　　编　王志勇　李振吉

副 主 编　李　昱　孙塑伦　贺兴东　姚乃礼　翁维良
孙光荣　王思成

执行副主编　邱　岳　徐春波　徐　浩　王玉光　张润顺
樊小农　张德政　陶有青　顾晓静

编　　委　王志勇　李振吉　李　昱　王思成　孙塑伦
贺兴东　姚乃礼　翁维良　孙光荣　邱　岳
贺晓路　徐春波　徐　浩　王玉光　张润顺
樊小农　张德政　王　煜　郭淑云　李　靖
焦　扬　邹忆怀　王金榜　谭　勇　王麟鹏
崔　炎　乔晋琳　申春悌　王彩华　冯　玲
李秀惠　颜　新　薛燕星　刘　健　马家驹
邱　禹　韩　亮　刘　强　陶有青　顾晓静
周亚男　穆倩倩

人民卫生出版社

图书在版编目(CIP)数据

十七位名老中医特色经验临床应用规范 / 王志勇，李振吉主编.
—北京：人民卫生出版社，2018
ISBN 978-7-117-27264-3

Ⅰ. ①十… Ⅱ. ①王… ②李… Ⅲ. ①中医临床 - 经验 - 中国 - 现代 ②中医临床 - 医案 - 汇编 - 中国 Ⅳ. ①R249.7

中国版本图书馆 CIP 数据核字(2018)第 191569 号

十七位名老中医特色经验临床应用规范

主　　编：王志勇　李振吉
出版发行：人民卫生出版社（中继线 010-59780011）
地　　址：北京市朝阳区潘家园南里 19 号
邮　　编：100021
E - mail：pmph @ pmph.com
购书热线：010-59787592　010-59787584　010-65264830
印　　刷：北京画中画印刷有限公司
经　　销：新华书店
开　　本：710×1000　1/16　　印张：20
字　　数：370 千字
版　　次：2018 年 12 月第 1 版　　2018 年 12 月第 1 版第 1 次印刷
标准书号：ISBN 978-7-117-27264-3
定　　价：63.00 元

前　言

《国家中长期科学和技术发展规划纲要（2006—2020年）》《中医药创新发展规划纲要（2006—2020年）》将“中医药传承研究”列入优先领域重点研究内容，要求开展名老中医学术思想、临床经验和辨证论治方法的总结研究。2009年《国务院关于扶持和促进中医药事业发展的若干意见》提出推进中医药继承与创新，系统研究一批当代名老中医药专家学术思想、临证经验和技术专长；2015年习近平总书记在中国中医科学院成立60周年贺信中提到，要把中医药宝贵财富继承好、发展好、利用好。2016年国务院《中医药发展战略规划纲要（2016—2030年）》、国家中医药管理局《中医药发展“十三五”规划》，要求实施中医药传承工程，全面系统继承当代名老中医药专家学术思想和临床诊疗经验，总结中医优势病种临床基本诊疗规律，挖掘民间中医诊疗技术和方药。

开展名老中医临床经验、学术思想传承研究，从鲜活的临证经验中汲取营养，对促进整个中医药行业发展、促进中医药理论体系发展创新、提升中医药临床诊疗水平、培养优秀青年中医等有着战略性意义。“十五”“十一五”期间连续开展“名老中医学术思想、经验传承研究”项目，共纳入210位名老中医，着重于原汁原味地采集和保存名老中医医案数据资源，探索并丰富名老中医临证经验分析挖掘方法研究。通过研究，共保存从师医案4万余份、典型医案6000余份，有效方药300多首，以及名中医学术思想、临床思辨特点、成才之路、养生保健等大量信息资料和研究报告。

“十二五”国家科技支撑计划项目进一步开展名老中医临床经验、学术思想传承研究，以传承名医经验、发展中医学术、创新中医理论为目的，符合国家的发展思路和任务要求。项目从传承和应用两部分问题入手。一是以解决传承问题为主线，从社会学、方法学角度进一步深化对名老中医传承内涵的研究。围绕名老中医辨证方法、治则治法、诊疗技术、有效方药四个方面，重点开展17位名老中医临床经验、学术思想研究，将定性研究与定量研究相结合，研究形成了名老中医经验传承共性技术研究方法；总结提炼名老中医的独特辨证方法、特色治则治法、特色诊疗技术、特色有效方药，形成可供临床推广应用的传承规范和共性技术研究方法。二是从名老中医临床经验社会服务入手，建设名老中医学术经验国家服务平台，集“信息采集 - 数据管理 - 知识检索 - 分析挖掘 - 名医经验可视化展示”等功能于一体，旨在为查询学习、辅助诊疗、养生保健以及指导青年中医成才提供专业化、方便快捷的知识服务；研制临床一线跟师人员信息采集实用软件，实现传承研究成果的社会化服务和大范围的推广，提高传承应用效率。

在项目研究过程中，两条主线都是以成果产品化为导向。在共性方法层面形成了名老中医学术经验传承研究成果集之方法篇(《名老中医经验传承共性方法示范研究》)与应用篇(《十七位名老中医特色经验临床应用规范》)。前者将定性研究应用到名医经验传承研究中，形成一套完整的研究方法学体系，指导研究型传承工作的深入开展；后者形成17位名老中医传承应用规范，扩大名医经验临床应用范围，有利于培养新一代名医。

本书内容共分为四大部分，从名老中医独特辨证方法、治则治法、诊疗技术、有效方药四个类型入手，分别形成陈可冀、王自力、李振华、吕仁和四位名老中医独特辨证方法传承应用规范，周平安、王永炎、李士懋、夏桂成四位名老中医特色治则治法传承应用规范，石学敏、贺普仁、崔公让、王燮荣、徐迪华五位名老中医特色诊疗技术传承应用规范，以及薛伯寿、路志正、颜德馨、钱英四位名老中医特色有效方药传承应用规范。研究规范分别从术语和定义、学术思想阐释、传承应用技术规范、处方用药原则、临床应用要点、特色优势、科学评价、临床验案等八个方面，论述17位名老中医临证经验总结及技术操作核心要素，对青年中医成才、特色经验技术推广应用、临床诊疗水平提升等方面大有裨益。目前各规范在描述及推广应用过程中难免有不足之处，恳望同道及广大读者不吝赐教。

本书编写过程中，得到了国家科技支撑计划课题“名老中医经验传承研究方法与评价研究”(2013BAI13B05)支持。本书可供开展名老中医学术思想及临证经验传承研究、传承工作室建设时使用，也可在提升临床诊疗技术水平等方面予以参考。

编　者

2017年6月

目 录

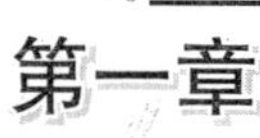

第一章

独特辨证方法篇

第一节 陈可冀血瘀证辨证方法传承应用规范

一、术语和定义

1. **血瘀证** 是指血液运行不畅，或血流瘀滞，或血溢脉外而停蓄于体内所引起的证候，临床以疼痛、肿块、出血、面色或唇舌紫黯或发绀、肌肤甲错、脉细涩或结代为主要表现。本研究中血瘀证的含义为通行含义，但侧重于冠心病血瘀证，即心脏瘀血阻于脉络引起的证候。

2. **独特** 是指独一无二的，单独具有的，与众不同的。本研究中独特是指陈可冀教授血瘀证的辨证方法有其自身的特色，有别于他人。

3. **辨证** 证即证候，是机体在疾病发展过程中的某一阶段的病理概括，标示着机体对病因作用的整体反应状态；辨证论治是中医学认识和治疗疾病的基本原则，也是中医学对疾病进行辨析判断和处理的一种特殊方法。本研究中辨证主要指陈可冀教授对血瘀证的辨析判断和处理方法。

4. **陈可冀教授血瘀证独特辨证方法** 指陈可冀教授经过数十年临床实践、总结归纳出的具有其自身特色的血瘀证辨析判断方法及其相应的处方用药规律。

二、学术思想阐释

陈可冀教授的血瘀证辨证思想可以从两个层面进行阐释：理论框架与辨证特点。从辨证的理论框架层面上讲，陈可冀教授提出十纲辨证，主张病证结合，以病统证，强调宏观与微观相结合；在辨证特点方面，陈可冀教授提出“十瘀论”，注重审因论治，首辨寒热虚实，重视舌诊、问诊及脏腑间的关系，区分证候轻重，结合疾病分期分型，提出“瘀毒致变”理论。

（一）陈可冀教授血瘀证独特辨证方法的理论框架

1. **十纲辨证**　《黄帝内经》中指出，“人之所有者，血与气耳”；“血气不和，百病乃变化而生”，强调了气血的重要性。因此，陈可冀教授力倡在八纲辨证的基础上加上气血辨证，组成十纲辨证：阴阳、寒热、表里、虚实、气血，并认为气血在血瘀的形成与治疗过程中都非常重要。

2. **病证结合**　陈可冀教授提倡病证结合，将中医整体辨证与西医病生理改变的辨识相结合，认为二者可以取长补短、优势互补，能更好地把握疾病的发展、演变规律及机体的功能、结构变化特征，有助于提高临床诊疗水平。

3. **以病统证**　陈可冀教授认为，中医的病名多是根据疾病的临床症状、病因病机，采用取类比象、归纳演义的方法确立的，缺乏特异性和针对性，不能准确地反映疾病的发展、演变规律和机体结构、功能的变化特征，不适应现代临床的需要。而西医的病以微观病理生理为基础，具有相同的代谢、功能和结构改变，其发展变化过程始终贯穿着疾病的主要病理变化规律这条基本主线，因此，同病各证间具有同质性和共性，应以病统证，即在了解西医病的前提下，结合西医病的特征进行中医的整体辨证论治。

4. **宏观与微观结合**　陈可冀教授主张将传统中医宏观辨证与现代医学的微观检查相结合进行辨证。他强调把现代医学的理化检查指标纳入到中医辨证的体系中，可以延伸和拓宽中医药学的诊断视野。

（二）陈可冀教授血瘀证独特辨证方法的特点

1. **提出“十瘀论”**　陈可冀教授提出“十瘀论”，系统总结了十类血瘀易患人群：慢瘀，是指久病入络而为瘀；急瘀，系指暴病、急症多瘀；寒瘀，指各种寒凝血瘀证；热瘀，指温热病重症多瘀；虚瘀，因气血阴阳亏虚所致的各种血瘀证；实瘀，因气滞、痰浊等实邪所致的血瘀证；老瘀，指老年患者、衰老性疾病多瘀；伤瘀，指跌打损伤等创伤外症多瘀；潜瘀，指舌紫暗而临床无症状者，或临床症状与体征不明显而表现为高黏滞血症或高凝血功能状态者；毒瘀，指因毒致瘀，或瘀久酿毒导致的毒邪与血瘀互结。

2. **注重审因辨治**　陈可冀教授在血瘀证辨治时非常重视审因辨治。他认为血瘀的成因虽多，但概括而言，不外邪实与正虚两个方面：实者为寒、热（火）、风、痰凝滞血脉；虚者为阳气与阴血不足，失却温运、荣养功能。临证时当知其原因，知常达变，灵活变通。其中虚实寒热是反映人体病理表现的基本类型，临证时需首先加以辨识。

3. **重视舌诊和问诊**　陈可冀教授认为舌象能真实地反映疾病的病性、病势，舌象的变化与疾病的预后、转归密切相关，提出舌质紫暗诊断血瘀证“但见一证便是”的观点。他还指出，非诱导式的问诊能帮助医生了解疾病的特点、程度，尤其强调问诊疼痛和病史可以帮助辨血瘀证的虚实寒热。临证时当重视问诊和舌象变化，见微知著，治病防变。

4. **重视脏腑间关系** 陈可冀教授强调在血瘀证辨治时应重视脏腑间关系，遣方用药要顺应脏腑之性。他认为整体观念是中医药学理论的精髓，脏腑之间既通过经络相连，又因“生克制化”相联系。因此，临床辨治应重视脏腑间关系，遣方用药要顺应脏腑之性。

5. **辨识证候轻重** 陈可冀教授指出血瘀证有轻重之分，临证应注意区分。他主要根据疾病症状、舌象、面色或口唇、舌下脉、脉象等来区分证候轻重，并结合患者体质情况，针对性地应用不同强度的活血化瘀方药。

6. **结合分期分型** 陈可冀教授认为，疾病的不同时期，本虚标实的轻重缓急常不同，临床症状变化难测，表现极其复杂。强调按疾病的不同发展阶段、不同类型，根据疾病的病因、病性、病势进行论治，从而提高临床疗效。

7. **关注证候演变** 陈可冀教授认为证候并非静止不变的，应注意动态观察，防止其转化、演变。他带领研究团队通过大量基础与临床研究，提出了“瘀毒致变”理论，认为“瘀毒转化”在冠心病患者再发急性心血管事件中起着重要作用，并建立了冠心病稳定期因毒致病辨证诊断及量化标准，对于早期识别干预冠心病“瘀毒”患者，减少急性心血管事件的发生具有重要意义。

三、传承应用技术规范

（一）基本操作步骤

1. **诊断有无血瘀证** 通过采集患者宏观指标（如症状、体征、舌、脉等）、理化指标（如血液黏度、血小板聚集性、红细胞聚集性、血浆纤维蛋白原含量、冠脉造影等），结合患者的病史及个体情况进行诊断。对于一般患者，应用实用血瘀证诊断标准（表 1-1-1）；对于冠心病患者，建议采用病证结合的冠心病血瘀证诊断标准（表 1-1-2）。

表 1-1-1 实用血瘀证诊断标准

主要标准
（1）舌质紫暗或有瘀斑、瘀点
（2）面部、口唇、齿龈、眼周及指（趾）端青紫或暗黑
（3）不同部位*静脉曲张或毛细血管异常扩张
（4）离经之血（出血后引起的脏器、组织、皮下或浆膜腔内瘀血、积血）
（5）间歇性跛行

续表

(6)腹部压痛抵抗感

(7)闭经或月经暗黑有块

(8)影像学显示血管闭塞或中重度狭窄(≥50%)**，血栓形成、梗塞或栓塞，或脏器缺血的客观证据

次要标准

(1)固定性疼痛，或刺痛、绞痛，或疼痛入夜尤甚

(2)肢体麻木或偏瘫

(3)痛经

(4)肌肤甲错(皮肤粗糙、肥厚、鳞屑增多)

(5)精神狂躁或善忘

(6)脉涩或结代，或无脉

(7)脏器肿大、新生物、炎性或非炎性包块、组织增生

(8)影像学等检查显示有血管狭窄(< 50%)

(9)血液流变性、凝血、纤溶、微循环等理化检测异常，提示血循环瘀滞

(10)近1月有外伤、手术或人工流产

注：符合主要标准1条、或次要标准2条即可诊断血瘀证。

按主要标准每条2分，次要标准每条1分，可作为血瘀证量化诊断标准。

*：如舌下、结膜、眼底、口腔黏膜、腹壁、下肢、消化道等。

**：行介入治疗或外科手术后不满足该条件者除外。

表1-1-2　冠心病血瘀证诊断标准

指标类型	指标内容	指标赋分
主要指标	1. 胸痛位置固定	10
	2. 舌质色紫或暗	10
	3. 舌有瘀斑、瘀点	10
	4. 冠脉CTA或冠脉造影显示任何一支血管狭窄≥75%	9
	5. 超声或造影显示有冠状动脉血栓或心腔内附壁血栓	8
次要指标	1. 胸痛夜间加重	6
	2. 口唇或齿龈紫暗	7
	3. 舌下静脉曲张或色紫暗	7
	4. 冠脉造影显示至少一支冠状动脉狭窄≥50%，但< 75%	6
	5. 部分凝血活酶时间(APTT)或凝血酶原时间(PT)缩短	5

续表

指标类型	指标内容	指标赋分
辅助指标	1. 面色黧黑	2
	2. 脉涩	4
	3. 冠脉 CTA 或冠脉造影显示血管明显钙化或弥漫病变	3
	4. 纤维蛋白原升高	3

注：①符合冠心病诊断标准，科研工作满足：冠状动脉造影显示至少一支冠状动脉狭窄≥ 50%；②冠心病血瘀证计分≥ 19 分可诊断为血瘀证，计分高低可用于评价冠心病血瘀证的程度；③冠心病血瘀证诊断必须包含主要标准、次要标准中至少 1 项宏观指标，单纯理化指标不能诊断

2. **判断血瘀证轻重程度**　在诊断血瘀证后，需要进一步判断血瘀证轻重程度，为进一步选方用药提供依据。上述两个标准均有评分标准，可用于判断血瘀证的轻重程度。在判定冠心病血瘀证程度时，陈院士还常根据患者心绞痛情况，舌质紫暗或瘀斑程度，口唇及齿龈紫暗程度，舌下脉曲张程度以及脉象情况进行评估，简单实用，并可用于疗效评价，值得推广，见附表 1。

3. **分析血瘀证成因或兼夹证**　在诊断血瘀证并判断轻重程度后，进一步通过发病原因、诱因、患者体质、兼症、舌脉等，分析血瘀证成因，确定血瘀证兼夹证，其中尤以寒热虚实最为重要。

4. **评估证候转化与演变趋势**　应用病证结合理念，评估血瘀证在疾病中的转化倾向与演变趋势，为进一步评估预后、识别高危患者及早期干预等提供依据。如应用“冠心病稳定期因毒致病标准”（见表 1-1-3）评估有“瘀毒转化”的高危患者，可望中西医结合优势互补进一步减少急性心血管事件的发生。

表 1-1-3　冠心病稳定期因毒致病辨证诊断及量化标准

指标类型		诊断指标	分值
主要指标	症状	1. 中重度心绞痛	3
		2. 重度口苦	4
	舌象	3. 老舌	3
		4. 舌青或青紫	3
		5. 剥苔（不含类剥苔）	5
		6. 舌下络脉紫红或绛紫	3

续表

指标类型		诊断指标	分值
次要指标	生化指标	1. HsCRP > 3mg/L	1
		2. 纤维蛋白原短时期内显著升高	1
		3. P选择素短期内显著升高	1
	既往病史	4. 高胆固醇病史	1
		5. 高血压2~3级	1
		6. 糖尿病病史，FBG ≥ 7.0mmol/L	2

注：符合1个主要指标，或2个次要指标（至少含1项生化指标）即可诊断。

HsCRP：超敏C反应蛋白；FBG：空腹血糖。

（二）注意事项

陈可冀教授在血瘀证辨证时，对四诊的内容有权重之分，但不同的疾病权重不同。如望诊和问诊对外伤病辨血瘀证更重要，问诊对月经病辨血瘀证更为重要。一般情况下，四诊中望诊权重第一，望诊的主要内容包括舌、面、唇、舌下静脉、皮肤、躯体等，其中最重要的是舌、面和唇。问诊权重第二，问诊的主要内容包括症状特点、病史、病因、诱因、排泄物等，其中疼痛为最重要的症状。切诊权重第三，血瘀证常见弦象、结代脉和无脉，如见上述典型脉象，则为血瘀。如果当脉象与证候不相符时，一般舍脉从证。闻诊在血瘀证辨证中使用较少。陈可冀教授强调四诊虽有权重，但应该相互参照。

陈可冀血瘀证独特辨证方法应用规范流程图见图1-1-1。

四、处方用药原则

陈可冀教授在血瘀证处方用药时具有以下原则：注重病证结合，审因论治，区分证候轻重，在主方基础上随证加减。

在用药方面，陈可冀教授将散载于10余种本草学著作中的35种传统的活血化瘀药分为和血、活血、破血类（见附表2）。和血指有养血、和血脉作用者；活血是指有活血、行血、通瘀作用者；破血指有破血、消瘀、攻坚作用者。对于冠心病轻度血瘀证，陈可冀教授常用当归、丹参、赤芍、鸡血藤，中度血瘀证常用川芎、红花、三七、延胡索，重度血瘀证常用水蛭、三棱、莪术、桃仁。

在处方方面，补阳还五汤、愈心痛方、冠心II号方、血府逐瘀汤、丹参饮、瓜蒌薤白类三方、愈梗通瘀汤是陈可冀教授治疗血瘀证最常用的方剂。具体临证处方见附表3。

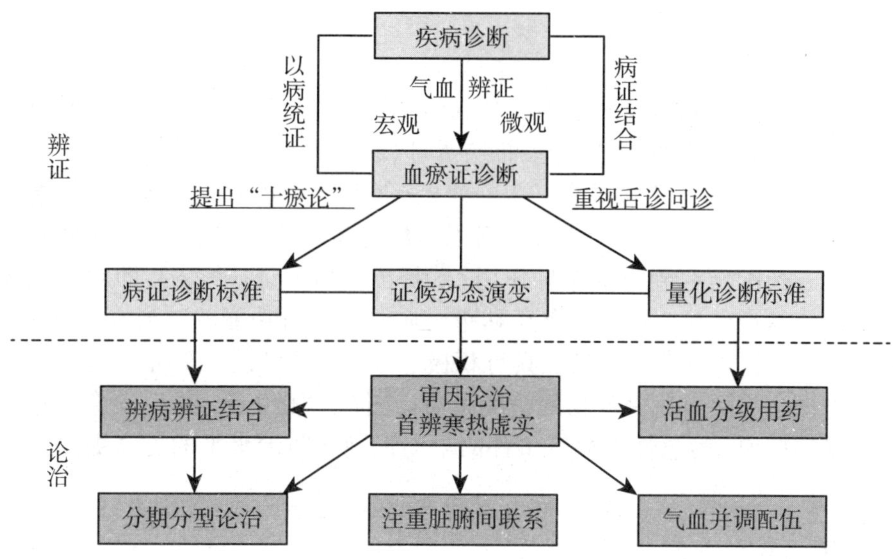

图 1-1-1　陈可冀血瘀证独特辨证方法应用规范流程图

以冠心病血瘀证为例：

轻度血瘀证采用和血方：当归 10g、丹参 15g、赤芍 10g、鸡血藤 30g、牡丹皮 15g；中度血瘀证采用活血方：川芎 15g、红花 10g、丹参 15g、延胡索 15g、姜黄 10g；重度血瘀证采用破血方：川芎 15g、延胡索 15g、桃仁 10g、三棱 10g、莪术 10g；瘀毒证采用清瘀方：虎杖 15g、黄连 10g、银花 15g、丹参 15g、牡丹皮 15g。

兼症用药：实证：痰浊证（偏寒），加薤白 10g；痰浊证（偏热），加瓜蒌 15g；气滞证，加香附 10g；寒凝证，加桂枝 10g；虚证：气虚证，加炙黄芪 15g；阳虚证，加黑附片（先煎）10g；阴虚证，加麦冬 15g。

五、临床应用要点

1. **适应人群**　“实用血瘀证诊断标准”适用于所有血瘀证患者的诊断，不论疾病和兼夹证候。“冠心病血瘀证诊断标准”适用于冠心病血瘀证患者的诊断。

2. **应用前提**　理解陈可冀教授血瘀证辨证的学术思想。

3. **应用原则**　以陈可冀教授的血瘀证辨证原则为指导，结合他的辨证特点、辨证步骤及辨证依据进行辨证。

4. **应用注意**　①血瘀证辨治应“有是证用是药”，避免活血化瘀药的滥用；②辨证时应注意早期辨识潜瘀和毒瘀，提高血瘀证的早期防治水平。③“陈可冀教授血瘀证独特辨证方法”指导下的处方用药原则是他治疗血瘀证常用的处方用药原则，临证还需根据具体病证变通应用。

六、特色优势

概而言之，“陈可冀教授血瘀证独特辨证方法”主要包括以下六方面特色优势：①通过“但见一证便是”的特异证，提高血瘀证诊断的敏感性；②病证结合、以病统证，明显提高了辨治效果；③宏观症状体征与微观理化指标相结合，拓展了中医四诊范围，提高了诊断的客观性；④气血认识对血瘀证辨证及方药配伍起到重要指导作用；⑤提出前血瘀证（潜瘀），即对于临床尚缺乏症状或体征，而表现有高黏滞血症或高凝血功能状态者，认为是前血瘀证，对于早期辨识血瘀证具有积极意义；⑥血瘀证轻重分级及活血药的分类提高了活血化瘀药物的精准用药；⑦提出“瘀毒致变”引发急性心血管事件的假说，为急性心血管事件的早期识别和防治水平的提高提供了新思路。

七、科学评价

针对“陈可冀教授血瘀证诊断标准”，课题组进行了可靠性与真实性的临床验证评价。采用横断面调查的方法，课题组调查了中国中医科学院西苑医院 14 个科室的住院和门诊患者共 112 例，评价陈可冀教授血瘀证诊断标准的可靠性，结果提示：不同研究者应用该标准诊断血瘀证的一致性良好，说明该标准在不同研究者间的测量变异较小，可靠性高。

课题组进一步采用横断面调查的方法，调查中国中医科学院西苑医院 15 个科室的住院和门诊患者共 600 例，评价陈可冀教授血瘀证诊断标准的真实性。贝叶斯分析结果发现：“陈可冀教授血瘀证诊断标准”的灵敏度比 1986 年“血瘀证诊断标准”和 2011 年“血瘀证中西医结合诊断标准”更高，特异度三者间无明显差异，提示“陈可冀教授血瘀证诊断标准”对血瘀证诊断在不明显降低特异度情况下显著提高了敏感性。

针对“冠心病血瘀证诊断标准（草案）”，课题组进行了敏感性特异性评价，采用横断面调查研究，调查 450 例冠心病患者，结果发现，与 1986 年的“血瘀证诊断标准”比较，“冠心病血瘀证诊断标准（草案）”敏感度为 94.36%，特异度为 89.38%，准确度为 93.11%，提示本标准的真实性较高。

与大多数血瘀证诊断标准比较，“实用性血瘀证诊断标准”具有条目简洁，涵盖面广，判断标准简单，临床可操作性强的特点。此外，简单的条目赋分也是“陈可冀教授血瘀证诊断标准”的一大特点，赋分可以将诊断结果量化，为证候轻重判定提供可能。血瘀证诊断标准从 1982 年制订至今，虽取得了一定的成绩，但时隔多年，已难以满足现代临床的需要，应该进行修订。“实用性血瘀证诊断标准”条目简洁，表述清楚，临床可操作性强，不仅可靠性高，且在不明显降低特异度情况下具有更高的灵敏度，未来或可作为血瘀证诊断标准更新的蓝本，为更新提供参考和依据。

八、临床验案举例

验案 1

患者赵某，女性，62 岁，北京退休工人，主诉：反复心前区疼痛 4 个月，加重 2 周，于 2004 年 4 月 21 日来诊。患者 4 个月前因突发胸痛 6 小时，在北京石景山医院行冠脉造影示：冠脉两支病变，前降支中段狭窄 100%，左回旋支中段狭窄 70%、远端狭窄 60%，植入支架两枚，住院治疗十余天出院。出院后劳累时心前区时有憋闷、疼痛，近两周症状加重，心前区疼痛反复发作，休息时亦有疼痛，稍活动即气短，食纳欠佳，口干喜饮，夜眠可，大小便可。平时服用氯吡格雷 75mg 每日 1 次；普伐他汀 20mg 每日 1 次；福辛普利 5mg 每日 1 次；拜阿司匹林 0.1g 每日 1 次；倍他乐克 12.5mg 每日 2 次；硝酸异山梨酯 20mg 每日 2 次。既往有高脂血症 20 年。未规律治疗。查体：舌暗、苔薄白、脉沉细；血压 100/70mmHg，心率 60 次 / 分；超声心动图：左心室扩大，LVEF40%。心电图：陈旧性广泛前壁心梗，右束支传导阻滞。

中医诊断：胸痹，气虚血瘀；西医诊断：冠状动脉粥样硬化性心脏病，不稳定型心绞痛，PTCA+ 支架术后，心功能 III 级；高脂血症。治疗原则：益气养阴，通阳活血，利水。处方：黄芪生脉散、桃红四物汤加减：党参 20g、生黄芪 15g、麦冬 10g、北五味子 6g、桃红[各] 15g、川芎 15g、赤芍 15g、丹参 30g、茯苓 12g、桂枝 6g、白术 15g、甘草 6g。

上方加减服用 3 月余，活动能力明显增强，无明显乏力，平时无胸痛发作，偶尔在劳动强度过大时发作心前区疼痛，食欲较前好，口干亦好转。复查超声心动图：LVEF55%、左室亦较前减小。后间断服用陈可冀教授处方，病情一直稳定。

验案 2

患者郝某，男性，71 岁，山西太原干部，主诉：阵作胸闷憋气 1 年，加重半年，于 2004 年 4 月 21 日来诊。患者 1 年前因劳累出现胸闷、憋气，未引起重视。半年前因症状加重，行冠脉造影示：冠脉三支病变，累及左主干狭窄 20%~30%、右冠中段狭窄 80%~90%、左室后侧支中段狭窄 90%、左冠脉回旋支狭窄 90%、前降支中段狭窄 85% 以上，在右冠脉安装支架两枚，术后两个月症状又剧，反复出现阵作心前区疼痛并伴有咽部放射感，稍劳即发。现反复出现阵作胸闷痛、饥饿劳累后加剧、心烦抑郁、夜眠食纳可、大便干。平时口服消心痛 5mg 每日 3 次；合心爽 30mg 每日 3 次；阿司匹林 0.1g 每日 1 次；倍他乐克 25mg 每日 2 次；美百乐镇 20mg 每晚 1 次，万爽力 20mg 每日 3 次。既往有高血压史20余年，血压最高150/90~100mmHg，平时口服多种降压药物血压维持在120/60~70mmHg；青光眼病史；高脂血症病史3年。查体：舌暗、苔白、脉弦滑；血压120/70mmHg，心率74次/分；超声心动图：二尖瓣返流，左室舒张功能下降，LVEF60%；脑多普勒示：椎基底动脉供血不足。心电图：ST段V2~V5、II、III、avF下移0.05~0.3mV；胸片：主动脉弓粥样钙化。

中医诊断：胸痹，气阴不足，痰瘀互阻；西医诊断：冠状动脉粥样硬化性心脏病，不稳定型心绞痛，PTCA+支架术后心功能II级，高血压3级，高脂血症。治疗原则：益气养阴，活血宣痹。处方：黄芪生脉散、瓜蒌薤白散和血府逐瘀汤加减：太子参15g、生黄芪30g、麦冬12g、北五味子10g、石斛30g、桃仁12g、红花10g、川芎10g、赤芍10g、生地黄12g、当归尾15g、延胡索12g、全瓜蒌30g、薤白30g。

上方加减服用1月余，体力明显好转，背部发空、畏寒不明显，口干及便干均好转，舌暗，苔白、脉沉弦。后间断服用陈可冀教授处方，病情一直稳定。

附件：

附表1　陈可冀教授冠心病血瘀证量化分级标准

指标	判定	分值
①心绞痛	无	0
	轻度：有典型心绞痛发作，发作持续时间数分钟，每周至少发作2~3次，但疼痛不重，有时需含硝酸甘油	3
	中度：每天有较典型的心绞痛发作，每次持续数分钟，每次需含硝酸甘油	6
	重度：每天有数次较典型的心绞痛发作，持续数分钟，需数次含硝酸甘油	10
②舌质紫暗或有瘀斑	无	0
	轻度：舌质暗红	3
	中度：舌质暗红，有散在瘀斑	6
	重度：舌质紫暗	9
③口唇及齿龈暗	无	0
	轻度：口唇及齿龈颜色暗红	3
	中度：口唇及齿龈颜色紫暗	5
	重度：口唇及齿龈颜色紫暗且有瘀斑	6

续表

指标	判定	分值
④舌下脉曲张	无	0
	轻度：舌根部脉络曲张	8
	中度：舌下脉络曲张超过舌下脉的1/2	9
	重度：整个舌下脉曲张	10
⑤脉涩或结代	无	0
	脉结代	8
	脉涩	10

注：重度血瘀证：①～④条中，1条或以上指标判定为重度，2条或以上指标判定为中度，或具有⑤条中脉涩；中度血瘀证：①～④条中，1条指标判定为中度，或具有⑤条中脉结代，且无1条指标判定为重度；轻度血瘀证：①～④条中，无1条指标判定为中度或重度，且不具有⑤条中脉涩或结代

附表2　活血化瘀药物的分类与选择

轻度血瘀证	和血类药物	当归、丹参、赤芍、鸡血藤、生地黄、丹皮
中度血瘀证	活血类药物	川芎、红花、三七、延胡索、蒲黄、刘寄奴、五灵脂、大黄、郁金、穿山甲、姜黄、益母草、泽兰、苏木、牛膝、乳香、没药、王不留行、鬼箭羽等
重度血瘀证	破血类药物	水蛭、三棱、莪术、桃仁、虻虫、血竭、土鳖虫等

注：血瘀证轻重参考血瘀证轻重分级判断标准

附表3　陈可冀教授血瘀证常用方剂

气虚血瘀	益气活血	补阳还五汤、愈心痛方
气滞血瘀	理气活血	冠心Ⅱ号方、血府逐瘀汤、丹参饮
痰浊血瘀	化痰活血	冠心Ⅱ号方合瓜蒌薤白半夏汤
气虚血瘀、气滞痰浊	益气活血，理气化浊	愈梗通瘀汤
血虚血瘀	养血活血	桃红四物汤
阳虚血瘀	温阳活血	急救回阳汤
阴虚血瘀	育阴活血	桃红四物汤合一贯煎
寒凝血瘀	散寒活血	当归四逆汤、温经汤、生化汤
热毒血瘀	清热解毒活血	四妙勇安汤
热伤血络	凉血祛瘀	犀角地黄汤
瘀阻清窍	通窍活血	通窍活血汤

续表

血瘀兼外风	祛风活血	小活络丹
血瘀兼内风	熄风活血	天麻钩藤饮
血瘀兼湿浊	除湿活血	桃红四物汤合胃苓汤
瘀血兼水肿	活血利水	丹参饮合真武汤
血瘀兼腑实	通下活血	桃核承气汤
瘀阻经络	活血通络	活络效灵丹、身痛逐瘀汤
瘀阻胞宫	散结化瘀	桂枝茯苓丸

注：愈梗通瘀汤：党参、生黄芪、丹参、当归、延胡索、川芎、藿香、佩兰、陈皮、半夏、生大黄；
冠心Ⅱ号方：丹参、赤芍、川芎、红花、降香；
愈心痛方：人参、三七、琥珀粉；
急救回阳汤（《医林改错》）：党参、附子、干姜、白术、甘草、桃仁、红花

第二节　王自立基于“脾色环唇”辨治脾虚证独特辨证方法传承应用规范

一、术语和定义

王自立教授在数十年临床实践中，对中医脾胃病诊治独具匠心，在20世纪80年代初期提出了运脾法治疗胃痞，90年代初“运脾”思想成熟并出版专著得以确定（1991年中国中医药出版社出版《中医脾胃病学》）。

运脾概念：运脾是指依据脾的生理功能及病机特点，从动态观念出发，以健脾助运、调整升降为要，以健脾先运脾，运脾必调气为宗旨来治疗脾虚不运证的方法，常用于脾胃功能低下者。临床应用：依据脾虚不运的程度，调整行气、理气药物的用量，可分为小运、中运、大运。

脾色环唇概念：“脾色”即脾病之色（黄色），“环唇”即口周，黄色独现于口唇周围称为“脾色环唇”，临床常见于脾胃功能低下者。

王自立教授基于“脾色环唇”辨治脾虚证的独特辨证方法：是指王自立教授在辨治脾虚证等方面经过数十年临床实践总结、归纳出的具有其特色的脾虚证辨证方法。该方法通过望诊，即观察患者唇周颜色发黄的程度，并结合病人症状、体征、舌脉，进行辨证诊断。

二、学术思想阐释

口唇与脾胃的关系最为密切，口为脾之官，脾开窍于口，其华在唇。如

《素问·六节藏象论》说:“脾胃……其华在唇四白。”《素问·五脏生成》说:“脾之合肉也,其荣唇也。”《素问·金匮真言论》说:“中央黄色,入通于脾,开窍于口。”《灵枢·阴阳清浊》云:“胃之清气,上出于口。”这些条文均表明口唇与脾胃有直接的关系。《灵枢·经脉》有“胃足阳明之脉,起于鼻,交頞中,旁约太阳之脉,下循鼻外,入上齿中,还出挟口,环唇”的描述,指出胃经分布与环唇的联系;《灵枢·经筋》中“足阳明之筋……上颈,上挟口”描述了胃经在口周的分布,记载了口唇与足阳明胃经的密切关系。

《灵枢·五色》曰:“青为肝,赤为心,白为肺,黄为脾,黑为肾。”即脾的正色为黄色。但黄色亦为脾病之色,主脾虚、湿证。多由脾虚机体失养,或湿邪内蕴,脾失运化所致。若黄色独现于唇周,多属脾胃气虚,气血不足。

脾开窍于口,其华在唇。其华在唇是说脾的精气健旺与否,可由口唇表现出来,即唇为脾之外候。因脾为气血生化之源,脾的运化功能健旺,则气血旺盛,口唇红润光泽;若脾气不健,气血不足,多见口周萎黄无华。因此王自立教授认为唇周属脾,唇周的变化既然首先反映脾的病变,而黄色亦是脾色所主,那么病人口唇周围独现黄色能从一定程度上反映患者的脾胃功能,提示脾胃虚弱,王自立教授称之为“脾色环唇”,可作为脾虚证的诊断指标之一。

三、传承应用技术规范

王自立教授基于“脾色环唇”辨治脾虚证方法包括辨证原则、辨证特点、基本操作步骤、具体辨证依据及相关注意事项。

1. **辨证原则** 依据四诊辨证,重视望诊与脉诊辨证。

2. **辨证特点** 首望唇周颜色,再望舌体、舌质、舌苔,结合脉诊及是否兼见食少、腹胀等临床表现。

3. **基本操作步骤** 王自立教授基于“脾色环唇”辨治脾虚证的辨证方法主要包括七个步骤。

(1)通过望诊,观察唇周颜色是否发黄,黄色是否独现于唇周。

(2)通过舌诊,辨舌体、舌质、舌苔等情况。

(3)结合脉诊,依据脉之沉、细、缓、弱。

(4)通过问诊,了解是否兼见食少,腹胀。

(5)检测方法:采用测量皮肤颜色的表色体系的均匀颜色空间体系的Lab方法。将所有的颜色用L、a、b3个值表示,并用三维坐标来定义。L为垂直轴代表亮度,其值从0(黑)~100(白),皮肤L值越大肤色越白。a、b是水平轴,a值代表绿红轴上颜色的饱和度,负值表示绿色,正值表示红色,a

值越大肤色越红；b 值代表蓝黄轴上颜色的饱和度，负值表示蓝色，正值表示黄色，b 值越大肤色越黄。结合临床，设定脾色环唇患者唇周黄色程度与 b–a 值的关系为 $1 \leqslant b-a \leqslant 7$ 为淡黄，$7 < b-a \leqslant 11$ 为萎黄，$11 < b-a \leqslant 24$ 为垢黄。

（6）检测部位：依据王自立教授提出的“脾色环唇”理论，唇周及颧部 Lab 值具体提取方法如下：取被检测者唇周右侧地仓穴与水沟穴连线的中点为唇周第一个 Lab 值提取部位，左侧地仓穴与承浆穴连线的中点为唇周第二个 Lab 值提取部位，以体现环唇之意，之后再将两点连线向右上顺延至颧部，且与瞳子髎穴向下的垂直线的交叉点为第三个 Lab 值提取部位即以颧部作为对照部位进行测量，获得 L、a、b 各值。

（7）色诊图像的采集方法及要求：采用 Canon Power Shot SX30 IS 数码相机对面部进行拍照，被检测者当天面部不能外用护肤品，不能化妆，不能饮酒和做剧烈活动；对所得面部图像通过“Adobe Photoshop CS”软件读取右上左下唇周及颧部的 L、a、b 值。

4. 具体辨证依据

（1）主要依据：黄色独现于唇周；舌质淡，舌体胖大，边有齿痕，苔薄白或薄腻；脉沉细、沉缓、细弱等。

（2）次要依据：食少，腹胀，大便溏薄，神疲，肢体倦怠。

（3）注意事项：王自立教授基于“脾色环唇”辨治脾虚证时，对四诊的内容有权重之分。权重第一即为望诊，首先望唇周颜色，黄色独现于唇周才为“脾色环唇”；再望舌体、舌质、舌苔等情况。权重第二为切诊，脾虚证患者常见沉细、沉缓、细弱等脉。权重第三为问诊，主要内容包括症状特点、病史、病因、诱因等，其中食少、腹胀为主要的症状特点。权重第四为闻诊，主要闻声音之高低，口气之清浊。王自立教授强调四诊虽以望、切为主，但应四诊合参。

（4）证候轻重分级：王自立教授主要根据黄色独现于患者唇周的深浅程度：垢黄，萎黄，淡黄；舌：舌质淡，舌体胖大，边有齿痕，苔薄白；脉：沉细、沉缓、细弱。食少，腹胀等症状是否兼见，将脾虚证分为轻、中、重三级，见表 1-2-1。

轻度：唇周独现淡黄色（黄而明亮），舌质淡，苔薄白，脉沉细，食少；

中度：唇周独现萎黄色（黄而晦暗），舌质淡，舌体胖大，脉沉缓，腹胀；

重度：唇周独现垢黄色（黄而显黑），舌质淡，舌体胖大，边有齿痕，苔薄白或薄腻，脉细弱，食少，腹胀。

表 1-2-1 王自立教授脾虚证分级量化标准

项目	评分
1. 脾色环唇评分(脾色深浅程度评分)	
□淡黄	3
□萎黄	5
□垢黄	7
2. 舌象	
□舌质淡,苔薄白	3
□舌质淡,舌体胖大,苔薄白	5
□舌质淡,舌体胖大,边有齿痕,苔薄白或薄腻	7
3. 脉象	
□脉沉细	3
□脉沉缓	5
□脉细弱	7
4. 食少	
□无	0
□没有食欲,但保持原饭量	3
□无食欲,饭量比病前减少 1/3	5
□饭量减少 2/3 以上	7
5. 腹胀	
□无	0
□轻微腹胀,半小时内减轻或消失,不影响生活,不需服对症药物	3
□腹胀不适在半小时至 1 小时内较甚,部分影响日常生活,或需服对症药	5
□腹胀更甚,2 小时以内仍不能好转,生活受影响,或服对症药物效果不佳	7

注:Lab 方法检测唇周皮肤颜色,$1 \leqslant b-a \leqslant 7$ 为淡黄,$7 < b-a \leqslant 11$ 为萎黄,$11 < b-a \leqslant 24$ 为垢黄

四、处方用药原则

王自立教授针对脾虚证的治疗提出:“补脾不如健脾,健脾不如运脾”的指导思想。脾胃为气血生化之源,补气血即补脾胃,虽已成为临床治疗守则,但王自立教授认为治疗脾胃病既离不开一个“补”字,又不能单纯施补而不顾其实,应该从动态的观念出发,以健脾助运、调整升降为要。若纯用滋补药品多有滋腻碍脾、壅滞胀满之嫌,久用易致脾胃之气停滞不行,变生他

证：若由虚致实，兼见痰饮内停、气滞血瘀者，过用滋补则犯实实之戒。而通过健脾促运、调气和胃之剂，可以使脾气得以舒展、气机得以调和，促进运化，从而避免了滋补所致之壅滞。也就是说，只有脾胃功能处于正常的运化状态，才能消化水谷、运化水湿、生化气血，为机体提供足够的营养物质；反之，若脾胃功能低下，处于停滞状态，则不可能为机体提供必需的营养物质，而调理机体的滋补药品，亦须借助正常的脾胃功能才能得以吸收利用，发挥作用。所以治疗脾胃病的关键不在于直接补益脾胃，而在于通过调理气机以促进运化。换句话说，就是“脾以运为健，以运为补”。“健脾先运脾，运脾必调气”已成为王自立教授治疗脾胃病及脾虚证的大法，并在此基础上创立了运脾系列方剂：归芍运脾汤、香砂运脾汤、良附运脾汤、乌贝运脾汤、连萸运脾汤。

王自立教授治疗脾虚证的基本方剂即运脾汤，其组成如下：党参10~30g，白术30g，茯苓10g，佛手10g，枳壳30g，石菖蒲15g，炒麦芽15g，仙鹤草30g。党参、白术、仙鹤草益气健脾以助运，其中党参健脾益气；白术既能燥湿实脾，又能缓脾生津；仙鹤草又名脱力草，功能补脾益气，且补而不腻；茯苓健脾渗湿；佛手气清香而不燥烈，性温和而不峻，既能舒畅脾胃滞气，又可疏理肝气以防木郁克土，且无耗气伤津之弊；枳壳善理气宽中，行气消胀，与佛手合用则突出运脾调气之功；炒麦芽健脾化湿和中，宽肠下气通便，消米面食积，兼能疏肝理气；石菖蒲芳香醒脾，化湿和胃。诸药合用，既补气以助运，更调气以健运，使痰湿无由以生，则脾胃无由阻滞：兼以肝脾共调，使脏腑调畅，则脾运复健，升降如常，诸症自除。方中枳壳为调气运脾的关键药物，依脾运失健的程度而有小运（10~15g）、中运（20~30g）、大运（35~60g）之别，最大可用至80g；而白术亦为必不可缺之药，依脾虚程度及便秘轻重决定药量，轻度者常用15~30g，中度用至30~60g，重度者可用至60~120g。两药一补一消，相须为用。

加减用药：王自立教授强调用药宜少而精，多则影响原方功效，临证之时需灵活掌握。若气虚明显者加黄芪，中虚有寒者加高良姜、香附；阴血亏虚者加当归、白芍；气滞明显者加香附、砂仁，兼有痰湿者加半夏、陈皮，湿盛苔腻者去党参加苍术、厚朴，兼有郁热者加连翘，便秘者在重用白术、枳壳的基础上，酌加郁李仁、肉苁蓉；若肝郁犯胃而泛酸者加浙贝、乌贼骨、黄连、吴茱萸；食积呃逆者加鸡内金、陈皮；确诊为萎缩性胃炎或久病入络者加莪术、川芎、郁金等。

五、临床应用要点

1. 适应人群 脾虚证患者。

2. **应用前提**　掌握王自立教授提出的“脾色环唇”望诊特点。

3. **应用原则**　以王自立教授“脾色环唇”辨治脾虚证的方法为指导原则，结合他的辨证特点、辨证步骤及辨证依据进行辨证。

4. **应用注意**　①辨证时应注意区分伪黄，即食物、药物等染色所致之唇周发黄。②望唇周颜色时还受到患者肤色和光线的影响，一定是黄色独现于唇周，面色皆黄者不适用于此方法辨证；诊室光线阴暗也会影响辨证。③王自立教授“脾色环唇”辨治脾虚证的方法指导下的处方用药原则是他治疗脾虚证常用的处方用药原则，临证还需根据具体病证变通应用，尤其是枳壳的应用，建议从小运开始，即枳壳10~15g。

六、特色优势

王自立教授经过长期观察总结，发现“脾色环唇”是中医辨证脾虚证的重要且更为直观的诊断依据。其具有以下三点优势：①通过望唇周独现的黄色、舌、脉即可诊断脾虚证，其辨证方法简单易行。②根据黄色独现于患者唇周的深浅程度：垢黄，萎黄，淡黄；舌：舌质淡，舌体胖大，边有齿痕，苔薄白；脉：沉细、沉缓、细弱。食少，腹胀等症状是否兼见，将脾虚证分为轻、中、重三级。尤其是轻度脾虚证患者尚未出现腹胀，便溏，倦怠等典型脾虚证症状时即可早期诊断，早期治疗。③治疗脾虚证从动态观念出发，以健脾助运、调整升降为要。提出了“以运为健、以运为补”的指导思想，以及“健脾先运脾，运脾必调气”的治疗原则。

七、科学评价

既往对于脾虚证的诊断主要依据患者主观对症状的描述加舌脉进行诊断，如患者自述食少，腹胀，神疲，肢体倦怠，必然带有一定的主观性，再如脉诊，虽然有各种脉象的特征性描述，但在实际诊脉过程中往往以医者的感觉作为判定标准，因此会出现不一致性，望诊存在同样的问题，但是色度学Lab值的变化能较为客观地反映望诊所见的色泽，故Lab值可作为临床望诊的参考依据。

就脾虚证的诊断而言既往的诊断标准相对复杂，如《中华人民共和国国家标准·中医临床诊疗术语（GB/T16751.2—1997）》中制定的脾虚证辨证标准为：凡以食少，腹胀，大便溏薄，神疲，肢体倦怠，舌淡脉弱为常见症的证候即可诊断为脾虚证。而王自立教授基于“脾色环唇”辨治脾虚证的方法更加直观和简便易行，王自立教授提出的“脾色环唇”特色辨证脾虚证诊断标准：凡以脾色环唇，舌淡胖或有齿痕，脉沉、缓、细弱或兼见食少、腹胀为常见症的证候。临床应用时王自立教授提出的“脾色环唇”亦可作为《中华人民共和国国家标准·中医临床诊疗术语(GB/T16751.2—1997)》中制定的脾虚证辨证标准的补充。

八、临床验案举例

验案1

患者瞿某,男,18岁,2014年11月21日初诊。

主诉:胃脘胀满不适、纳呆3年余,加重1个月。患者自述3年来每因饮食不节出现胃脘胀满不适,伴有食少纳呆,未行治疗。近1个月来因饮食不节致胃脘胀满加重,不思饮食,食后尤甚,伴呃逆阵作,神倦乏力,大便干,2日1行,矢气频多。患者形体消瘦,脾色环唇(唇周颜色黄而晦暗),脘腹痞满,按之柔软,压之不痛。舌淡红,苔薄白,脉沉细。中医诊断:胃痞,证属脾虚失运,治宜健脾助运。方以运脾汤加味。药物组成:党参30g,白术30g,茯苓10g,佛手15g,枳壳30g,石菖蒲15g,炒麦芽15g,仙鹤草30g,肉苁蓉30g,炙甘草5g。7剂,水煎分服,每日1剂。

二诊(2014年11月28日):患者自述服3剂后胃脘胀满明显减轻,继服4剂后食欲好转,纳食增加,余症悉减。舌淡红,苔薄白,脉沉细。效不更法,上方继服7剂以巩固疗效。

三诊(2014年12月5日):患者自述药后前症大减,现餐后偶有胀满不适,饮食正常,大便调,舌淡红,苔薄白,脉沉,体重增加2kg。上方炒麦芽减至10g,肉苁蓉减至15g,继服7剂以巩固疗效。

按:《灵枢·经脉》中有“胃足阳明之脉,起于鼻之交頞中,旁纳太阳之脉,下循鼻外,入上齿中,还出挟口环唇”的描述,指出足阳明胃经脉分布与环唇的联系;记载口唇与足阳明胃经关系密切,脾胃与唇息息相关,因此唇周的变化首先反映脾的病变;同时王自立教授认为“健脾先运脾,运脾必调气”。故选用运脾汤加减治疗,方中党参健脾益气;白术既能燥湿实脾,复能缓脾生津,健食消谷;仙鹤草补脾益气,补而不腻;茯苓健脾渗湿;佛手气清香而不燥烈,性温和而不峻,既能舒畅脾胃滞气,又可疏理肝气以防木郁克土,且无耗气伤津之弊;枳壳善理气宽中,行气消胀,与佛手合用突出了调气运脾之功;炒麦芽化湿和中,宽肠下气,消一切米面诸果食积,兼能疏肝理气;石菖蒲芳香醒脾,化湿和胃,且辛苦而温,芳香而散,开胃宽中;肉苁蓉润肠通便。诸药合用既补气以助运,更调气以健运,兼肝脾共调,使脏腑调畅,则脾运复健,升降如常,诸症自除。

验案2

范某,女,45岁,2013年4月16日初诊。

主诉：间断性胃脘部胀满10余年，加重1个月。患者自述10余年来每因进食稍多即出现胃脘部胀满不适，空腹则自觉心慌不适，曾服用中西药治疗，症状稍有缓解，1个月前因饮食过多后出现胃脘部胀满加重，伴纳差，夜寐差，多梦，二便调，脾色环唇（唇周颜色黄而明亮），舌质淡，苔薄白，脉沉。中医诊断：胃痞，证属脾虚不运，治宜健脾助运。方以运脾汤加味。药物组成：党参15g，白术15g，茯苓10g，佛手15g，枳壳10g，石菖蒲10g，炒麦芽15g，仙鹤草15g，黄芪15g，桂枝10g，炙甘草10g。7剂，水煎分服，每日1剂。

二诊（2013年4月27日）：患者自诉胃脘胀满缓解，食欲改善，夜寐好转，舌质淡，苔薄白，脉沉。原方党参加至20g，继服7剂，水煎分服，每日1剂。

三诊（2013年5月4日）：患者自述胃脘胀满明显缓解，现偶有胃胀，食欲可，夜寐尚可，效不更方，原方继服7剂。

四诊（2013年5月11日）：近一周未出现胃胀，食欲可，夜寐可，因既往有湿疹病史10余年，患者希望能够予以治疗。原方加凤眼草30g，川芎10g。7剂，水煎分服，每日1剂。

按：本案患者饮食不节，伤脾败胃，导致运化失调，内生湿浊，阻滞气机。脾胃居于中州，是人体气机升降的枢纽，枢机不利，则出现胃脘部胀满不适；同时“饮食自倍，肠胃乃伤”“胃不和则卧不安”，出现夜寐差、多梦等，结合“脾色环唇”的望诊特点选用健脾助运的运脾汤（党参、白术、茯苓、佛手、枳壳、石菖蒲、麦芽、炙甘草、仙鹤草）加益气温中的黄芪、桂枝予以治疗。诸药合用，能使脾运得健，气机升降如常，气血运行调畅，阴平阳秘而寐安。张景岳《类经·不得卧》载：“今人有过于饱食或病胀满者，卧必不安，此皆胃气不和之故。”因此，合理膳食有助于脾胃功能的正常运化，有助于维持人体的健康。

参考文献

[1] 贺兴东，翁维良，姚乃礼．当代名老中医典型医案集·内科分册（下册）[M]．北京：人民卫生出版社，2009：1201.

[2] 张参军，王煜，姚双吉．运脾汤治疗胃痞120例报告[J]．甘肃中医，2004，17（12）：13.

[3] 郑冬梅，戴振东，弓娟琴．青年与老年面部色度差异性研究初探[J]．中医研究，2011，13（2）：275-280.

[4] 王煜．王自立主任医师运脾探悉思想[J]．西部中医药，2014，27（3）：51-52.

[5] 王煜．王自立主任医师学术思想撷萃[J]．西部中医药，2014，27（2）：48.

第三节　李振华治疗慢性萎缩性胃炎脾胃肝动态独特辨证方法传承应用规范

一、术语和定义

传承研究名称：李振华治疗慢性萎缩性胃炎脾胃肝动态辨证方法传承研究。

定义：慢性萎缩性胃炎脾胃肝动态辨证方法是依据慢性萎缩性胃炎脾虚胃滞肝郁的病机特点，采用脾胃肝动态辨证的方法，治疗由该病机所引起的慢性萎缩性胃炎的一种特色治疗方法。

相关术语解释：慢性萎缩性胃炎脾胃肝动态辨证方法是李振华教授基于脾胃之间纳化升降的表里相依及与肝脏生克乘侮的特殊关系，提出“脾易虚，胃易滞，肝易郁”的病机特点及“脾宜健，胃宜和，肝宜疏”的治疗特色，同时强调在临证中还需依据脾虚、肝郁、胃滞三者病证的彼轻彼重，灵活机动地调整药物的剂量，体现了中医学整体观念、辨证论治及恒动观的特色。

二、学术思想阐释

（一）源流

李振华教授出生于中医世家，先父医术精湛，名闻豫西。其自幼随父侍诊，学习诊脉，实践医学，诊治疾病，并在父亲的指导下认真学习中医经典著作，为其以后学术思想和临床经验的形成奠定了坚实的理论基础。曾承担国家“七五”科技重点攻关项目“慢性萎缩性性胃炎脾虚证的临床实验研究”、河南省重点科研项目“脾胃气虚本质的研究”“十一五”国家科技支撑计划“李振华治疗慢性萎缩性胃炎临床经验应用与评价研究”等课题研究。由此加深了李振华教授对脾胃学说的重视。后经多年临床实践，参照各家理论，尤其尊崇《黄帝内经》《伤寒杂病论》《脾胃论》《临证指南医案》等经典著作，结合多年治疗胃病的临床经验总结，提出：“脾胃病不可单治一方”，“治脾胃必须紧密联系于肝”等学术观点，进而凝炼出治疗慢性萎缩性胃炎脾胃肝动态辨治的方法。

（二）理论基础

中医学认为：脾胃同居中焦，共为表里。胃主受纳、腐熟水谷；胃气以降为和，胃腑以通为用，通降有常，则糟粕下行，胃肠得以盈虚更替。脾主运化、转输水谷精微；脾以升则健，脾气上升则精气乃能转输上承，化为气血，充养周身。因此饮食物的消化、吸收、排泄是脾胃纳与化、升与降共同作用的结果。若脾失运化、升清，则妨于胃之受纳、降浊；而胃不腐熟、和降，亦碍于脾之运化、升清。故李老提出：治疗慢性脾胃病，“治脾需兼治胃，治胃亦必兼以治脾，脾胃病不可单治一方”的理论观点。

中医学又认为：脾胃与肝，关系密切。脾胃得肝之疏泄条达，则纳运健旺，清升浊降，而肝得脾胃所化生的气血以荣养，疏泄才能正常。因此，肝病常可犯及脾胃，而脾胃之病亦每累及于肝。脾胃气虚，气血化生不足，使肝体失养，则可影响肝之疏泄，以致土虚木郁；或由中虚，脾胃升降纳化失司，以致痰、湿、食、瘀等壅滞中焦，气机不畅，阻遏肝之疏达，则使土壅木郁；而肝气郁滞，疏泄不利，又可横犯脾胃，使脾胃功能失司。基于这一脏腑密切相关的理论学说，李老又提出治疗脾胃病必须紧密联系于肝的学术思想。临床上，对于慢性胃病，李老常以脾胃肝动态辨治的方法而取良效。

（三）李振华教授脾胃肝动态辨治的内涵

中医学认为：人体是一个有机的整体，各个脏腑、组织与器官之间在生理上是相互协调，相互为用，紧密联系的，发病时亦必然会相互影响。由于慢性萎缩性胃炎多由慢性浅表性胃炎等慢性胃病迁延不愈、反复不已发展而来，基于脾胃相表里，在功能上纳化升降相互协助及与肝脏之间生克乘侮的特殊关系，李老认为：慢性胃炎发展至慢性萎缩性胃炎的阶段，必然会出现脾、胃、肝三脏腑的功能失调，在治疗时，也必当以脾胃肝三脏腑同时动态辨治。其具体内涵表现在以下两个方面。

1. **病因病机及症候治疗主次的动态变化** 李老认为，发病之时，脾胃肝三脏腑很少同时俱病，常常是由其中的一脏腑先病，继之波及其他二脏腑。若饮食因素诸如过食生冷、油腻、嗜食辛辣、饮食过饱等，首先伤胃，使食滞于胃，胃气滞塞，失于和降，若及时治疗，且避免上述病因反复伤胃，则胃病既已；如治不及时且累伤于胃，则胃病反复发作，由于脾胃相表里，胃失受纳、和降，则影响到脾的运化、升清，以致脾胃同病。脾胃为气血生化之源，脾胃一虚，气血化源不足，肝失所养，则土虚木郁；或因脾胃升降失司，中焦气机不畅，影响肝之疏达，则土壅木郁；终至脾胃肝三脏腑俱病。而因饥饱、劳役失度、泄泻日久等因素者，常先伤脾，使脾虚失运，升清失职，久之不愈，也必影响到胃的受纳、和降，致使脾胃俱病，如上所言，依然出现上述土虚木郁或土壅木郁，而致脾胃肝三脏腑同病。因情志因素如郁怒者，则伤及于肝，使肝气不疏或肝气横逆，导致木不疏土或肝木乘土，以致脾胃纳化升降失常，仍致脾胃肝三脏腑功能失常（详见理论基础部分）。而在治疗时，由于脾胃肝三者俱病的病情程度不是相等的，治疗用药时也当有所侧重。如以饮食不节，恣食过饱，以致宿食积滞，停塞于胃，影响脾之健运，肝之疏达，出现脘胁满闷，痞塞不适，嗳腐吞酸等症者，治疗应以消食导滞为重，合以健脾疏肝；如以肝气郁结，肝失疏泄，致“木不疏土”，使脾失健运，胃失受纳，症见神情抑郁，或急躁易怒，两胁胀痛，不思饮食，腹胀或便溏等症者，此时肝郁为主要病机，治疗当偏重疏肝解郁，同时治疗脾胃；亦或因劳役或思虑过度，或过用寒凉克伐之剂，重伤中阳，而使脾虚益甚，脾运无力，以致胃之受纳呆滞，肝之疏泄失利，出现腹胀乏力，胃脘痞塞，满闷不舒，胁肋胀痛等症者，治疗又当以健脾补虚为重，同时合以疏肝和胃；总之，慢性胃炎发展至慢性萎缩性胃炎阶段，是脾、胃、肝三者俱病，但三者由于病因、病机、病程、体质等因素的不同，其病机的侧重点及临床表现亦异，故在诊治用药过程中当明辨主次，因证而施。

2. 辨治过程中病机的动态变化及药随证转　由于慢性萎缩性胃炎的疗程较长，故脾、胃、肝三脏腑的症候，还常随着致病因素、治疗效果等而时时处于动态变化之中，故临床辨证、施药及药味、药量的增减亦必随着症候的变化而调整，以达到使脾、胃、肝三脏腑的功能处于相对动态平衡的治疗目的。如在诊治过程中，若因一时饮食不慎致脘腹胀满拒按、呃逆嗳气等胃腑积滞、胃气上逆之症突出者，治当急者治标，以消食化滞、和胃降逆为临时治疗的侧重点，辅以健脾益气、疏肝理气；如寒凉伤脾，致脾虚失运，泄泻较重，治疗自当以温中健脾止泻为主，和胃疏肝为辅；又如因事郁怒，致使胁肋胀痛，嗳气频作者，治疗暂以疏肝解郁，和胃降逆为主，健脾益气为辅，总之，药物的组成与剂量当随着病机的变化灵活调整，但治疗的宗旨仍不脱离脾胃肝三脏腑同治的诊治特色。

总之，李老以临床经验为依据，提出治疗慢性萎缩性胃炎脾、胃、肝当以动态辨证的理论学说，该学说体现了在辨证时抓矛盾的主要方面，同时顾及次要方面，注重发病原因及在病变过程中脾胃肝三脏腑主证、次证的相互转化；并在施治时体现了根据辨证，药随证转，灵活论治的特色，该特色实质上仍是体现了中医学辨证施治、整体观念及恒动观的科学内涵。

（四）创新性

其创新性体现在以下五个方面：

1. 创建了李振华治疗慢性萎缩性胃炎的理论学说，如：“脾易虚，胃易滞，肝易郁”的病机特点及“脾宜健，胃宜和，肝宜疏”和慢性萎缩性胃炎必须“胃、脾、肝”动态辨证治疗的原则；创新性地提出：“脾胃气（阳）虚是慢性萎缩性胃炎的病理基础。”（注释：脾胃气（阳）虚：当脾胃气虚证进一步发展，出现明显的寒象，可导致脾胃阳虚证）。

2. 建立了李振华治疗慢性萎缩性胃炎的临床辨证规范，为临床辨证治疗提供了证治依据。

3. 创制的“香砂温中汤”治疗慢性萎缩性胃炎，前期研究经统计学表明其证候疗效治愈率为72%，有效率为98.3%；胃镜及病理的治愈率为74%，有效率为84%；经查新，其疗效达到了较好的水平。

4. 研究中发现香砂温中汤不但能使慢性萎缩性胃炎患者的胃黏膜萎缩得以恢复，而且还可有效地改变病变过程中所出现的肠化和不典型增生，从而防止了由不典型增生转化为胃癌的可能。

5. 前期研究（"十一五"国家科技支撑计划"李振华治疗慢性萎缩性胃炎临床经验应用与评价研究"）经查新未检出国外学者研究慢性萎缩性胃炎中医病机及治疗的文献报道，国内未检出香砂温中汤药物组成相同的报道，未检出慢性萎缩性胃炎治愈率达到50%的报道，而该课题应用香砂温中汤治疗的临床治愈率达74%，说明了香砂温中汤组方的创新性、合理性、先进性及科学性。

三、传承应用技术规范

1. **诊断**　首先经胃镜及病理确诊为慢性萎缩性胃炎。

2. **辨证分型**　临床李老将本病分为两大证型，即：①脾胃气（阳）虚肝郁胃滞证；②胃阴不足证。据李老多年观察，提出："脾胃气虚肝郁胃滞证占97%左右，胃阴不足证极为罕见。"我们在"十一五"国家科技支撑计划"李振华治疗慢性萎缩性胃炎临床经验应用与评价研究"与"十二五"国家科技支撑计划"李振华治疗慢性萎缩性胃炎脾胃肝动态辨证方法传承研究"临床观察过程中亦未诊治到胃阴不足证型的患者，故本文中对胃阴不足证不作论述。

3. **脾胃气（阳）虚肝郁胃滞证**　主证：胃脘胀满，或疼痛，饮食减少，舌质淡，苔薄白或白腻，脉沉弦细。

在临床上，李老认为在慢性萎缩性胃炎的发病过程中，由于病因、年龄及体质等因素，其脾虚、肝郁、胃滞的病机会有不同程度的侧重，故临床的症状表现也不尽相同，如：

以脾虚为主者，常见有四肢乏力，面色萎黄，形体消瘦，大便溏薄等，舌质淡，舌体胖大。其中李老认为：尤以舌质淡与舌体胖大为辨证的关键。

以胃滞为主者，常见有胃脘胀满拒按，食后益甚，舌苔厚。**李老特别指出：舌质是诊断脾脏功能的主要症候，舌苔是观察胃腑功能的主要表象。若舌质淡，舌苔厚，患者必不能食，以此诊断，往往不缪。**

以肝郁为主者，常见有脘胁胀闷，攻撑作痛，每因情志因素而发或加剧，嗳气频作，善太息，或伴心烦易怒，头晕目眩等，舌苔薄白。其中，尤以脘胁胀闷，每因情志因素而发或加剧为辨证关键。李老在临床中常以患者的性格、语速判断有无肝郁的症候。

需指出的是：在脉象上，李老认为总体上以沉弦细为主，在整个病程中，变化不大。

附：主要症状积分量化表

主要症状积分量化表

主症	计分	正常（0分）	轻度（2分）	中度（4分）	重度（6分）
胃脘胀满		无	轻微胃胀，时作时止，不影响工作及休息	胃胀可忍，发作频繁，影响工作及休息	胃胀难忍，持续不止，常需服理气消导药缓解
饮食减少		无	食量减少1/4	食量减少1/3	食量减少1/2
胃脘隐痛		无	轻微胃痛，时作时止，不影响工作及休息	胃痛可忍，发作频繁，影响工作及休息	胃痛难忍，持续不止，常需服止痛药缓解
胃部喜温喜按		无	轻微胃部喜温喜按	经常轻重度之间	终日喜温喜按
次症	计分	正常（0分）	轻度（1分）	中度（2分）	重度（3分）
两胁胀满		无	轻微两胁胀满，时作时止，不影响工作休息	两胁胀满，发作频繁，影响工作休息	两胁胀满，持续不止，不能坚持工作
食后胀满		无	轻微食后胃满，时作时止，不影响工作休息	食后胀满可忍，发作频繁，影响工作休息	食后胀满难忍，持续不止，不能坚持工作
胃脘胀满拒按		无	轻微胀满拒按，时作时止，不影响工作及休息	胀满拒按可忍，发作频繁，影响工作休息	胀满拒按难忍，持续不止，常需服止痛药缓解
嗳气		无	偶有嗳气	时有嗳气	频频嗳气
心烦易怒		无	偶有心烦易怒	时常心烦易怒	终日心烦易怒
郁闷不畅		无	偶有郁闷不畅	时常郁闷不畅	终日郁闷不畅
气短懒言		无	偶有气短懒言	时常气短懒言	终日气短懒言
头晕目眩		无	偶有头晕目眩	时常头晕目眩	终日头晕目眩
四肢无力		无	四肢稍倦，可坚持轻体力工作	四肢乏力，勉强坚持日常活动	四肢乏力，终日不愿活动
面色萎黄		无	面色黄而少泽	面色萎黄少泽	面色枯黄不泽
大便稀溏		无	大便不成形	大便稀溏，每日2~3次	大便稀溏，每日4次以上

续表

次症	计分	正常（0分）	轻度（1分）	中度（2分）	重度（3分）
大便秘结			大便秘结，1日1次	大便秘结，3~5日一次	大便秘结，5日以上一次
身体消瘦		无	较未病前减轻3公斤以内	介于轻重度之间	较未病前减轻9公斤以上
其他					
舌象		正常0分，异常1分，异常记录：舌苔：薄白　白腻　微黄　无苔　舌体：胖大　稍胖大　瘦小　边有齿痕。舌质：淡　淡红　舌红　边尖红。其他：			
脉象		正常0分，异常1分，异常记录：			
总分值					

四、处方用药原则

李振华教授治疗慢性萎缩性胃炎选方用药：

方剂：香砂温中汤加减。

药物组成：白术10g、茯苓12g、陈皮10g、半夏10g、枳壳10g、木香6g、砂仁8g、川厚朴10g、香附10g、桂枝5g、白芍10g、乌药10g、甘草3g等。

方义分析：李老认为慢性萎缩性胃炎的病位在“胃”，但由于本病是在长期胃病反复不愈的基础上转化而来，久病多虚，故其基本的病机多为“脾胃气（阳）虚，肝郁胃滞”。基于脾、胃、肝的生理、病理特点及相互间的特殊关系，李老提出脾易虚、胃易滞、肝易郁的发病特点及脾宜健、胃宜和、肝宜疏的治疗特色，还认为在这三脏腑之中的任何一者罹病，必然或多或少的波及其余二者，在临床所患的慢性萎缩性胃炎中尤其如此，这一理论，在李老治疗本病中所制立的香砂温中汤中则有充分体现。

香砂温中汤方中白术、茯苓补中益气，健脾养胃，立足补虚促运，以培其本；陈皮、半夏、枳壳、川厚朴助胃之降，行胃之滞；木香、砂仁助脾之运，醒脾之气；香附、乌药、白芍疏肝之郁，柔肝之体；桂枝温中通阳，以助生机；甘草温中健脾，调和诸药；诸药合用，脾、胃、肝三脏腑并治，共达补中健脾，和胃降气，疏肝养肝之功。但在临床中，还需依据脾虚、胃滞、肝郁的彼轻彼重而灵活调整药物的组成与剂量。

以脾虚为主者，常用药物及剂量：党参10~18g、黄芪20g、土炒白术

10~15g、茯苓 12g、甘草 3g 等药物为主。甘草的使用：腹胀者使用少量生甘草，一般为 3~4g；无腹胀当以补虚时，一般用炙甘草 5~6g，注意不宜量大，量大易致肿满；脾虚泄泻者加猪苓 12g、泽泻 10~15g，以取利湿健脾之效；胃脘部畏寒者加桂枝 3~5g。胀消能食时，加黄芪 20g，脾虚重者可用至 30g。**需特别指出的是：李老在临床上常根据患者的年龄及体质来辨别脾虚的轻重；在治疗脾虚胃胀时，如正值胃胀症状突出时，暂不急于选用党参、黄芪，以防补而壅滞，而是偏重疏通（疏利）气血，待胃胀消除（李老认为此时脾可升清，胃可降浊，肝已疏达）后，再加补气的党参、黄芪等药，以从本治。即使腹胀消失，脾虚也需一定时间恢复，故嘱患者仍需禁食不易消化及生凉硬物。**

以胃滞为主者，常用药物及剂量：陈皮 10g、半夏 10g、香附 10g、砂仁 6g、炒山楂 10g、炒神曲 10g、炒麦芽 10g 等药物为主。轻度腹胀者用太子参以健脾，无腹胀者则用党参；舌苔表面薄黄腻者，当诊断为虚热，此时不宜选用连翘、蒲公英、金银花等清热解毒之品，应选用苦寒之药，因苦可燥湿，寒可清火，胃有火者，用黄连、炒黄芩；肝郁化火者，用炒栀子；有痰者用姜半夏，无痰者用清半夏以宽胸理气，健脾燥湿。

以肝郁为主者，常用药物及剂量：香附、小茴香、乌药、郁金、青皮、枳壳、佛手等药物为主，以上药物用量可用至 7~10g，一般多用为 10g，未超过 15g，**因病人后期症状减轻或逐渐消失，同时，该病又需长期治疗，非短时可愈，理气药物量大，则易耗气伤正，故一般使用 10g 量即可。疼痛者加川楝子、延胡索以理气止痛。李老认为其胀主要由肝郁引起，肝气郁滞，导致脾不能升清，胃不能和降，故治疗上强调治胀先理气，同时，必以脾胃肝三脏同治。**

注：在辨治中，当注意在发病过程中脾虚、胃滞、肝郁三脏腑病症彼此轻重缓急的变化而灵活调整药物的组成与剂量。

五、临床应用要点

1. **适应人群**　胃痞（慢性萎缩性胃炎）。

2. **适应证**　脾胃气（阳）虚肝郁胃滞证。

3. **诊断标准等**

（1）中医诊断标准：由李振华教授依据其临床经验制定。

中医诊断：胃痞。

证型：脾胃气（阳）虚肝郁胃滞证（见**慢性萎缩性胃炎脾胃肝动态辨证传承应用技术规范篇**）。

（2）西医诊断标准：参照中华中医药学会脾胃病分会“慢性萎缩性胃炎中医诊疗共识意见，2009 年·深圳”。

1）临床表现：慢性萎缩性胃炎（CAG）临床表现形式多样，部分患者可无明显症状，有症状者主要表现为非特异性消化不良，上腹部不适、饱胀、疼痛是该病最常见的临床症状，可伴有食欲不振、嘈杂、嗳气、泛酸、恶心、口苦等消化道症状，部分患者还可有乏力、消瘦、健忘、焦虑、抑郁等全身或精神症状。

2）胃镜诊断标准：CAG 胃镜诊断依据：黏膜红白相间、以白为主，黏膜皱襞变平甚至消失，黏膜血管显露；黏膜呈颗粒或结节样。如伴有胆汁反流、糜烂、黏膜内出血等，描述为萎缩性胃炎伴胆汁反流、糜烂、黏膜内出血等。

胃镜下萎缩性胃炎有两种类型，即单纯萎缩性胃炎和萎缩性胃炎伴增生。单纯萎缩性胃炎主要表现为黏膜红白相间，以白为主，皱襞变平甚至消失，血管显露；萎缩性胃炎伴增生主要表现为黏膜呈颗粒状或结节状。

3）病理诊断标准：慢性胃炎病理活检示固有腺体萎缩，即可诊断为萎缩性胃炎。而不必考虑活检标本的萎缩块数和程度。

4）病情分度标准：

5）胃黏膜胃镜观察分度标准

轻度：红白相间，以白为主，血管网透见，常呈局灶性；

中度：红白相间，以白为主，血管网明显可见，常呈弥漫性；

重度：除上述表现外，并见黏膜呈颗粒状。

6）胃黏膜慢性炎症病理组织学分度标准

轻度：慢性炎性细胞较少并局限于黏膜浅层，不超过黏膜层的 1/3；

中度：慢性炎性细胞较密集，不超过黏膜层的 2/3；

重度：慢性炎性细胞密集，占据黏膜全层。

7）腺体萎缩病理组织学分度标准

轻度：固有腺体数减少不超过原有腺体的 1/3；

中度：固有腺体数减少介于原有腺体的 1/3~2/3 之间；

重度：固有腺体数减少超过 2/3，仅残留少数腺体，甚至完全消失。

8）肠上皮化生病理组织学分度标准

轻度：肠化区占腺体和表面上皮总面积 1/3 以下；

中度：肠化区占腺体和表面上皮总面积的 1/3~2/3；

重度：肠化区占腺体和表面上皮总面积的 2/3 以上。

（3）病例入选标准

1）符合慢性萎缩性胃炎诊断标准且符合中医胃痞脾胃气（阳）虚肝郁胃滞证诊断标准者；

2）纳入试验前 2 个月内胃镜检查证实诊断；

3）年龄在 18~65 岁之间，男女不限。

4)Hp 阳性者，可联合杀灭幽门螺杆菌四联疗法(雷贝拉唑 20mg+ 胶体次枸橼酸铋 240mg+ 阿莫西林 1.0+ 克拉霉素 0.5，每日 2 次等方案，口服)治疗 14 天，停药半月后可用 ^{13}C 呼气试验复查，检查结果无论阳性或阴性继续按治疗组或对照组方案进行。

(4)病例排除标准

1)合并消化性溃疡、胃黏膜有重度肠化或病理诊断疑有恶变者；

2)合并心、脑、肝、肾和造血系统等严重原发性疾病、精神病患者；

3)年龄小于 18 岁或 65 岁以上，妊娠或哺乳期妇女；

4)过敏体质及对本药过敏者。

4. 观察项目与方法

(1)症状观察：制定统一表格，对胃脘胀满、食欲减退、食后饱胀、嗳气等临床症状进行观察，每月记录一次症状变化(患者若有不适或与本病有关的特殊情况，可随时就诊并做记录)，认真书写病历。

(2)胃镜和病理观察：均由经验丰富的内镜和病理医师专人负责，所有病例在治疗前后胃镜检查，分别在窦部小弯或大弯 2 点、或胃角部小弯 1 点可能存在的病灶取活检组织，标本要足够大，达到黏膜肌层。不同部位的标本必须分瓶装，并向病理科提供取材部位、内镜所见和简要病史，病理检查应报告每一块活检标本的组织学变化。

5. 疗程　6 个月为 1 个疗程。

6. 疗效评定标准　参照《中药新药治疗慢性萎缩性胃炎的临床研究指导原则》2002 版(包括：中医证候疗效评定标准、胃镜疗效评定标准、病理疗效评定标准)。

(1)中医证候疗效评定标准

$$证候疗效指数=\frac{治疗前症状积分-治疗后症状积分}{治疗前症状积分}\times 100\%$$

根据积分情况进行疗效对比分析：

临床痊愈：治疗前症状、体征消失或者基本消失，疗效指数≥ 90%；

显效：治疗前症状、体征明显改善，疗效指数≥ 70%，< 90%；

有效：治疗前症状、体征均有好转，疗效指数≥ 30%，< 70%；

无效：治疗前症状、体征均无明显改善，甚或加重，疗效指数 < 30%。

(2)胃镜及病理疗效评定标准

临床痊愈：胃镜复查胃黏膜慢性炎症明显好转，病理组织学检查证实腺体萎缩、肠上皮化生恢复正常或消失；

显效：胃镜复查胃黏膜慢性炎症好转，病理组织学检查证实腺体萎缩、肠上皮化生恢复正常或减轻两个级度；

好转：胃镜复查胃黏膜病变范围缩小1/2以上，病理组织学检查证实慢性炎症减轻一个级度以上，腺体萎缩、肠上皮化生减轻；

无效：胃镜检查胃黏膜相无明显好转或加重，病理组织学检查证实腺体萎缩、肠上皮化生无改善，甚至加重。

六、特色优势

本辨证方法是李振华教授一生治疗慢性萎缩性胃炎的心得体会与经验总结，其抓住了临床上慢性萎缩性胃炎的病机特点与症结所在，与其他辨证方法比较，是更加贴近了临床慢性萎缩性胃炎临床发病的实际情况。此外，其慢性萎缩性胃炎"脾虚肝郁胃滞"的病机特点与"脾胃肝"三脏腑动态辨证及治疗方法不仅适用于慢性萎缩性胃炎，还适用于慢性胃病中各种其他疾病，如慢性浅表性胃炎，胃食管反流病，消化性溃疡等。其传承的关键技术在于"如何准确反映名老中医临床思辨与认知特点"。本研究针对李振华教授诊治过程中四诊所见的权重、脉证互参取舍的依据、核心症状体征的确定、结合疗效的方药反证等关键环节，做到对名老中医诊治经验的规范化，是本项研究技术难点。

七、科学评价

本课题对名老中医李振华教授治疗慢性萎缩性胃炎，采用脾胃肝三脏腑动态辨治的方法进行了理论与临床研究，由于本项研究建立在千百年来前贤名家、经典名著、家传名方及李振华教授一生临床实践的基础上形成的理论学说，经过了李老多年的临床验案验证及国家"十一五"科技支撑计划和"十二五"科技支撑计划的临床观察，证实了在慢性萎缩性胃炎发病中脾虚肝郁胃滞的病机特点，创建了慢性萎缩性胃炎必须"脾胃肝"三脏腑动态辨治的理论学说；建立了李振华治疗慢性萎缩性胃炎的临床辨证规范；创制的"香砂温中汤"治疗慢性萎缩性胃炎，前期研究经统计学表明达到了国内的最好疗效；充分体现了该方法在临床上的科学性、实用性及创新性。此外，如何准确反映名老中医临床思辨、认知特点是名老中医经验传承过程中的难点，既往研究较少，本研究结合现代数据挖掘及智能分析技术，人机结合、以人为主地进行研究，以期再现名老中医诊治过程中独特的辨治方法，客观评价李老独特辨证方法论治的有效性及安全性，也是本课题的最大特色和创新。

同时，本课题将李振华教授治疗慢性萎缩性胃炎的思路与方法进行了探讨与研究。目前，慢性萎缩性胃炎的发病率有不断升高的趋势，而当慢性萎缩性胃炎出现大肠型肠上皮化生特别是重度异型增生时被称为癌前病变，目前，西医对慢性萎缩性胃炎尚无有效的药物，中医治疗该病已显出很好的优势，而李老治疗该病更有其独到辨证及用药之处，前期研究通过对本病患者的临床观察，其胃镜及病理的治愈率达到74%，临床病证的有效率已达到98%满意效果，相信随着该项研究成果推广应用，必定会有广阔的市场和前景。

八、临床验案举例

验案1

张某，女，43岁，银行职员。1985年9月20日来诊。患者胃脘痞满反复发作四年。

初诊：自述因工作繁忙，饮食无规律，加之情志不畅，致胃脘胀满反复发作。经服多种西药、中成药仅取一时之效。胃镜检查提示：慢性浅表 - 萎缩性胃炎伴肠化。现胃脘胀满，隐痛时作，连及两胁，每日勉强进食100g左右，食不知味，疲乏无力，常因劳累及情志不畅而加重。望之面色萎黄，形体消瘦。舌质淡，体胖大，边有齿痕，苔薄白而润，脉弦细无力。李老诊其为脾虚肝郁，胃失和降之痞满（慢性浅表 - 萎缩性胃炎伴肠化）。依据脉证，系由烦劳及饮食失宜，损伤脾胃，使脾失健运，肝气郁结，胃气壅塞所致。治以健脾疏肝，和胃降逆。方以自拟经验方香砂温中汤加减：党参15g，白术20g，茯苓15g，陈皮10g，半夏10g，木香10g，砂仁6g，香附12g，枳壳10g，川芎10g，炙甘草5g。10剂，水煎服，日1剂。

二诊（1985年9月30日）：服药10天后脘胁胀满减轻，胃脘隐痛发作间隔时间延长，食量增加。效不更方，继服15剂。

三诊（1985年10月15日）：诸证明显减轻，纳食知味。继以上方稍有加减，调治半年，患者脘胁胀满及胃痛未发作，余证悉平。胃镜复查：慢性浅表性胃炎。

按：本患者为饮食所伤，损及脾胃，脾虚运化失司，胃弱失其和降，则致胀满、胃痛、纳差等症；脾虚日久，“土虚无以荣木”，加之情志所伤，使肝脏疏泄失常，则胀痛连及两胁；气虚血亏，形体失养，则面色萎黄，消瘦乏力；舌脉均为脾虚肝郁胃滞之象。治以香砂温中汤加减，方中以党参、白术、茯苓、炙甘草，取四君子汤义补中益气、健脾养胃，立足补虚；辅以陈皮、半夏、枳壳助胃之降，行胃之滞；木香、砂仁助脾之运，疏脾之郁；香附、川芎一为气中血药，一为血中气药，以理气和血，疏肝解郁，取“治肝则可安胃”。诸药相合，共奏健脾益气、疏肝解郁、和胃降逆之功，药证相符，则取效彰著。李老认为，本病胃黏膜萎缩，特别是伴肠化者，亦称癌前病变，属难治之症。方药有效，亦需坚持服药，在食欲增加，消化功能尚未恢复之时，宜适量控制饮食，并防止情志所伤。据李老近20年研治此病观察，凡坚持服药，均未出现癌变。一般需服药半年至一年以上，对绝大部分患者可以治愈。

验案2

王某，男，54岁，干部。1987年4月3日来诊。患者反复胃满腹胀十年余。

初诊：自述10年前，因情志不畅出现胃满腹胀。以后常因饮食失宜或情志不畅使病症加重。1986年4月经胃镜检查及病理活检示：慢性萎缩性胃炎伴轻度肠上皮化生。多年来经常出现胃满腹胀，时轻时重，嗳气频作，喜温喜按，饮食减少，食后胀满，下午及夜间尤甚，大便溏，日行1~2次，四肢倦怠乏力。望之形体消瘦，面色无华，皮肤干燥，舌质淡，苔薄白，舌体胖大，边有齿痕。脉弦细无力。李老诊其为肝郁脾虚，中阳不足，胃失和降之痞满（慢性萎缩性胃炎伴轻度肠上皮化生）。依据脉证，系由情志不舒，肝气郁滞，横乘脾胃，复因饮食所伤，使脾气益虚，胃气益滞，而致本证。治以疏肝理气，温中健脾，降气和胃，除胀消痞。方拟香砂温中汤加减：党参12g，白术10g，茯苓10g，陈皮10g，半夏10g，香附10g，砂仁8g，厚朴10g，乌药19g，丁香5g，干姜10g，山楂15g，神曲12g，麦芽12g，炙甘草3g。15剂，水煎服。

嘱饮食适宜，忌食辛辣油腻生冷及不易消化之物。

二诊（1987年4月28日）：胃满腹胀明显减轻，已无嗳气，饮食增加，形体较前有力，大便正常。舌质淡红，舌体肥大，脉象细弦。脾有健运之机，肝有疏理之象，胃有通降之况，脾肝胃同治，补疏通并行，病机已有好转。为防过用疏理耗伤正气，上方去丁香、厚朴，党参改为15g，继服20剂。

三诊（1987年5月18日）：胃满腹胀基本消失，纳食复常，形体有力，脾肝胃之虚滞病机已大为改善，惟其病程较久，在上方基础上，随其脉证略作调整治疗至年底，诸症消失，体重增加，面色红润。经胃镜及胃黏膜病理活检示：慢性浅表胃炎。

按：李振华教授认为本案病因乃情志失调、饮食所伤，导致肝郁脾虚，中阳不足，胃失和降。取香砂温中汤加减治之，方中党参、白术、茯苓、干姜、炙甘草温中健脾益气；香附、乌药疏肝理气解郁；陈皮、半夏、砂仁、厚朴、丁香降气和胃消痞；山楂、神曲、麦芽消食化积开胃。全方针对肝郁、脾虚、胃滞的病机特点，集疏肝、健脾、和胃、消积、降气等药于一炉，通中有补，补中寓行，使脾虚得健，肝郁得疏，胃滞得和，而收佳效。

验案 3

王某某，女，40 岁。2005 年 6 月 18 日初诊。患者胃脘胀满 6 年余，常因情志不畅、饮食失宜而加重。

初诊：自诉胃脘部胀满不适 6 年余，伴食欲下降，食量减少等症，平素自服“胃必治”“健胃消食片”等药，病症有所好转。延至 2004 年 4 月底，至省人民医院，电子胃镜检查提示慢性萎缩性胃炎，口服胶体次枸橼酸铋、阿莫西林、胃蛋白酶，病情减轻。停服药物月余后，病情再次加重，继服上药效果不佳。现胃脘痞满怕凉，畏进凉食，纳差乏力，大便秘结，劳累、心情不舒或饮食稍有不慎则病症加重。望之面色少华，神情倦怠，舌质淡，体稍胖大，边有齿痕，苔稍白腻，脉沉细弦。李老诊其为脾虚肝郁，胃失和降，中阳不振之胃痞（慢性萎缩性胃炎）。据症凭脉，系由烦劳思虑及饮食失调，损伤脾胃，使脾失健运，肝气郁结，胃气壅塞所致。治以健脾疏肝，温运中焦，消食和胃。方拟香砂温中汤加减：白术 10g、茯苓 12g、陈皮 10g、半夏 10g、香附 10g、木香 6g、厚朴 10g、乌药 10g、枳壳 10g、沉香 3g、郁金 10g、刘寄奴 15g、桂枝 5g、白芍 10g、小茴香 10g、砂仁 6g、焦三仙各 12g、甘草 3g。水煎服，日 1 剂。

二诊（2005 年 7 月 9 日）：服药 20 剂，患者大便日一次，质软，排便通畅，胃脘胀满及食欲有所好转，感口干。此为脾胃有健运之象，积滞渐化，大肠传导之职复常；口干为方药稍嫌温燥，故加知母 12g 滋阴润燥，以防阴伤；萝卜种 15g 下气宽中，加强全方消痞除胀之功。

三诊（2005 年 8 月 9 日）：继服 30 剂，胃脘胀满、口干消失，食欲增强，饮食好转，为脾复健运、胃复和降之象。食凉菜、水果时仍感胃脘不适，为脾虚尚未完全复常，中焦仍有寒象，故遵原治则，上方加太子参 15g，小茴香加量为 12g，以增益气健脾、温中祛寒之功。药尽患者自述症状均已消失，复查胃镜提示为慢性浅表性胃炎，嘱服香砂六君子丸、逍遥丸、理中丸，每日各服一次，以资巩固。

按：香砂温中汤方中以白术、茯苓健脾益气，以促运化；脾虚失运每致痰湿凝聚，故加陈皮、半夏、甘草取二陈汤义燥湿化痰，理气和中；香附、厚朴、乌药、木香、枳壳疏肝理气，调中除痞；乌药、沉香行气散寒，温降调中；气滞日久，经络必致不畅，故用郁金、刘寄奴苦泄行散，活血通络，且取刘寄奴芳香醒脾开胃，消食化积之功；桂枝温脾阳，化痰饮，合白芍一散一收，使桂枝辛散而不致伤阴；小茴香理气和胃，温中祛寒；砂仁、焦三仙醒脾开胃，消食化积。诸药共奏疏肝理气、健脾温中、通降和胃之功。李老认为：①萎缩性胃炎多由浅表性胃炎日久转化而来，其病理特点多为脾虚、肝郁、胃滞。②据其病机特点当以脾宜健、肝宜疏、胃宜和为治则，但需随其偏盛而加减用药。③由于其病程已久，当坚持服药半年左右。

第四节　吕仁和肾络癥瘕辨证独特辨证方法传承应用规范

一、术语和定义

肾络癥瘕：为北京中医药大学东直门医院学术带头人吕仁和教授对慢性肾脏病独特的思辨特点，课题组认为吕氏肾络癥瘕辨证体现的是吕仁和教授对慢性肾脏病的病机认识，是本虚证及产生的慢性肾脏病异常的病理产物之间的动态变化关系的体现，治疗中吕仁和教授以本虚证定方子，标实证定加减，本虚不宜变化，标实证可随时变化，并可同时出现。慢性肾脏病的病理机制是肾体亏虚，肾络癥瘕形成，其发展规律是虚→损→劳→衰为切入点。慢性肾脏病乃体质因素加以情志、饮食失调等，久病致虚基础上，久病入络，气虚血瘀，痰郁热瘀互相胶结，则可在肾之络脉形成癥瘕，使肾体受损，肾用失司所致。早期为微型，中期为小型，晚期为中大型。在对慢性肾脏病的诊治中，先按中医病机理论分为："虚损""虚劳""虚衰"三期论治，并提出中医的病理假说：早期（虚损期）的病理为"微型癥瘕"，中期（虚劳期）的病理为"微小中型癥瘕"，晚期（虚衰期）的病理为"微小大型癥瘕"，并指出早期可望康复，中期可望延缓，晚期可望维持。早中期治疗在益气养阴的基础上，重视化瘀散结治法，晚期更重视泄浊解毒治法。

二、学术思想阐释

肾络癥瘕学说的提出：

络有广义、狭义之分，广义之络，包含"经络"之络与脉络之络，络是对经脉支横旁出的分支部分的统称，脉络多指血脉的分支部分；狭义的络，仅指经络的络脉部分，络病学说所涉及的络，一般系广义的络。

络脉是气血会聚之处，其生理功能主要是聚、流、通、化，即可以贯通营卫、环流经气、渗透气血、互化津血，是内外沟通的通道。

络是内外之邪侵袭的通路与途径，邪气犯络或久病入络，均导致络脉瘀滞，瘀血、气滞、痰湿、热毒等诸邪瘀滞于络脉中，阻碍气机升降，气血运行，诸病由生。故络病是疾病传变的重要环节。

古人很早就对癥瘕有了明确的概念，由积聚而成。"聚者，聚也，聚散而无常也"，"瘕者，假也，假物以成形也"，"积者，积也，积久而成形也"，"癥者，征也，有形而可征也"是对癥瘕（积聚）的精辟论述。中医文献有关癥瘕的记载首见于《黄帝内经》:“凝血蕴里不散,精液涩渗,著而不去,积乃成已。”《难经》则以积聚分脏腑,认为“积乃主脏所生,痛不离其部,上下有终始”,与“聚者六府所成,始发无根本上下无留止,痛无常发”不同。至《巢氏病源》别立癥瘕之名,以不动者为癥,动则为瘕。后世多认为:“有聚有散为瘕,聚而不散则成癥,久则成癥结。”凡是有形的肿块而坚著不移的,即可称为癥结,实际上就是中医的病理。

癥瘕形成的原因,古人多有论述,如《诸病源候论》说:“癥瘕者皆由寒温不调,饮食不化,与脏气相搏结所生也。”《丹溪心法要决》说:“积者有形之邪,或食、或痰、或血,积滞成块。”《血证论·瘀血》说:“瘀血在经络脏腑间,则结为癥瘕。”痰、食、瘀血等病理产物留滞脏腑经络之间,久而不去,积结形成癥瘕。《景岳全书·积聚》则说:“壮人无积,虚人则有之,脾胃怯弱,气血两虚,四时有感,皆能成积。”可见,病理产物滞留与正气虚弱有关。正如《素问·经脉别论》所说:“勇者气行则已,怯着则着而为病也。”

“微型癥瘕”,是各种疾病初始的病理,多由正气不足复加内因七情,外因六淫等诸种病因致脉络气机阻滞、血行不畅、络脉失养、气血瘀滞、津凝痰结、热毒蕴结等变化使癥瘕形成,早期为微型,中期为小型,晚期为中大型。

吕仁和教授将络病理论与癥瘕理论进一步发展,应用于肾脏疾病方面,提出肾脏疾病的根本病机为外感六淫、内伤七情、饮食不节、起居无常、情志失调及禀赋不足等因素造成人体正气亏虚,邪气内着,或气结血瘀阻滞不通,或痰湿邪毒留而不去,久病入络,造成气滞、血瘀、毒留,聚积于肾络,形成微型癥瘕,损伤肾脏,进而影响肾脏的功能。

肾络癥瘕的形成是肾纤维化的病机关键,肾络癥瘕为络病之一。肾络通畅,能升能降,能开能合,能出能入,能收能放,各种精微物质得以施布于全身内外,以维护机体的各种生理活动,由于络脉是气血、水精、津液、营卫运行的基本通道,其内气血甚丰,任何病邪久蕴络脉,必然导致化火、结热、成毒,形成络脉毒滞证,病久必然败坏形体。正是叶天士在《外感温热篇》所说“久则络血瘀气凝滞……瘀浊水液相混”之义也。肾络癥瘕,多以内外二因为病之始,亦有经病入络,更有脏腑久病入络者。络脉亏虚,则气机不畅,不能御邪,邪毒入络,形成微型癥瘕,“邪毒所以入络,因络虚所使”。亦有因情志失调使气化功能失常,造成络脉气滞,血逆,聚而成为肾络癥瘕,毒害肾之大络、小络、孙络则病生也。临床上多见的络脉毒滞证有:毒滞脑络证、毒滞心络证、毒滞肺络证、毒滞肾络证、毒滞肝络证、毒滞胃络证以及下肢络脉毒滞证等,而肾络癥瘕即属毒滞肾络证。

由此,正气虚衰是肾纤维化发展的根本原因,主要病机为气虚血瘀、脉络瘀滞,积久蕴毒,伤及络脉,形成虚滞、瘀阻、毒损脉络的病理变化。因此肾纤维化从“虚、瘀、毒”不同侧面研究，治疗上确立补气扶正，活血化瘀，解毒通络，攻补兼施的法则。

肾络癥瘕的物质基础：肾络癥瘕是肾病络病机制的主要结构载体，细胞、亚细胞结构、活性蛋白、细胞因子、基因等又是肾络癥瘕形成的主要影响物质因素。血行不畅、络脉失养、气血瘀滞、津凝痰结、络毒蕴结等病理变化是肾络癥瘕形成的关键。

三、传承应用技术规范

(一)病机阐释

吕老认为慢性肾脏病的病因中肾元亏虚为本，外感风邪或内生瘀血、气滞、痰浊等为其标，具体论述如下：

1. **肾元亏虚** 肾元亏虚为慢性肾脏病出现的根本原因。因肾气不足，肾精亏损，临床出现乏力、腰酸腿软、气短、记忆力下降等症状。造成肾元亏虚的原因主要有以下几种：

先天不足：父母体虚、胎中失养、或产后喂养不当，导致先天禀赋不足，脏腑气血不充，精气不足，肾为先天之本，故肾气不足，易感外邪，且因先天精气不足，故病后难愈，导致久病不复。

烦劳过度：烦劳过度指的主要是劳力、劳神及房劳过度。劳力是指劳累过度，耗气伤津，劳神是指情志不畅或忧思过度，劳神耗气伤血，精血同源，房劳过度则易伤阴津，故烦劳过度导致气血精液损伤，肾藏精，精气不足，肾气损耗，精血乏源，而使外邪乘虚而入，且正气不足不能御邪外出，导致疾病迁延难愈。

年老体衰：年老肾气阴阳不足，或慢性疾病日久不愈，精气不复，或因失治误治，延误疾病治疗，造成肾之阳气或阴精受损难复，或反复感受外邪侵袭，邪气羁留，正邪相争日久导致正气不足，日久均可导致肾元亏虚，而使外邪更易入侵，而正气不足，邪气羁留使疾病迁延日久不愈。

2. **外感风邪** 外感风寒，风寒之邪随血脉运行，侵袭肾体，肾元受损，日久易风寒化热；或外感风热，若患者素体阴虚，则易化热为毒，损伤肾络，疾病进展较快，轻者较易治疗，重者可引发肝风内动，治疗困难。外感风邪临床可见血尿、蛋白尿，咽干或咽痛，咳嗽，流涕，或恶寒，身热，身痛等症状。

3. **气机郁滞** 愤怒伤肝，肝气郁结，或忧思伤脾，脾失健运，皆可引起气机郁滞。气机运行不畅，清阳不升，浊阴不降，气滞日久又可化热伤阴，肝肾阴虚，虚火浊阴，阴精受损。气机郁滞临床可见胸胁部胀痛，善太息，腹胀等症状。

4. **瘀血阻络**　患病日久气虚无力推动血液运行，或气机郁滞，气血运行不畅，或血热妄行，血溢脉外，均可导致瘀血阻滞，而瘀血阻滞于肾之络脉，损伤肾脏，瘀血日久则病情迁延难愈。瘀血阻络临床可见腰痛固定不移，面色晦暗或黧黑，肢体麻木，口唇色暗，舌暗红或有瘀斑、瘀点等症状。

5. **痰湿内阻**　湿邪既可外感又可因脾虚而内生，而湿邪又易困脾，致脾失健运，水液代谢失常，津聚成痰，痰与湿搏结，若痰湿阻于肾络，损伤肾脏，耗气伤阴，肾精不固，阴精外泄，痰湿胶着难去，故使肾病日久不愈。痰湿内阻临床可见肢体沉重，纳呆、恶心、呕吐，口干不欲饮，脘痞，苔腻等症状。

6. **浊毒内停**　肾病日久不愈，肾脏功能严重受损，邪毒羁留体内，日久转化为浊毒，影响全身各脏腑功能，预后较差。浊毒内停临床常见视物模糊，心悸胸闷气短，咳喘，恶心呕吐，尿少或无尿等症状。

7. **热毒内蕴**　外感风寒化热或外感风热，热蕴成毒，风热毒邪易上攻；或气机郁滞，气郁化火，肝火易上炎；或痰湿日久化热，痰热易上攻。热毒蕴内临床常见咽喉红肿疼痛，身热，头痛，皮肤疖肿疮疡等症状。

综上所述，吕老认为慢性肾脏病是在各种原因导致肾元亏虚的基础上，邪气羁留不去，久病入络，造成气滞、血瘀、痰湿、热毒、浊毒等聚集于肾络，形成肾络癥瘕。癥瘕根据疾病的进展不断增大，从微型到中小型再到大型，癥瘕的出现进一步损伤肾脏，影响肾脏的功能。

（二）肾络癥瘕证辨证方法

根据以上病机阐述，在治疗中，吕老用主、次症定证型（候）法治疗慢性肾脏病，即以本虚定证型，标实定证候，首次提出了“三型四候”治疗慢性肾脏病的方法。

1. 三型

（1）肾气阴虚

主症：腰膝酸软，疲乏无力，口干咽干，五心烦热，舌质红或偏红少苔。

次症：头晕目眩，潮热盗汗，尿少赤，脉细或细弱。

（2）肾气阳虚

主症：腰膝酸软，疲乏无力，浮肿，畏寒喜暖，脉沉细。

次症：肢冷，大便溏，夜尿清长，苔白滑。

（3）肾（气）阴阳俱虚

主症：腰膝酸软，疲乏无力，口干咽干，五心烦热，舌质红或偏红少苔，浮肿，畏寒喜暖，脉沉细。

次症：头晕目眩，潮热盗汗，尿少赤，脉细或细弱，肢冷，大便溏，夜尿清长，苔白滑。

2. **四候**

（1）肝郁气滞

主症：急躁易怒，胸胁胀满。

次症：口苦咽干，常有太息，脉弦，腹胀。

（2）血脉瘀阻

主症：舌质色暗，舌瘀斑点，或舌下系带青紫，口唇色暗。

次症：肢体麻木，面色晦暗，腰痛固定或刺痛，肌肤甲错。

（3）痰湿内停

主症：四肢沉重，苔腻，纳呆恶心。

次症：口干不饮，胸闷脘痞。

（4）热毒内蕴

主症：咽痛，身热，头痛。

次症：苔黄，脉数，疮疥脓疡。

四、处方用药原则

根据以上肾络癥瘕证的辨证方法，对应慢性肾脏病本虚标实的疾病特点，由“三型四候”对应给予相应药物治疗，具体如下：

1. **三型**

（1）肾气阴虚（肝肾阴虚）：益气养阴汤

常用药物：黄精、龟板、墨旱莲、女贞子、山萸肉、地骨皮。

（2）肾气阳虚（脾肾阳虚）：补气助阳汤

常用药物：生黄芪、熟地、鹿角霜、芡实、山药、金樱子。

（3）肾（气）阴阳俱虚：调补阴阳汤

常用药物：太子参、枸杞子、金樱子、芡实、鹿角胶烊化兑、龟板胶烊化兑。

2. **四候**

（1）肝郁气滞候：疏肝解郁汤

常用药物：醋柴胡、白芍、炙甘草、炒枳实、香附、乌药。

（2）血脉瘀阻候：活血化瘀汤

常用药物：丹参、川芎、红花、桃仁、三七粉分冲、水红花子、全蝎、姜黄、川牛膝。

（3）痰湿内停候：化痰利湿汤

常用药物：陈皮、半夏、茯苓、生薏苡仁、猪苓、葶苈子。

（4）热毒内蕴候：清热解毒汤

常用药物：银花、连翘、黄芩、山栀子、地丁、白花蛇舌草。

五、临床应用要点

肾络癥瘕辨证方法从中医角度详细叙述了慢性肾脏病的发生发展过程，适应于慢性肾脏病早中期（GFR ≥ 30ml/min）患者。

1. 诊断标准

（1）慢性肾脏病的诊断标准（诊断标准参考“慢性肾脏病及透析的临床实践指南”）

1）肾脏损伤（肾脏结构或功能异常）≥ 3 个月，伴或不伴有肾小球滤过率（GFR）下降，临床表现为肾脏病理学检查异常或肾脏损伤（血、尿成分或影响学检查异常）。

2）GFR < 60ml/min·1.73m^2 ≥ 3 个月，有或无肾脏损伤证据。

（2）慢性肾脏病的分期

采用 K/DOQI 关于慢性肾脏病分期标准：

肾损伤，GFR 正常或增加	90ml/min·1.73m^2
肾损伤，GFR 轻度下降	60~89ml/min·1.73m^2
GFR 中度下降	30~59ml/min·1.73m^2
GFR 严重下降	15~29ml/min·1.73m^2
肾衰竭	< 15ml/min·1.73m^2 或透析

（3）分期辨证论治：吕仁和教授根据临床经验将慢性肾脏病本虚证分成虚损期、虚劳期、虚衰期。根据每期不同的症状特点，分别有不同的治疗方法。

1）虚损期

散风清热、解毒活血法

散风清热、疏利肝胆法

散风清热、化湿活血法

散风清热、行气活血、清热解毒法

散风清热、消食和中法

2）虚劳期

通经活络、行气活血法

通经活络、健脾利湿法

通经活络、疏肝解郁、滋养肝肾法

通经活络、活血化瘀法

通经活络、调补气血法

3）虚衰期

调补阴阳气血、和降浊毒法

调补气血肝肾、通活血脉、和降浊毒法

调补气血脾肾、和降浊毒、活血利水法

调补气血心肾、活血利水、和降浊毒法

调补气血肺肾、泻肺利水、和降浊毒法

保心益肾养脑、活血通络降浊法

(4)肾络癥瘕辨证标实证临床中的体现多可见到“气、血、痰、火、食、湿、水、饮”等邪气郁滞的表现，吕老称之为“八郁证”，如不及时解除，将严重影响疗效。因此，在针对慢性肾脏病不同类型、不同阶段基础辨证治疗的同时，要重视针对八郁证的辨证治疗，从而达到提高疗效、减少病情复发的目的。我们有幸侍诊，现将吕老师关于“八郁证”以及治疗用药简单介绍如下。

1)气郁证：气郁证多有胀满不舒，或疼痛的感觉，临床可表现在不同部位，治疗当疏、当行，并根据气郁部位不同用药有所区别。

2)血郁证：血郁证临床表现肤色紫暗或有瘀斑，舌暗或见紫斑，疼痛如刺似割，痛处固定。兼气郁者，常有胀痛，夜间加重。

3)痰郁证：痰郁证临床所见十分复杂，本文仅就痰郁肺中之证治简单介绍。

4)火郁证：火郁证临床常见，应根据火郁部位和证情而选择用药。

5)食郁证：导致食郁的因素很多，主要是多食，或进食过快，食后生气或病后、产后贪食肥腻等损伤脾胃所致。

6)湿郁证：湿郁证主因脾虚所致，脾虚又因多食少动，加之忧思不解而成，主要症状有四肢肌肉沉重或胀满，易于疲乏。湿郁最易化热，变成湿热，则见舌胖嫩，苔白厚腻或黄腻，脉滑数，使治疗难度加大。

7)水郁证：水郁者，形见浮肿，成因甚多，治疗以去除病因为主，法宜通利。

8)饮郁证：饮郁证多由水湿郁久，损伤正气，脏器受伤，阻滞经络，气血不流畅而成。

(5)根据天人相应的特点，各个季节对应不同的气候特点有特色用药。

春季：肝气生发，见气滞，多用陈皮、枳实、郁金等。

夏季：天气炎热，见热毒，多用栀子、菊花、黄连等。

长夏季：天气湿热，见痰湿，多用茵陈、栀子、龙胆草等。

秋季：气候干燥，灼伤津液成痰，多用浙贝母、川贝、桑白皮、薏苡仁等。

冬季：天气寒冷，见寒凝，多用鹿角霜、杜仲、党参等。

(6)证候标准：在治疗中，吕老用主、次症定证型(候)法治疗慢性肾脏病，即以本虚定证型，标实定证候(表1-4-1)。

表 1-4-1　肾络癥瘕症中医证型积分表

(1)肾气阴虚

主要症状	0分	2分	4分	6分	分值
口干咽燥	无	咽喉微干，稍饮水即可缓解	咽喉干燥，饮水可缓解	咽喉干燥难忍，饮水也难缓解	
五心烦热	无	手足心发热，偶有心烦	手足心发热，手足需暴露	手足心发烫，欲接触冷物	
舌质红或偏红少苔	无	有4分			
次要症状	**0分**	**1分**	**2分**	**3分**	**分值**
头晕目眩	无	头晕轻微，偶尔发生，不影响活动及工作	头晕较重，活动时出现，休息可安	头晕重，行走欲扑，终日不缓解，影响活动及工作	
小便黄赤	无	小便色黄	小便深黄	小便黄赤	
潮热盗汗	无	偶尔头部潮热汗出	胸背潮热、湿热，反复出现	周身潮热，汗出如水洗，经常出现	
脉细或细弱	无	有2分			

主、次症定证型：主症①②必备，③④⑤中1项加次症3项或主症③④⑤中2项加次症1项即可诊断。
积分定证型：总分39分，达到19分者即可诊断

(2)肾气阳虚

主要症状	0分	2分	4分	6分	分值
腰膝酸软	无	偶有腰膝酸软	经常腰膝酸软	持续腰膝酸软	
疲乏无力	无	偶感疲乏，程度轻微，不耐劳力，可坚持轻体力劳动	一般活动即感乏力，间歇出现，勉强支持日常活动	休息亦感疲乏乏力，持续出现，不能坚持日常活动	
浮肿	无	晨起眼睑浮肿，或午后足肿，肿势隐约可见	眼睑及双下肢浮肿，按之凹陷	全身浮肿，按之深陷	
畏寒喜暖	无	遇风出现怕冷，不影响衣着	比一般人明显怕冷，夜晚出现	全身明显怕冷，着衣较常人差季节	
脉沉细	无	有4分			

续表

次要症状	0分	1分	2分	3分	分值
肢冷	无	手足怕冷	经常四肢怕冷，手足不温	全身明显怕冷，手足冰凉	
便溏	无	软便或稍烂，成堆不成形，每日1次	烂便，溏便，每日2次	烂便，溏便，每日超过3次	
夜尿清长	无	夜尿量多色白，每日2次	夜尿量多色白，每日3~4次	夜尿量多色白，每日超过5次	
苔白滑	无	有2分			

主、次症定证型：主症①②必备，③④⑤中1项加次症3项或主症③④⑤中2项加次症1项即可诊断。

积分定证型：总分39分，达到19分者即可诊断

（3）肾气阴阳俱虚

主要症状	0分	2分	4分	6分	分值
腰膝酸软	无	偶有腰膝酸软	经常腰膝酸软	持续腰膝酸软	
疲乏无力	无	偶感疲乏，程度轻微，不耐劳力，可坚持轻体力劳动	一般活动即感乏力，间歇出现，勉强支持日常活动	休息亦感疲乏乏力，持续出现，不能坚持日常活动	
口干咽燥	无	咽喉微干，稍饮水即可缓解	咽喉干燥，饮水可缓解	咽喉干燥难忍，饮水也难缓解	
心烦热	无	手足心发热，偶有心烦	手足心发热，手足需暴露	手足心发烫，欲接触冷物	
浮肿	无	晨起眼睑浮肿，或午后足肿，肿势隐约可见	眼睑及双下肢浮肿，按之凹陷	全身浮肿，按之深陷	
畏寒喜暖	无	遇风出现怕冷，不影响衣着	比一般人明显怕冷，夜晚出现	全身明显怕冷，着衣较常人差季节	
脉沉细	无	有4分			
舌红	无	有4分			

续表

次要症状	0分	1分	2分	3分	分值
头晕目眩	无	头晕轻微，偶尔发生，不影响活动及工作	头晕较重，活动时出现，休息可安	头晕重，行走欲扑，终日不缓解，影响活动及工作	
小便黄赤	无	小便色黄	小便深黄	小便黄赤	
潮热盗汗	无	偶尔头部潮热汗出	胸背潮热、湿热，反复出现	周身潮热，汗出如水洗，经常出现	
便溏	无	软便或稍烂，成堆不成形，每日1次	烂便，溏便，每日2次	烂便，溏便，每日超过3次	
夜尿清长	无	夜尿量多色白，每日2次	夜尿量多色白，每日3~4次	夜尿量多色白，每日超过5次	
肢冷	无	手足怕冷	经常四肢怕冷，手足不温	全身明显怕冷，手足冰凉	
苔白滑	无	有2分			
脉细	无	有2分			

主、次症定证型：主症①②必备，③④⑤中必备1项以上，⑥⑦⑧中必备1项以上，加次症①②③④中2项以上，⑤⑥⑦⑧中2项以上即可诊断。积分定证型：总分66分，达到33分者即可诊断

据积分定证型见表1-4-2。

表1-4-2　肾络癥瘕症分期表

(1)实验室指标分期(符合者在□中打“√”)

分期	分度	GFR(ml/min·1.73m^2)	Scr(μmol/L)	定分期
微型癥瘕	I°	≥90	0~90	□
	II°	75~90	90~177	□
小型癥瘕		60~75	177~221	□
中型癥瘕		30~60	221~442	□

(2)中医证候分期

1)肝郁气滞候

续表

症状	0分	2分	4分	6分	分值
急躁易怒	无	偶有情绪抑郁或急躁	易发生情绪低落抑郁或烦躁易怒	经常发生情绪低落抑郁，或烦躁易怒难以自我控制	
胸胁胀满	无	偶觉胀闷，可自行缓解	胀闷隐痛，时间较长，偶需或不需服药	反复发作，胀痛剧烈，需服药方可缓解	
口干咽燥	无	咽喉微干，稍饮水即可缓解	咽喉干燥，饮水可缓解	咽喉干燥难忍，饮水也难缓解	
腹胀	无	偶有腹胀	时有腹胀，每次不超过4小时	每日腹胀超过4小时，或持续不减	
常有太息	无	偶有太息	精神刺激则太息发作	太息频作	
脉弦	无	有为4分			

2）血脉瘀阻候

症状	0分	2分	4分	6分	分值
肢体麻木	无	手足麻木	四肢麻木	全身麻木	
面色黧黑	无	面部呈现淡黧黑或晦暗	面部呈现黧黑或晦暗	面部呈现深黧黑或晦暗	
腰痛固定或呈刺痛	无	腰部隐隐刺痛，不影响腰部活动，可以忍受	腰部刺痛较重，活动受限，影响生活和工作	腰部刺痛剧烈，活动严重受限，无法正常工作生活	
肌肤甲错	无	肌肤局限性干燥失润	肌肤粗糙干燥、角化、脱屑，基底潮红，可溶成片	肌肤广泛性粗糙干燥、角化，形如蛇皮	
舌质色暗，舌瘀斑点	无	舌黯红，有瘀点	舌紫黯，有瘀斑、瘀点	舌青紫，或舌下静脉粗张	
舌下系带轻紫	无	有为2分			
口唇色暗	无	有为2分			

续表

3)痰湿内停候

症状	0分	2分	4分	6分	分值
肢体困重	无	肢体有困重感，尚未影响活动	肢体沉重，活动费力	肢体沉重如裹，活动困难	
恶心	无	每日泛恶1~2次	每日泛恶3~4次	频频泛恶	
纳呆	无	饮食稍有减少	饮食减少	饮食明显减少	
口干不欲饮	无	口干不欲饮，但欲漱口	口渴不欲饮，但饮则无反应	口渴不欲饮，饮则恶心	
胸闷脘痞	无	食后脘闷腹胀，半小时内自行缓解	食后脘闷腹胀，2小时内自行缓解	持续脘闷腹胀	
苔腻	无	有为4分			

4)热毒内蕴候

症状	0分	2分	4分	6分	分值
咽喉肿痛	无	咽喉微红肿，轻度充血或水肿	咽喉红肿，充血或水肿明显，咽腔缩小	咽喉红肿极显，咽腔缩小过半	
身热	无	体温37.1~37.9℃	体温38~38.5℃	体温38.6℃上	
头痛	无	轻微头痛，时作时止	头痛较重，持续不止	头痛重，不能坚持工作	
皮肤疖肿疮疡	无	皮肤浅表红肿热痛，疖肿直径＜1.5cm，单发	皮肤浅表红肿热痛，疖肿直径1.5~3cm，或2~3个	皮肤浅表红肿热痛，疖肿直径＞3cm，或3个以上	
苔黄	无	有为4分			
脉数	无	有为4分			

四候定癥瘕，若以上四候中任意一候积分达到17分，或合计分数达到25分即可诊断。积分定分期：总分共134分，合计分数达到25分者为微型癥瘕I°；达到50分者为微型癥瘕II°；达到75分者为小型癥瘕；达到100分以上者为中型癥瘕

2. 纳入标准

(1)签署知情同意书。

(2)年龄在18~70岁。

(3)符合慢性肾脏病(CKD)1~3期诊断标准。

(4)GFR ≥ $30ml/min \cdot 1.73m^2$。

3. 排除标准

(1)精神患者、不能合作者。

(2)有严重脑、心、肝脏器病变者;合并有严重急、慢性感染者;癌症患者。

(3)血压、血糖等基础疾病控制较差、波动较大者。

(4)妊娠或哺乳期妇女及近期有妊娠打算的患者。

(5)有药物过敏史及过敏体质。

六、特色优势

1. 吕仁和教授治疗慢性肾脏病主张分期辨证论治。

在对慢性肾脏病的诊治中,先按中医病机理论分为:"虚损""虚劳""虚衰"三期论治,并提出中医的病理假说:早期(虚损期)的病理为"微型癥瘕",中期(虚劳期)的病理为"微小中型癥瘕",晚期(虚衰期)的病理为"微小大型癥瘕",并指出早期可望康复,中期可望延缓,晚期可望维持。早中期治疗在益气养阴的基础上,重视化瘀散结治法,晚期更重视泄浊解毒治法。并认为"肾络微型癥瘕"为慢性肾脏病核心病机,消癥化结是基本治法,在此基础上提出了针对慢性肾脏病早中期(CKD1~3期)患者,前期研究(吕仁和临床经验集一、二,已出版、吕仁和教授及学术继承人的深度访谈相关分析、"十五""十一五"国家攻关课题研究结果、已有的名老中医回顾性病案)表明应用益气化瘀散结通络法治疗慢性肾脏病早中期的干预方案有特色和优势。治疗以本虚症定方子,以标实症定加减,并指出本虚症不易变化,标实症随时变化并可同时存在。课题组在前期研究的基础上对肾络癥瘕症的辨证方法进一步完善,将辨证方案分期分度辨治,使方案实用性更强,辨证更准确。方案研究初步表明:慢性肾脏病患者应用中医药干预措施,可以延缓慢性肾脏病病情进展。

2. 饮食对慢性肾脏病患者的治疗和恢复有着非常重要的作用。吕老临床中根据肾脏患者的疾病特点,对慢性肾脏病的饮食原则总结为多精少粗,多奶少肉,分期施膳和对症选膳,具体分析如下。

(1)多精少粗:多精少粗是因为精米精面在体内的代谢废物较粗粮要少,可减轻肾脏负担,以保护肾功能。精米主要是指大米,另外含糖多的薏米、葡萄干、板栗、土豆、山药、红枣等也可以为精细饮食品,以便调剂饮食种类,改善食欲。临床上常见一些肾脏不好的病人吃粗粮过多,使尿素氮长期较高。精米、精面比粗粮食物中所含的杂质少,含糖较高,植物蛋白较少。

(2)多奶少肉:牛奶中除含有优质蛋白、脂肪、糖外,还有人体代谢中所必需的钙、磷等矿物质和微量元素、多种维生素。乳蛋白中含八种必需氨基酸，且利用率高，代谢废料产物较少，又因为不是核蛋白，故不增加尿酸。多数人对牛奶消化好，吸收好，有助血流变改善，能镇静安神，提高免疫力，保护肾功能，防血管硬化。奶中的磷脂也好消化、易吸收。据生化研究，牛奶和鸡蛋的蛋白其生物效价为95%，肉类蛋白为85%，植物蛋白只有65%。

（3）分期施膳

1）虚损期：饮食注重多精少粗，多奶少肉，适当据情多食新鲜水果和蔬菜，以保护肾功能，减轻肾脏负担，并有利于轻微损伤的肾脏修复。

2）虚劳期：饮食方面限肉要更加严格，最好不吃粗粮，摄入牛奶增加，主食以白面、大米或小米为主，保证身体有一定的热量和营养。

3）虚衰期：虚衰期患者的排泄调节功能很差，所以饮食既要保证有必需的营养，又要注意并发症的问题，所以需要对症选膳。

（4）对症选膳

1）血钾高：食品宜选含糖相对高的菜食，或菜肴中加糖，以保证血糖不低，有利于 K^+ 进入细胞内；少吃含 K^+ 高的食品如：各种肉类、香蕉、柑橘、西红柿、红枣、酱油、味精、紫菜、海带等。

2）低钙高磷：建议每日饮250~500ml 牛奶，吃米饭、馒头、小白菜、小油菜等含钙较多的菜，少吃肉类，因肉中磷高，加上蛋白太多会造成低钙。少吃含磷高的坚果、瓜子、芝麻酱等。因磷高可促进钙的流失，甚至使血钙增高，体内结石形成。

3）尿酸高：应禁食鸡、鸭、鱼等各种肉，海鲜，菌类，红茶，可可，巧克力，咖啡，菠菜，啤酒，豆类等含嘌呤较高的食物，以减少尿酸形成，保护肾脏功能。

4）血浆蛋白低：吕老建议补充牛奶，蛋类蛋白最佳，鱼类蛋白也可适当选用，食欲太差者，也可据病人喜欢选择少量肉类，若尿素氮、尿酸不高者，少吃些豆腐也可。

5）低血糖：不论何种原因都应积极补充糖类食品，使血糖到正常。否则会引起尿少、水肿等后果。

6）高血糖：首先要减少食量，然后调整用药，血糖不能降得太快，否则会引起尿少，水肿，头晕，心衰等严重后果。

7）贫血：应服补血粥主料：黑米50g（或小米、大米、粳米）、红枣3~5个、桂圆肉6~10个、板栗3~5个、葡萄干20粒、枸杞子20粒，红皮花生10粒，山药50g（去皮）。

8）高血脂：首先要去除引起血脂高的原因，选用降血脂有帮助的果菜。如用葡萄、洋葱、山楂、苹果、芹菜、冬瓜、海带、香菇、黄瓜、黑木耳等。

七、科学评价

正确的中医辨证结论的得出，是立足于对症状、舌象、脉象准确识别的基础上的。课题组应用病例数据系统管理、现代多媒体技术等手段，将吕老的辨证经验形象化、具体化，并将辨病程、肾脏病理、理化指标评价量化到“肾络癥瘕”证的辨证中，同时采用典型病人访谈、吕仁和教授关键辨证要点深度访谈、社会学方法、数据挖掘技术等循证医学方法，使吕仁和教授“肾络微型癥瘕”经验的辨证方法初步达到分级规范化管理，对如中医四诊所见的权重、问诊内容表述及先后顺序、脉证互参取舍的依据、核心症状体征的确定、证候轻重的判定、结合疗效的方药反证等，利用现代数据挖掘及智能分析技术，人机结合、以人为主地进行研究，从而保证吕老辨证经验得到准确的推广。

基于名老中医独特辨证方法论治的有效性及安全性评价：既往名老中医经验的传承研究中，病案采集及分析多为基于单次病案或若干诊次病案的横断面分析，总结出一些症状证候特点及方药应用规律，但缺乏对名老中医经验临床疗效的评价，导致名老中医经验成果的临床显示度不足。结合名老中医传承研究的特点和实际情况，本研究拟开展前瞻性的病例系列研究，采用病证结合的方式，根据患者不同诊次间的证治信息及随访情况，客观评价基于名老中医独特辨证方法论治的有效性及安全性。

课题研究以名老中医为研究对象，依托高度数字化平台，借助现代科学技术手段，对老中医的诊疗经验客观上起到了保护、保存的作用；在研究中科学、客观、详实地总结了吕仁和教授临床独特学术思想和临证思辨特点，便于后辈学习掌握，临床应用方便，适宜推广。吕仁和教授诊治慢性肾脏病的独到治疗经验可以造福人类，减轻患者痛苦与压力；吕仁和教授毫无保留的传授经验，把对中医的探索与感悟教导学生，对中医文化的传播和促进起到了很好地推动作用。在此基础上，利于对老中医的临证思辨及学术思想进行全面的研究和挖掘；为中医学的进步和发展做出了有益的探索。

八、临床验案举例

验案 1

患者金某某，男，77 岁。初诊时间：2012 年 6 月 11 日

主诉：发现蛋白尿 1 年余。

病史：2011 年 1 月无明显诱因出现双下肢水肿，米粟样红点，双膝关节痛，查尿蛋白(+++)~(++++)，曾服用雷公藤治疗，后因白细胞下降明显而停用，尿蛋白未见明显下降。刻下症：近半年消瘦约 10kg，乏力，双下肢轻度水肿，畏寒，纳眠可，二便调，舌淡胖，苔白腻，中间有黑苔，脉滑。辅助检查：尿

常规：BLD(+)，pro(+++)；24小时尿蛋白定量：3g/24h；生化：TP 60.8g/L，ALB 29.8g/L，Scr 46μmol/L，CHO 5.43mmol/L。

诊断：慢肾风。

证型：肾气阴虚，阴精下泄。

治法：益肾补虚，涩精止遗。

处方：生黄芪60g　当归10g　山茱萸15g　丹参30g
川芎15g　茯苓30g　猪苓30g　枸杞子15g
山药15g　龟板胶(烊化)8g　鹿角胶(烊化)8g
×14剂，日1剂，水煎早晚服

二诊(2012年12月3日)服药后双下肢仍出现水肿，米粟样红点，夜间瘙痒，纳眠可，大便日1行，小便量少，夜尿100~200ml，舌质红，苔白腻，有裂纹，脉滑。宗上方去山药、龟板胶、鹿角胶，加泽兰30g，车前子(包煎)30g，桑白皮30g，葶苈子30g，加上利水消肿的药物，给邪以出路。

三诊(2013年7月8日)：服药后双下肢无水肿，皮疹消退，无瘙痒，乏力较前明显缓解，仍轻度畏寒，精神状态较前明显好转，纳眠可，大便日1行，夜尿2次，舌质红，苔白腻，脉滑。辅助检查：尿常规：BLD(±)，pro(±)；生化：TP 64.9g/L，ALB 40g/L，Scr 53μmol/L，CHO 5.25mmol/L。前方加减。

患者服药后精神状态好，未再出现体重下降，服用至今，病情平稳。

验案2

患者梁某，男，28岁。初诊时间：2013年3月29日

主诉：发现尿蛋白9个月。

病史：2012年体检发现尿蛋白阳性，行肾穿示：I期膜性肾病伴系膜增生性IgA肾病，24小时尿蛋白定量1.18g/24h，于多家西医院就诊，尿蛋白未见明显下降。刻下症：腰部酸痛，自觉发凉，乏力，咽部不适，纳眠可，小便多泡沫，大便调，舌淡红苔白，脉沉细。辅助检查：尿常规：BLD(+)，pro(++)；24小时尿蛋白定量：1.39g/24h；生化：TP 71.1g/L，ALB45g/L，Scr 56.2μmol/L。

诊断：慢肾风。

证型：气血两虚，湿热内扰。

治法：补益气血，清热祛湿。

处方：太子参20g　丹参30g　赤芍10g　丹皮10g
灵芝20g　红景天20g　金银花20g　连翘20g
板蓝根30g　泽兰20g　芡实10g　猪苓30g
茯苓30g　茵陈30g　栀子10g　甘草10g
×14剂，日1剂，水煎早晚服

二诊（2013 年 5 月 24 日）：近日工作压力较大，服药后出现咽痛，自汗，活动后重，纳可，眠差，大便溏，舌尖红苔白，脉沉细。辅助检查：24 小时尿蛋白定量：0.99g/24h。上方加桔梗 6g 宣肺利咽。

三诊（2013 年 7 月 19 日）：服药后患者仍咽干，余无明显不适，纳眠可，二便调，舌质淡苔白，脉弦细。辅助检查：24 小时尿蛋白定量：0.35g/24h。

前方加减，患者服药至今，病情平稳。

验案 3

患者刘某某，男，79 岁。初诊时间：2013 年 1 月 14 日。

主诉：血肌酐升高 5 年。

病史：患者于 2007 年行心脏支架检查时发现血肌酐升高，肌酐值为 200μmol/L，当时给予复方 α 酮酸，析清，金水宝等药物治疗，每年定期监测肾功能，肌酐值波动于 170~300μmol/L 之间。自觉西医治疗效果欠佳，遂寻求中医药治疗。刻下症：周身倦怠乏力，心慌，动则气喘，腰酸，纳差，时恶心、呕吐，眠差，走路困难，有间歇性跛行。舌质胖大，苔黄腻，脉弦细。

既往史：高血压病病史 30 余年，最高血压达 180/100mmHg；冠心病病史 10 年，已放置 6 个支架，2012 年 9 月行冠脉搭桥术；糖尿病病史 6 年，血糖控制尚可。

辅助检查：（2012 年 11 月 12 日北医三院）血常规：红细胞 3.23×10^{12}/L，血红蛋白 85g/L，HCT 0.275；生化：尿素氮 15.2mmol/L，肌酐 303μmol/L。（2012 年 12 月 6 日中关村）血常规：红细胞 2.95×10^{12}/L，血红蛋白 78g/L，HCT 0.249；生化：尿素氮 17.96mmol/L，肌酐 316.9μmol/L，血糖 9.8mmol/L。

西医诊断：1. 慢性肾功能不全　肾性贫血　2. 高血压病　3 级极高危组　3. 冠心病 4.2 型糖尿病；

中医诊断：慢肾风　气血亏虚，浊毒内停

治则治法：益气活血，泄浊解毒，清热利湿。

处方：太子参 20g　灵芝 20g　丹参 30g　牡丹皮 15g
赤芍 15g　枳实 10g　熟大黄 10g　生甘草 10g
焦三仙各 10g　砂仁 6g。

7 剂，水煎，日 1 剂，分 2 次服。

二诊（2013 年 4 月 9 日）：口干思饮缓解，晨起头晕，腰酸，足踝部水肿，大便黏滞，小便泡沫较多，夜尿频，足趾疼痛麻木。舌淡暗，苔薄腻中黑，脉沉弦细数。血常规：红细胞 4.05×10^{12}/L，血红蛋白 112g/L；生化：尿素氮 14.7mmol/L，肌酐 298μmol/L。

处方：宗 2013 年 1 月 14 日方加炒山栀 10g，

14 剂，水煎，日 1 剂，分 2 次服。

三诊：2013 年 6 月 28 日

患者服上方已有 2 个月，乏力，气短减轻，稍有口干口苦，纳可，眠差，大便可，夜尿 4~5 次，后背皮肤瘙痒，双下肢无水肿。舌体胖大，苔黄腻，脉弦滑。血常规：红细胞 3.69×10^{12}/L，血红蛋白 109g/L；生化：尿素氮 13.3mmol/L，肌酐 270μmol/L，血糖 9.2mmol/L；尿常规：蛋白（+++）。

处方：生黄芪 60g　当归 10g　丹参 30g　牡丹皮 30g
赤芍 30g　僵蚕 10g　枳实 15g　熟大黄 15g
白花蛇舌草 30g　乌梢蛇 10g　川芎 15g　太子参 30g。

14 付，水煎，日一剂，分两次服。

随诊至今，糖尿病、高血压、冠心病随病情变化用药有适当调整。整体病情平稳，肾功能不全无明显进展。

验案 4

患者白某某，男，61 岁。初诊时间：2012 年 11 月 30 日

主诉：发现肌酐升高 6 年余。

病史：6 年前因咳嗽、胸痛于当地医院查 Scr 214μmol/L，BUN 11.0mmol/L，诊断为“慢性肾功能不全”，未行肾穿，予蒙诺及中药治疗，6 年间多次复查，Scr 波动于 180~280μmol/L。刻下症：乏力，偶有腰酸，无腰痛，口干渴，纳眠佳，大便日 1 行，小便色黄，时有泡沫，夜尿 2 次。舌暗红苔薄黄，脉弦细。辅助检查：尿常规：BLD（+），pro（+）；肾功能：BUN 11.22mmol/L，Scr 261.2μmol/L。

诊断：慢肾衰。

证型：气阴两虚，脉络瘀阻。

治法：益气养阴，活血通络。

处方：生黄芪 30g　当归 10g　丹参 30g　牡丹皮 30g
赤芍 30g　灵芝 15g　枳实 10g　熟大黄 10g
猪苓 30g　茯苓 30g　太子参 30g

×14 剂，日 1 剂，水煎早晚服

二诊（2013 年 1 月 25 日）：服药后乏力较前明显减轻，偶有腰酸，余无明显不适，纳眠佳，大便日 1 行，小便时有泡沫，夜尿 2 次。舌质暗红苔薄黄，脉沉细。辅助检查：尿常规：BLD（++），pro（+）；肾功能：BUN 9.62mmol/L，Scr 196μmol/L。宗上方加入红花 10g，桃仁 10g，水红花子 10g，增加其活血通络的力量。

三诊（2013 年 5 月 24 日）：服药后腰酸较前明显缓解，偶有乏力，余无明显不适，辅助检查：尿常规：BLD（+），pro（±）；肾功能：BUN 7.11mmol/L，Scr 133μmol/L。前方加减，持续服药，病情稳定。

第二章

特色治则治法篇

第一节　周平安表里和解法治疗流行性感冒传承应用规范

一、术语和定义

我国北方地区的流感多发生于气候寒冷干燥的冬季。其初起多为疫毒袭于肺卫，风寒外束，卫阳被遏，毛窍闭塞，肺气闭郁；疫毒很快入里化热，致卫气同病，肺热壅盛，主要特点是外寒内热，表里同病。周平安教授在长期的临床实践证明，在我国北方地区单纯从寒或从温论治流感已无法进一步提高临床疗效，特别是在近年来的流感病毒发生变异，其证候特征及核心病机有所变化，表现出地区差异。在北方地区，流感是冬春季多发的疾病。由于室内热，故易生内热；外界寒冷，易感外寒。北方地区的流感，其病机多为表有寒、内有热，即表寒里热。因此，注重寒温结合、表里兼顾的辨治方法是提高疗效的捷径。

外感风寒（外因），内蕴热毒（内因）为本病主要病因特征；表寒里热，热毒郁闭为其基本病机。基于这样的特点，治疗原则为散寒解表，清热透毒，和解表里。表里和，病自愈，此即表里和解法。

二、学术思想阐释

（一）表里和解法的源流

“和法”是中医临床的主要治法之一。通过对“和法”理论与临床多角度、多层面的阐发，历代医家不断拓展“和法”的理论范畴。至今，运用“和法”治疗临床各科病证的报道，已经蔚为大观。由于个体历史条件、诊疗对象和认识水平的差异，不同医家对“和法”概念的理解与相关理论认识见仁见智，对“和法”临床的具体应用也各具特色。

周平安教授继承了董建华教授论治热病的学术思想，总结发展“和法”，并结合长期临床经验，发现北方地区冬季流感发病的主要特点是外寒内热，表里同病，提出表里和解法治疗表寒里热证流感患者，发陈出新，将“和法”在中医治法中进一步扩大运用范畴，提出了“和法”新的内涵。

1. **从外感热病的发展追溯表寒里热证的源流**　流感相当于中医学中的“时行感冒”。感冒之名，首见于北宋杨士瀛《仁斋直指方·诸风》篇。该书在论述《和剂局方》的参苏饮时提出：“治感冒风邪，发热头痛，咳嗽声重，涕唾粘稠。”后世医家逐渐把“感冒”一词定为一病名，沿用至今。至清代林佩琴在其《类证治裁·伤风论治》篇中提出时行感冒之名：“时行感冒，寒热往来，伤风无汗，参苏饮，人参败毒散，神术散。”

流行性感冒因其感受疫疠之气引起，并具发热症状，属外感热病范畴。中医学在长期发展过程中，对外感热病的诊疗积累了丰富的经验，有自己的特色和优势。对于外感热病的认识，早在战国时期的《黄帝内经》中就有相关记载。《黄帝内经》是中医学更是热病的本源，其中关于热病有着丰富的论述。虽无外感发热之名，而实多为对外感发热的阐述。《黄帝内经》认为，疾病有外感、内伤两类，外感可由多种外邪所致。如《素问·调经论》曰：“夫邪之生也，或生于阴，或生于阳，其生于阳者，得之风雨寒暑，其生于阴者，得之饮食居处，阴阳喜怒”。《素问》常把寒邪作为外感热病的主要原因。“人之伤于寒也，则为病热，热虽甚不死”，“今夫热病者，皆伤寒之类也”，“凡病伤寒而成温”(《素问·热论》),《素问·阴阳应象大论》“冬伤于寒，春必温病”为后世伏邪之说的发端。指出以发热为主的热病，大都是由于伤于寒邪引起的一类病证。同时《素问·补遗·刺法论》即有：“五疫之至，皆相染易，无问大小，病状相似”的记载，即包括时行感冒的特点。《素问·热论》:“巨阳者，诸阳之属也，故为诸阳主气，人之伤于寒也，则为病热”,《素问·调经论》:“上焦不通利，则皮肤致密，腠理闭塞，玄府不通，卫气不得泄越，故外热”。《素问·热论》首先提出按六经序次传变，揭示了外感热病由表入里、由阳入阴、由轻转重的发展规律，以及各个正邪交争阶段的形势不同所出现的多种临床表现。“伤寒一日，巨阳受之，故头项痛腰脊强。二日阳明受之……故身热目疼而鼻干，不得卧也。三日少阳受之……故胸胁痛而耳聋。……四日太阴受之……故腹满而嗌干。五日少阴受之……故口燥舌干而渴。六日厥阴受之……故烦满而囊缩”。《素问·至真要大论》所提出的“热者寒之”“温者清之”等，乃必须遵守的一般性治疗原则。《素问·热论》提出了治疗外感热病的纲领性治法：“治之各通其藏脉，病日衰已矣，其未满三日者，可汗而已；其满三日者，可泄而已”。提出了“汗”“泄”两大基本方法。王冰注云：“此言表里之大体也”。即根据病之部位轻重，选择不同的方法，因势利导，祛邪愈病，《素问·生气通天论》说：“体若燔炭，汗出而散”。可见，当时发汗以透邪外出是治疗外感表证阶段的主要手段和方法，因而解表法在当时即被称为“汗法”。也就是说，发汗就是解表，解表作用的实质也就是通过发汗而解表。这种认识显然在《黄帝内经》，以至《伤寒论》之后，对外感表证的治疗都起着十分重要的作用。

《黄帝内经》阐述了外感热病的病因病机，发生发展的一般规律、主要临床表现和治疗等诸多方面的内容，为中医外感热病学奠定了理论基础。详于理论而略于方药。其后历代医家关于外感热病的论述都是在《黄帝内经》的理论框架之内，结合各自的临床实践，提出了各自的学术观点，充实和丰富了中医外感热病学的内容。

《难经·五十八难》提出了伤寒有五的学术观点：“伤寒有五，有中风，有伤寒，有湿温，有热病。有温病”，阐述了广义伤寒为外感热病总称的观点，将《素问·热论》病因之“伤寒”阐发为病名之“伤寒”。

《伤寒论》是外感热病理论发展中具有里程碑意义的巨著，是我国第一部阐述外感疾病（包括杂病）辨证论治的专书，具有极高的理论和临床价值。《伤寒论》继承并发展了《黄帝内经》六经分证的观点，首创对外感热病治疗理法方药较完备的六经辨证体系，极大地丰富了治疗外感热病的理论。寒温合论，详于寒而略于温；但已认识到外感热病非仅伤寒一类，如“发热而渴不恶寒者为温病”；方证同举，详于证而精于方。全书理法方药一线贯通，治法实质上具体运用了后世归纳的汗、吐、下、和、温、清、补、消八法。但针对外感热病本证（非变证或坏证）的治法首要为汗法、清法、下法。创麻桂、白虎、承气类经方。《伤寒论》创麻黄汤、桂枝汤作为辛温解表法的代表方剂，是解表法的代表性医书。

晋代葛洪《肘后备急方》认为：“伤寒、时行、温疫，三名同一种耳，而源本小异。……如此诊候相似，又贵胜雅言，总名伤寒，世俗因号为时行……大归终止，是共途也”（《肘后备急方·治伤寒时气温病方第十三》）。他的这种思想实际包含了寒温统一论思想的萌芽。《肘后备急方》记载了许多治疗外感热病的有效方剂，如麻黄解肌汤（麻黄、杏仁、石膏、甘草、升麻、芍药、紫贝齿）、葛根解肌汤（葛根、麻黄、肉桂、甘草、芍药、大枣、大青叶、黄芩、石膏）以及许多防治温疫、温毒的简便药方如太乙流金丹、辟温病散等，对临床确有指导作用。他又认为温病主要是感受厉气而引起，“其年岁中有厉气，兼鬼毒相注，名曰温病”。

隋·巢元方《诸病源候论》中列举了热病候论，温病候 34 论、时气病候 43 论、疫疠病候 3 论，叙述了温热病的病因病机证候特点等，提出温病、时气、疫疠皆“因岁时不和，温凉失节，人感乖戾之气而生病”，“病气转相染易，乃至灭门，延及外人”，《诸病源候论·伤寒候》：“冬时严寒，万类深藏，……触冒之者，乃为伤耳，……而以伤寒为毒者，以其最为杀厉之气”。

宋代朱肱开始提出运用《伤寒论》的麻黄汤、桂枝汤等辛温发表方剂治疗外感病不能一成不变，而必须因时、因地、因人而异灵活运用，须配以寒凉清热等药。提出这种改革主张，是基于对外感病因认识的进步，也是适应临床实际的需要。

刘河间为金元四大家之首，以“火热论”这一鲜明学术观点著称。在《黄帝内经》的启发下，从运气着手，阐述了火热为病的广泛性，六气皆能化火，“凡五志所伤皆为热甚”，力纠时医不辨寒热表里，滥用辛温之时弊，并且特别指出了火热病发生发展过程中的一个中间环节——阳气怫郁：“寒伤皮毛，则腠理闭密，阳气怫郁，不能通畅则为热也”，而其辨治法则主要是从表证和里证这两个方面来确定的，表证虽当汗解，而“慎不可悉如发表，但以辛甘热药而已”，表证兼有内热者，自制双解、通圣辛凉之剂，不遵仲景桂枝、麻黄发表之药；里证当泄，分列承气、黄连解毒、凉膈之法。在此标志着外感温热病在理法方药诸方面开始自成体系，温热学说初具规模。金元时期以刘河间为代表，根据当时社会环境和疾病的特点，从理论认识上强调了外感热病的火热病机。治疗以寒凉之剂为主。以纠正滥用辛温解表法治疗外感热病的时弊，善用辛凉解表，创防风通圣散等表里双解剂。为寒凉派之开山。

元末王履（字安道）明确提出伤寒与温病有别。他强调伤寒、温病“自是两途，岂可同治”，提出了伤寒、温病治疗有解表与攻里先后之别，从概念、病机、治疗上对温病与伤寒作出区别。他的学术观点实际为后世进一步明确伤寒和温病之别奠定了坚实的基础。

迄于明清，温病学家丛出，形成温病学派并进入鼎盛阶段，以大量专著强调温病和伤寒是两类性质不同的疾病，与伤寒学派进行了激烈的争鸣。吴又可是温病学派的奠基人之一，著有《温疫论》，在肯定温病即温疫的同时，指出：“夫温疫之为病，非风非寒，非暑非湿，乃天地间别有一种异气所感。”鲜明地提出了崭新的温疫病病因——“杂气”或“异气”，有别于六气，具有特异性、传染性、流行性。还认为“仲景虽有《伤寒论》，……盖为外感风寒而设”，特列“辨明伤寒时疫”专节区别两者。治疗“但以驱逐为功，何论邪之异同也”。认为温疫邪伏于募原，有九传之变，创立治疗温疫的著名方剂达原饮、三消饮等方，形成了自己一套完整的治疗温疫的辨证论治方法和规律性。

清代则推叶天士、吴鞠通最为突出。叶氏《温热论》以温邪与寒邪相对立论，分析了温邪的传变规律及温热病的病理、诊断、治疗，创立了卫气营血的辨证体系。认为“温邪上受，首先犯肺，逆传心包，肺主气属卫，心主血属营”，“卫之后方言气，营之后方言血”，治疗则“在卫汗之可也，到气才可清气，入营犹可透热转气，入血则恐耗血动血，直须凉血散血”，他使得温病学派形成了更为独立完整的学术理论体系，彻底地从伤寒学派中摆脱出来。

吴塘（字鞠通）著有《温病条辨》，创立了温病的三焦辨证，分列伤寒与温病为两大法门。认为伤寒温病二者，实有水火的区别："伤寒由毛窍而入，自下而上，始足太阳，足太阳膀胱属水，寒即水之气。……温病由口鼻而入，自上而下，鼻通于肺，始手太阴，太阴金也，温者火之气，风者火之母，火未有不克金者。"故治疗温病以清热养阴为基本大法，时时固护津液。并首先提出"伤寒论六经，由表入里，须横看；温病论三焦，由上及下，须竖看，有一纵一横之妙"。并将温病扩展为一类温热疾患的概称，其《温病条辨》谓："温病者，有风温，有温热，有温疫，有温毒，有暑温，有湿温，有秋燥，有冬温，有温疟。"现代《温病学》即以他们的理论为核心。

张锡纯（字寿甫）为近代汇通学派医家之一，著有《医学衷中参西录》，以敢于创新，善治寒温外感病称著杏林。崇尚六经，主张寒温统一，"伤寒温病始异而终同"，"伤寒发表可用温热，温病发表必须辛凉，为其终同。故病传阳明之后，无论寒温，皆宜治以寒凉而大忌温热"，认为无论伤寒、中风、温病，"其据之初得，皆在足太阳经，又可浑以太阳病统之也"。"视表邪内热之轻重而分途施治"，否定温邪上受首先犯肺的观点，对于温热病的传变也摒弃了卫气营血和三焦传变的学说，认为是太阳迅速传入阳明，化热迅速，"恶寒须臾即变为热耳"。治疗善用清、透之法，善用白虎。认为西药善治标，中药善治本，创石膏阿司匹林汤为中西医汇通尝试之举。

施今墨（字奖生），认为外感病为外邪入侵，"必予出路，万不可闭门逐寇。其出路有三，即汗与二便。在表多以汗解，在里多以二便而清。因此分清表里最为重要。而过汗则伤津，过下则正衰"，而"外感热性病多属内有蓄热，外感风寒。治疗时应既解表寒又清里热，用药时表里比重必须恰当"，创治外感病的七解三清、六解四清、半解半清、三解七清等法。善用《伤寒论》栀子豉汤，栀子清里，豆豉解表，示后人治疗外感之大法。

董建华院士强调温热病邪造成的气机障碍，故治疗均以宣畅气机、驱邪外出为法。重视热病初期——表证的治疗，以防止疾病的传变。董建华以中医外感学说的基本理论为依据，吸收各辨证之精华，合寒、温于一体，把六经、卫气营血和三焦辨证理论有机地结合起来，以八纲辨证为基础，提出外感热病分期辨证。

周平安教授继承总结董建华院士的学术思想，明确提出采用"三期二十一候"统一中医辨证规范，汲取了各种辨证方法的精华，是外感热病学辨证规范化的重大进展。"三期二十一候"即把外感热病分为表证、表里证、里证三期二十一个证。周平安教授指出北方地区季节性流感的表寒里热证正是根据此辨证方法确立的证候。由于地球气候由寒变暖，人们生活节奏加快，以及饮食结构的改变，使人们的"阳常有余"表现得更为突出。但北方地区冬季的寒邪仍然是流感的主要外部致病因素，这势必造成现代人流感表寒里热的特点。

纵观几千年来的主要医家对于外感热病的论述，其争论焦点可以概括为注重“寒”与注重“热”之争，注重“解表”与注重“清里”之别。解决这个焦点，就能够把握治疗外感热病的关键。解表清里法治疗北方地区冬季流感，不失为现代人对“寒”与“热”，“解表”与“清里”的有机统一。

2. 从“和法”的发展追溯表里和解法的起源　和法是中医八法之一，受到历代医家重视。《黄帝内经》为和法的产生打下了理论基础，张仲景创制的小柴胡汤等经典方剂开创了和法的临床应用，后世医家进一步丰富了和法的医疗实践。至清·程钟龄明确提出和法为八法之一，确立了和法在中医治法中的重要地位，对后世产生了重大影响。

（1）中国传统文化之“和”：中国传统文化之“和”是“和合”之和，亦是“中和”之和。“和合”，是中国传统文化的价值取向及中国古代哲学基本观点之一。“中和”观念，是包括中医学在内的中国传统文化的核心思想与共同支点。孔夫子提出“和为贵”，不和则社会出现问题。人和则不生病，人有胖瘦、高矮之分，但只要体内处于和谐状态，则不生病，不和则病。前辈说“家和万事兴”，亦强调和谐。

（2）《黄帝内经》“和”的思想：和法的提出最早见于《素问》，首篇《上古天真论》即提出“法于阴阳，和于术数”。“和”法在《黄帝内经》当中提得很多，特别是在《四气调神大论》中，所谓的四气就是寒热温凉，就是春夏秋冬四季的气候，即人的生命活动时时刻刻与大自然是密切相关的。人离不开大自然，若想长寿，就必须适应大自然。这个提法在秦代前后（就是公元前200年到公元200年之间）就已提出，即讲人与自然要和谐，不能违背大自然的规律。这个提法比全世界公认的英国生物学家达尔文提出的“适者生存，优胜劣汰”的观点更早。中国古代在2000年以前就提出来人与大自然要相适应，人与大自然和谐了才能长寿，违背大自然的规律则寿命不会长久。这个观点与达尔文的“适者生存”一致，适者生存即是强调一定要和大自然相和谐。

《黄帝内经》经文中也有很多“和”的论述，最重要的一条原文是《素问·生气通天论》：“凡阴阳之要，阳秘乃固，两者不和，若春无秋，若夏无冬，因而和之，是为圣度”，这是人和自然之间讲阴阳的和谐。阳秘是最重要的，如果阳气不能秘，阴阳不协调，那就像一年四季的气候只有春季没有秋季一样乱了。“因而和之，是为圣度”，圣是圣人的圣，指最好的方法，最高的方法就是因而和之，那就是和阴阳，要能够把阴阳和谐了、协调了，那是最好的法度。第二段经文“阳强不能秘，阴气乃竭，阴平阳秘，精神乃治，阴阳离决，精神乃绝”。对于这个“阴平阳秘”，有现代的不少中医学家都认为是阴阳平衡，实际上不是阴阳平衡，阴平阳秘讲的是平和、平常、平顺的意思，不是平衡之意，只有这样阳气才能固秘，阳气固秘，与大自然和谐了，这样才能健康，问题的核心就是阴阳之间要和谐。

《素问·四气调神大论》中“夫四时阴阳者，万物之根本也”即说，世界上一切的生物，包括人类在内，最根本的问题就是要适合大自然四季气候阴阳的变化，适应了就像万物有了根本，才能生存。从之，就能身体健康，能长命百岁；逆之，即若违背大自然的规律，必然要得病，“从之则苛疾不起”，即大自然有什么特别大的暴风、骤雨、风霜等灾害性变化，如果能够与这些灾害性的气候相适应，就“苛疾不起”。“从阴阳则生，逆之则死；从之则治，逆之则乱”，就特别提出人与大自然的和谐，而不是平衡，现在很多医家认为是平衡，实际上《黄帝内经》强调的不是平衡，而是和谐。作为圣人，应该春夏养阳，秋冬养阴，以从其根；作为医生，“是故圣人不治已病治未病，不治已乱治未乱，此之谓也。夫病已成而后药之，乱已成而后治之，譬犹如渴而穿井，斗而铸锥，不亦晚乎！”即是说等口渴得很厉害了，才来挖井；打起战争了，才生产武器，那就太晚了。因此它讲不治已病治未病的核心，还是强调人类要和大自然的阴阳四季的变化相适应、相和谐。可见从《黄帝内经》来说，特别强调“和谐”的道理。

现代中医学家讲阴阳平衡的居多，其实世间万事万物都是运动的，《素问·六微旨大论》说“出入废则神机化灭，升降息则气立孤危”。肺的吸是入、呼是出，若出入废，即呼吸不通，生命则危险。心脏出和入也始终是协调的，如果血液不能在心脏出入，则人体死亡。所以万物不可能是衡，只能是动的。对于肺来说，吸入之气与呼出之气，其量是不平衡的，因为肺中总是有残气的。肝也一样，出入之血，其量是不相等的。可见阴阳是互根的、相互消长、相互转化的，处于和谐动态的过程，非平衡之态。

（3）《伤寒杂病论》之“和”：张仲景在《伤寒论》《金匮要略》中，提出“和”近 80 次。“和”思想贯穿始终。“夫人禀五常，因风气而生长，风气虽能生万物，亦能害万物，如水能浮舟，亦能覆舟。若五脏元真通畅，人即安和，客气邪风，中人多死。”张仲景认为：人与天地和谐，能“生长”，天地和谐“能生万物”。不和则“害万物”。人体五脏精气血脉运行和顺，功能和谐统一，人即“安和”。如果失和则客邪致病，甚则“中人多死”。医圣张仲景在《伤寒论》和《金匮要略》中多次提到“和”，其中最重要的一条是《伤寒论》第 67 条：“凡病，若汗，若吐，若下，若亡血、亡津液，阴阳自和者，必自愈”，重点强调的是一个“和”的观点。阴阳和谐，不论何病，必然自愈；若阴阳不和谐，任何一方偏盛偏衰，不和谐都是病态。凡病即是所有病，治疗的目的都是达到和谐、阴阳和病自愈。

（4）“和法”的继承与发展：张仲景以后，关于和法的研究还有很多。金·成无已首先从理论上提出和法。他在《注解伤寒论·辨少阳病脉证并治》中说：“太阳转入少阳……邪在半表半里之间……与小柴胡汤以和解之”。在《伤寒明理论》中亦指出："伤寒在表者，必渍形以为汗；邪气在里者，必荡涤以为利；其于不外不内，半表半里，既非发汗之所宜，又非吐下之所对，是当和解则可矣，小柴胡为和解表里之剂也。"

明清医家研究温热病，用调和法治疗的有吴又可的达原饮，这种和法是开达膜原，给邪以出路，达到治愈的目的。在其之后有叶天士、吴鞠通，那个年代湿温病比较多，因此在这方面，叶、吴两位大家都主张分消走泄的观点，这其实都是和谐的观点。吴鞠通之后，和法就是调和三焦，如俞根初的柴胡达原饮（小柴胡汤合达原饮合方加减），也是接受了吴又可膜原的观点和成无己少阳的观点，来调和三焦；又如蒿芩清胆汤，对于肝胆的湿热，也是用和谐的办法来调和。

后世唐容川是位中西医结合医家，他的《血证论》对于和法的评价也很高。他认为小柴胡汤对于各种出血性疾病是很重要的，认为各类出血性疾病都可以在小柴胡汤的基础上进行加减，适应证很多，寒热虚实都可以。他在《血证论》里提到"和法则是血证治疗的第一良法，表则和其肺气，里则和其肝气，而尤照顾脾胃之气"。他对于和法特别重视用小柴胡汤来治疗，不管是气血寒热虚实的错综杂症，都可以通过和中健脾达到调平元气，使疾病自愈的目的。

3. 周平安教授继承创新首创"表里和解法" 表里和解法为周平安教授临床治疗流行性感冒的常用治法。该法的理论基础来源于我国中医泰斗、中国工程院院士董建华教授关于急性热病的学术思想。董建华教授提出了热病"三期二十一候"的辨证方法，认为急性热病有表证，表里证，里证，有自身的传变规律。周平安教授发展前人"和法理论"，继承了董建华教授论治热病的学术思想，并总结长期临床经验，发现北方地区冬季流感发病的主要特点是外寒内热，表里同病，首次明确提出其主要证型为表寒里热证。总结长期临床经验，创新性以表里和解法治疗表寒里热证流感患者，临床疗效确切。周教授认为外感风寒（外因），内蕴热毒（内因）为本病主要病因特征；表寒里热，热毒郁闭为其基本病机，提出以表里和解为法，散寒解表，清热透毒，治疗流行性感冒，并以该法制定流感双解合剂为主方加减治疗流行性感冒，取得了良好的疗效。表里和解法融合了《黄帝内经》《伤寒论》、温病学中关于和法的精髓，提出治疗外感热病用和法，认识到表寒里热是我国北方地区季节性流行性感冒的基本病机，制定散表寒、清里热的治法，达到表里和，病自愈的目的。

（二）表里和解法的理论基础

流行性感冒是由流感病毒引起的严重危害人类健康的一种急性病毒性呼吸道传染病。历史上流感有过几次大规模流行，曾给人类带来深重的灾难。

至今仍是严重危害人类生命和健康的一种传染病。周平安教授经过多年的临床观察，发现北方地区流行性感冒多具有表寒里热的特点，临床从表里和解法论治流行性感冒，疗效甚佳。故我们认为北方地区流行性感冒在中医病因病机方面有其自身的特征。

1. 外感寒邪为其主要病因 外感寒邪，为其发病之外因。早在《黄帝内经》中即有“伤寒”之说。《素问·热论》谓：“今夫热病者，皆伤寒之类也。”此处伤寒乃热病之总称，但亦包括狭义之伤寒。东汉年间，《伤寒论·自序》中有如下记载：“余宗族素多，向余二百，建安纪年以来犹未十稔，其死亡者三分有二，伤寒十居其七”。伤寒呈大流行传播，从流行病学来看，此伤寒就是流行性感冒的佐证之一。可以说《伤寒论》是流行性感冒的第一本专书，并创麻黄汤、桂枝汤及其类方以辛温解表散寒。后世医家多宗仲景之法治疗外感。《摄生众妙方》中采用荆防败毒散之发汗解表，散风祛湿，治疗外感风寒，发热头痛，肢体酸痛，无汗，鼻塞，咳嗽有痰。《景岳全书》中的正柴胡饮，表散风寒，解热止痛，治疗外感风寒初起。现代医者根据辨证，研制出感冒清热冲剂，以疏风散寒，解表清热。可见寒邪是外感病的主要致病邪气之一，辛温散寒解表法从古至今，在治疗外感病中发挥着巨大作用。

流行性感冒与气候、地理因素有关。苏联学者 B.M 日丹诺夫等人在所著的《流行性感冒》一书中，通过大量统计学资料的分析，表明“流感发病率的上升常见于寒冷的月份，随着天气开始转暖气温升高，发病率就降低，在夏季一直维持在较低的水平”。《注解伤寒论》卷二《伤寒例第三》则说：“凡伤寒之病，多从风寒得之”，“冬时严寒……触冒之者乃名伤寒年”。又说：“其伤于四时之气，皆能为病。”可见，四时皆能为病，而以严冬为最，这一点伤寒与北方地区流行性感冒更为吻合。我国流感流行季节南北间存在着明显的差异。长江以南地区，流感活动的季节性不强，而长江以北地区具有较明显的季节性，冬季为高发季节。之所以如此，我们认为，北方地区冬季气候干燥寒冷，寒为其主气，朔风凛冽，风寒相合，更易伤人，尤其在气候骤变，寒流袭来之时，机体抵御外邪能力下降，寒邪乘虚而入，机体调节能力下降而发病。现代医学认为在低温条件下，有利于各种病毒和某些细菌的生长，并增加其传染性，而在低温特别是有风的情况下，人体体表、呼吸道黏膜的温度及局部血流量随之下降，其抗病能力也下降。根据其流行季节与地理环境，可以推断北方地区流行性感冒发病与寒邪致病有密切关系。从临床症状来看，流感患者症见发热恶寒，头痛，周身酸痛，无汗或汗出不畅，鼻塞流涕等症。由于风寒外束，卫阳被遏，不能外达则恶寒发热；寒邪束表，营卫运行被阻，气血不畅则周身酸痛，体倦乏力。亦可因寒邪束表，毛窍闭塞，汗液不能外泄而无汗或汗出不畅。辨证求因，是中医的一大特色。由此可见流感时，寒邪束表，是其主要病因。

2. **内蕴热毒是其发病之内因**　外在生活环境的改变。中医学十分重视环境与人之关系。"天人合一"及"天药合一"等都是经典的关于人与自然环境相互联系的论述。人与自然环境是统一的，人体是四时五脏阴阳的整体。《素问》"天食人以五气，地食人以五味"直接地描述了环境对人的影响。又"苍天之气，清净则志意治，顺之则阳气固，虽有贼邪，弗能害也，此因时之序……"则指出了"清净"的"苍天之气"是人体保持健康的首要条件，顺应自然与天人合一的思想都不可没有良好的环境作为前提。

空气污染：随着工业的发展，工厂废物废气的排放，机动车辆尾气的排放，致使空气中弥散大量重金属如铅等对人体有害的物质，造成大量雾霾天气，这种霾毒主要侵袭口、咽、喉、肺，燥金之气长期留于人体，可致燥热内生。从而成为外感热病的致病基础。

温室效应：全球气候变暖最主要的原因是人类活动，主要是温室气体排放日益增加，以及森林砍伐，耕地扩大等土地利用的变化。通过科学家的计算和分析，人类活动引起的温室气体增加而引起的温室效应是引起地球增温效应的主要因素。温室效应原本也属于大自然的正常变化，在过去漫长的岁月里，正是它使得地球表面的平均温度由零下 18℃上升到零上 15℃这个温度，使得当今的自然生态系统和人类能够生存。但是，近几百年人类活动导致大气中的温室气体浓度迅速增加，使得温室效应加剧，全球变暖步伐加快。这将给人们的生活、机体带来巨大的影响，从而成为机体内生热毒的大环境。

局部温室：随着社会进步，经济的发展，随着暖气、空调的普及，人们生活环境较之以前有了明显的改善。例如在寒冷的冬季，北方地区居民工作及生活环境中多有暖气，人们在家中也可温暖如春甚至燥热如夏，应寒反暖，使体内产生热毒之邪，当出门时反而更易感受外邪而致病，感受寒邪后也容易从阳化热。

内在精神状态的改变：刘河间提出了"五志所伤皆热也"的观点，朱丹溪赞同其观点，将其推衍为"五志之动，各有火起"，皆认为五志均可化而为火。现代社会的紧张节奏，激烈竞争而社会秩序又处于转型的过渡阶段，使得许多人精神不能够保持"恬淡虚无，精神内守"，每因五志过极而多见化火，形成内热偏盛。内热盛是外感病的基础。感受外邪后，两邪相合，亦易化热入里。表证未解而里热已起。正如《素问·移精变气论篇》所言："当今之世不然，忧患缘其内，苦形伤其外，又失四时之从，逆寒暑之宜，贼风数至，虚邪朝夕"。

饮食结构的改变：随着社会的进步，人们生活水平的改善，大多数人饮食结构较之以前有了很大的改变，有条件食用高营养、高热量、高脂肪的食物。《素问·生气通天论》曰"高梁之变，足生大丁"，《黄帝内经素问集注》解释为"高梁所变之热毒，逆于肉理而多生大疔"。可见膏粱厚味摄入过多，可内生热毒。

所以现代人高脂肪、高蛋白的高热量饮食结构，成为内热偏盛的条件之一。

3. **表寒里热，热毒郁闭，是其基本病机特征** 中医对疾病的认识侧重于宏观，历来重视“天人合一”、外因与内因的统一，强调“因时、因地、因人”制宜。由于季节、地理、生活环境的特点，形成了北方地区流行性感冒的发病特征。当气候骤变，天气转冷，寒流袭来，寒邪特性是收引凝滞，易闭郁肌表，尤其在机体抵御外邪能力下降时，寒邪更易袭入。机体抗邪而发热，热郁闭于内，不得宣泄，加之机体内蕴热毒，此时外寒袭表，致使内热蕴郁肺胃，不得发散，热毒郁闭，热势越来越高；外寒如冰，紧束肌表，全身酸楚疼痛，感冒或流感由此而生。若失治误治，外寒可入里化热，肺热壅盛，热灼津液成痰，以致痰热壅肺而咳嗽，咳痰色黄，形成现代医学的病毒性肺炎。亦可寒邪郁而化热，逆传心包，而见神昏、谵语等症，即中毒型流感，出现神经系统症状。疾病日久不愈，亦可热伤津液，甚则气阴两伤。因而表寒里热，热毒郁闭，是其基本病机特征。

三、科学内涵与创新价值

流行性感冒对人类健康造成极大威胁的急性呼吸道传染病，该病发病率高，人群普遍易感。有数据显示，流感每年发病率达 10%~30%。临床特点是突然出现高热、头痛、肌肉酸痛、咳嗽等，严重病例发生下呼吸道感染合并症，如气管、支气管炎和支气管肺炎。在流感大流行时，死亡率明显升高。

周平安教授在 50 年的临床实践中，秉承传统，融汇新知，在中医药治疗外感热病、慢性肺系疾病、急危重症等方面经验丰富，创造性地将中药的传统理论与现代药理研究相结合，形成了独到的临床用药原则和规律。继承总结董建华的学术思想，明确提出采用“三期二十一候”统一中医辨证规范，汲取了各种辨证方法的精华，是外感热病学辨证规范化的重大进展。“三期二十一候”即把外感热病分为表证、表里证、里证三期二十一个证，北方地区季节性流感的表寒里热证正是根据此辨证方法确立的证候。

周平安教授继承了董建华院士的寒温统一外感热病理论，在长期摸索我国北方地区流行性感冒的临床特点基础上，提出流感病机特点为表寒里热，创制了表里和解法，及流感双解合剂，在 1998 年北京地区流感暴发期间治疗 17 万人次，退热等疗效卓著，被国家中医药管理局誉为中医药防治感染性疾病的范例。

近 20 年的临床实践表明，单纯从寒或从温论治流感已无法解决临床问题，由于我国东北、西北、华北地区冬春季节室内温暖、室外寒冷的生活环境，三北地区季节性流感的证候特征及核心病机已经发生变化，表现出表寒里热的特征。因此，注重寒温结合、表里兼顾的辨治方法是提高疗效的捷径。全国名老中医周平安教授在长期临床实践中总结出我国三北地区季节性流行性感冒的基本规律，认为外感风寒（外因），内蕴热毒（内因）为本病主要病因特征；表寒里热，热毒郁闭为其基本病机；治宜散寒解表，清热透毒为法，在临床用药中，周平安教授喜用柴胡、黄芩这一配伍，以期发挥透表达理，和解表里的作用，使邪去热清，其经验方取得了良好的临床疗效。

周平安教授表里和解法在临床中形成了经验方流感双解合剂。流感双解合剂用药得当，配伍严谨。具体药物组成为柴胡、黄芩、杏仁、石膏、甘草、羌活、金银花、板蓝根、苏叶、薄荷、藿香、麻黄。方中麻黄宣肺开表以使里热得以外达，是“火郁发之”之义，兼散表邪。但麻黄性温，故配伍辛甘大寒之石膏，以清泄肺胃，兼透热生津。此两味药相合，温寒相制，且石膏用量大于麻黄，可使宣通肺气而不助热，清泄肺热而不碍畅表，共成辛凉宣泄之功。杏仁降气，佐麻黄宣降肺气以止咳平喘。甘草益气和中，与麻黄相配，使宣散肺邪而无耗气之忧；与石膏相合，清热生津而无伤中之弊，兼能调和诸药。薄荷辛凉，辛以发散，凉以清热，清轻凉散，可疏散风热、兼能行气利咽；羌活辛温发散，气味雄烈，善于升散发表，有较强的解表散寒，祛风胜湿之功，尤适用于外感风寒夹湿，出现恶寒发热、肌表无汗、头痛项强、肢体酸痛者；金银花甘寒，芳香疏散，与薄荷同用，起到散肺经热邪，透热达表之效；板蓝根苦寒，归心、胃经，用以清解实热火毒；柴胡辛散苦泄，微寒退热，善于祛邪解表退热，与黄芩同用以疏散少阳半表半里之邪，清半表半里之热，共收和解少阳之功。全方寒热并用、内清外透、兼顾表里，散寒解表、清热透毒，体现了中医辨证论治的思想。

临床研究表明表里和解法能够有效的治疗北方流行性感冒表寒里热证，临床总有效率达到 90% 以上，流感双解合剂对于发热、恶寒、头痛、身痛等主要症状有确切的疗效，同时能够有效改善次症中咳嗽咳痰、鼻塞流涕、乏力、口干口苦、恶心呕吐、咽干咽痛等症状。在临床应用中具有针对性强、显效快、疗效明确、服用安全方便等特点。

同时，现代药理研究表明，本方主要有镇咳、祛痰、平喘、解热、抗炎、增强机体免疫功能、抗变态反应、抗病原微生物、改善血液循环等作用方中诸药均能够针对时行感冒病因对因治疗，有效缓解流感发热、恶寒、头身痛、乏力、咽干咽痛等症状，研究表明该方的有效性与合理性。流感双解合剂是在中医辨证论治及临床实践基础上，结合现代药理研究成果拟定的，用以治疗北方地区流行性感冒表寒里热证，具有散寒解表、清热透毒的功效。临床观察结果表明，本方针对性强、疗效显著、用药安全，能有效缓解流感各种症状。

四、传承应用技术规范

(一)适用指征及辨证要点

表里和解法具有散寒解表,清热透毒,和解表里之功,用于流行性感冒等属于表寒里热证者。

根据流行性感冒的西医诊断标准,以及中医时行感冒诊断标准,以及表寒里热证的证候特点基础上,制定了表里和解法治疗流行性感冒诊断标准。符合西医流行性感冒临床诊断标准,以及中医辨证表寒里热证候诊断标准,如下:

流行性感冒诊断标准:(参照2012年颁布的《中药新药治疗流行性感冒临床研究技术指导原则(征求意见稿)》)

1. 诊断依据

(1)流行病学史:在当地流行季节,一个单位或地区集中出现大量上呼吸道感染病人,或医院门诊、急诊上呼吸道感染病人明显增加。

(2)临床表现

1)通常表现为急起高热(腋下体温≥38℃)、畏寒、头痛、头晕、浑身酸痛、乏力等中毒症状及咽痛、干咳等呼吸道症状,但卡他性症状常不明显。

2)少数病例有食欲减退、伴有腹痛,腹胀、呕吐和腹泻等消化道症状。

3)少数病例也可并发副鼻窦炎、中耳炎、喉炎、支气管炎、肺炎等,甚至会呼吸循环衰竭而死亡。

4)在两岁以下的幼儿,或原有慢性基础疾病者,两肺可有呼吸音减低、湿罗音或哮鸣音,但无肺实变体征。

5)重症受试者胸部X线检查可显示单侧或双侧肺实质性病变,少数可伴有胸腔积液等。

6)外周血象白细胞总数不高或偏低,淋巴细胞相对增加,重症受试者多有白细胞总数及淋巴细胞下降。

(3)实验室检查

1)从受试者呼吸道标本中分离和鉴定到流感病毒。

2)受试者恢复期血清中抗流感病毒抗体滴度比急性期高4倍或以上。

3)在受试者呼吸道标本流感病毒特异的核酸检测阳性或检测特异的病毒。

4)采集标本经敏感细胞将病毒增殖一代后,流感病毒特异的核酸检测阳性或检测出特异的抗原。

2. 诊断原则 如果在流感的非流行季节仅根据临床表现,流感很难与其他病原体,尤其呼吸道病原体导致的疾病区别,对流感病例的确诊往往需要实验室的诊断依据。但在流感流行季节，当地一个单位或局部地区出现大量上呼吸道感染受试者或医院门诊、急诊上呼吸道感染受试者明显增加时，具备相应临床表现的可作为流感临床诊断病例。

3. **诊断**

（1）临床诊断病例：具备诊断依据（1）和（2）中任何一项临床表现者。

（2）确诊病例

1）流感样病例并具备诊断依据（3）中的任何一项者。

2）临床诊断病例并具备诊断依据（3）中的任何一项者。

中医时行感冒诊断标准：（参照《中药新药临床指导原则》和《中西医结合内科学》制定）

1. 发热恶寒，头身疼痛，面赤口渴，咽痛咽红，咳嗽等。

2. 脉数，舌质红，苔薄白或黄。

3. 发病急骤，症状相似，传播快，呈流行性。

中医证候表寒里热证诊断标准：

主症：（1）发热，（2）恶寒，（3）头痛，（4）身痛，（5）口渴，（6）咽痛。

次症：（7）鼻塞，（8）流涕，（9）咳嗽，（10）咳痰，（11）恶心，（12）呕吐，（13）腹泻，（14）乏力，（15）烦躁。

舌象：薄黄、黄腻。

脉象：浮数、濡数。

主症必备，次症具备3个以上，结合舌脉，则符合此诊断。

符合以上诊断者可使用表里和解法治疗。

（二）表里和解法临床代表方流感双解合剂

我国北方地区的流感多发生于气候寒冷干燥的冬季，通常呈急性起病，表现为恶寒、高热、头痛、全身酸痛、乏力等全身中毒症状，常伴咽痛、流涕、流泪、咳嗽等呼吸道症状。少数病例有食欲减退，腹痛、腹胀、呕吐和腹泻等消化道症状。审证求因，流感初起为疫毒袭于肺卫，风寒外束，卫阳被遏，毛窍闭塞，肺气闭郁，故表现为恶寒发热、无汗、头痛、周身酸痛、喷嚏、流涕、咳嗽等，疫毒很快入里化热，致卫气同病，肺热壅盛，表现为咽喉肿痛、口渴欲饮、咯黄痰等，若毒邪逆传心包，可见神昏谵语等神经系统症状。因此，冬季流感发病的主要特点是外寒内热，表里同病。

治疗宜散寒解表、清热透毒、和解表里为法，周平安教授创制流感双解合剂。具体药物组成为柴胡、黄芩、杏仁、石膏、甘草、羌活、金银花、板蓝根、苏叶、薄荷、藿香、麻黄。方中麻黄宣肺利表、透达里热，黄芩、金银花辛凉透邪清热同为君药；柴胡、板蓝根、石膏解肌发表退热为臣药；羌活、薄荷、杏仁、藿香、苏叶疏表宣肺为佐药；生甘草为使药。

方中麻黄味辛发散，性温散寒，主入肺与膀胱经，善于宣肺气、开腠理、透毛窍而发汗解表，发汗力强，为发汗解表之要药。《神农本草经》："主中风，伤寒头痛，温疟。发表出汗，去邪热气，止咳逆上气，除寒热，破症坚积聚"。现代药理研究发现麻黄主要成分为麻黄碱，并含少量伪麻黄碱、挥发油，其中麻黄挥发油有发汗作用，麻黄碱能使处于高温环境中的人汗腺分泌增多增快。麻黄挥发油乳剂有解热作用。

金银花甘寒，善清热解毒，善散肺经热邪，且轻盈飘散，质轻气香，可透散表邪。《温病条辨》指出，金银花能透热转气，可用于温热病整个过程，早期可透邪外出，后期能清热解毒。《本草纲目》："一切风湿气，及诸肿毒、痈疽疥癣、杨梅诸恶疮。散热解毒"。现代药理学研究表明，金银花对钩端螺旋体、流感病毒及致病霉菌等多种病原微生物有抑制作用；而且其煎剂能促进白细胞的吞噬作用，有明显的抗炎及解热作用。

黄芩"性味苦寒，归肺、心、肝、胆、大肠经"。在清泄肺与大肠之热方面疗效显著，尤长于清中上焦湿热。现代药理学研究发现本品与麻黄碱有协同作用，能降低小鼠耳毛细血管通透性，还有解热、降压等作用。可见处方中君药具有抗病原微生物、免疫调节及抗炎等作用，可以针对病因治疗流感，并能够有效缓解流感症状。

方中石膏、板蓝根、柴胡为臣药，共奏解肌发表退热之功。柴胡，苦、辛、微寒，归肝、胆经。为治疗少阳病之要药，少阳处半表半里为阴阳出入之枢纽，若枢机不利，则邪郁于内不能外达，临床则变证百出。柴胡辛行苦泄，有调畅气机之效，亦可解表退热，同时还能升举阳气。在治疗外感发热或表邪未解时，可解表祛热，祛邪以外出。柴胡解表、黄芩清里，表里同治，共收和解少阳之功。现代药理研究发现柴胡还有抗感冒病毒、增加蛋白质生物合成、抗肿瘤、抗辐射及增强免疫功能等作用。板蓝根味苦性寒，归心、胃经，功能清热解毒、凉血利咽，善于清解实热火毒，用治外感风热或温病初起，发热头痛咽痛。石膏辛甘大寒，生用可清热泻火、除烦止渴，为清泻肺胃气分实热之要药，退热效果明显，常用于治疗热性疾病。君臣并用，表里兼顾，在清透卫表之时兼顾清泻气分之热，防止邪气留存。现代药理研究表明，柴胡具有解热、抗炎、抗病毒、增强免疫等作用。柴胡在本方中主要用以和解少阳枢机，解表泄热。

方中羌活、紫苏叶、薄荷、杏仁、藿香同为佐药，共凑疏风宣肺散表之功。苏叶辛温，归肺胃经，功用解表散寒、宣肺止咳；薄荷辛凉，归肝肺经，功能疏风清热，清利头目；藿香辛、微温，归肺胃脾经，芳香化湿；三者合用，开皮毛、通腠理，清轻宣散，清透热邪。杏仁苦微温，有小毒，归肺、大肠经，敛肺降气、止咳平喘。方药配伍升降并用，调畅气机，宣肺发表。现代药理研究发现，紫苏叶具有抗菌、抗炎、抗病毒、镇静镇痛等作用。薄荷具有抗病毒、中枢抑制、抗菌抗炎等作用，其水提取物能抑制多种呼吸道常见病毒。藿香具有抗菌抗炎、抗病毒、解热镇痛作用。广藿香油对多种物理、化学刺激引起的疼痛有镇痛效果。少量杏仁分解后在体内产生的微量氢氰酸能够抑制呼吸中枢，从而达到止咳平喘的功效。可见处方中药物均有退热、抗炎、抗病原微生物、止咳平喘等作用，对流感的病因有针对性的治疗效果。甘草甘而润，能祛痰止咳、清热解毒、调和诸药，在补益脾胃同时能清肃肺热、祛痰止咳。诸药相合，共奏散寒解表、清热透毒之功。

（三）处方用药及加减

周平安教授认为流感的主要证型为：邪犯肺卫，表寒里热

临床表现：发热，恶寒无汗，部分患者高热、头痛，周身关节肌肉酸痛，咽痛，咳嗽少痰，脉浮数，舌红苔白或黄。

治法：散寒透邪，解肌通络以解表，清热解毒，宣肺止咳而清里，和解表里。

方药：炙麻黄、杏仁、生石膏、生甘草、柴胡、黄芩、葛根、苏叶、羌活、射干、虎杖、辛夷、薄荷。

水煎服，每日1~2剂，分2~4次温服。

适应证：本法具有散寒解表，清热透毒，和解表里之功，用于流行性感冒等属于表寒里热证者。症见：急性起病，表现为恶寒、高热、头痛、全身酸痛、乏力等中毒症状，常伴咽痛、流涕、流泪、咳嗽等呼吸道症状。少数病例有食欲减退，腹痛、腹胀、呕吐和腹泻等消化道症状。

禁忌证：不符合西医流行性感冒临床诊断标准以及中医辨证表寒里热证者。对本法所使用药物过敏者。

加减：咳嗽痰粘者加浙贝母10g，桔梗6g；咽红咽痛甚者加牛蒡子10g，玄参15g；头痛目赤者加菊花10g，桑叶15g；口渴热甚者加知母10g，天花粉15g；便秘或黏滞不爽者，加酒大黄5g；老年人、气阴虚者，加党参10g，玉竹10g；孕妇去贯众，加白术10g，苏叶10g；肥胖、痰湿盛者，加藿香10g，莱菔子10g；有慢阻肺、哮喘者，加莱菔子10g，瓜蒌15g；有慢性冠心病者，加瓜蒌15g，薤白15g；有糖尿病者，加苍术10g，玄参15g；有慢性血液病、肿瘤术后及放化疗患者，加生黄芪20g，大枣15g，鸡血藤20g；有慢性肾脏病者，加生黄芪20g，酒大黄6g；有慢性神经系统疾病者（如中风、多发性硬化），加川芎10g，丹参15g；有高血压者，加杜仲10g，茺蔚子10g；有慢性肝病者，加炙鳖甲15g，郁金10g。

孕妇是高危人群，一旦感染流感，应及早诊断治疗，可参照本文诸方应用，但必须注意保胎，凡有损伤胎元，引发子宫收缩的药物，都应禁用或慎用，

不可因有“有故无殒”之说而妄用峻烈之品，以免发生事故。对于身患慢性病而发生流感者，如能个体化辨证施治，兼顾标本，则更好。

周平安教授治疗流感，多半是按照卫气同病这种思路来治疗的，既要宣散卫分的邪气，又要清气分的热邪。散表寒的药物一般用选择清轻透散之品，因为这个病表证期很短，一过即去，用热药不合适，宜用微微辛散、辛平之药，用的剂量不要大，时间不要长，不能过，过则产生内热。清里药宜用清轻宣透，如金银花、连翘之类，同时配伍石膏。高热在气分、血分，可用石膏，解肌发汗，表寒证可用。

周平安教授认为治疗流感要取得疗效，辨证需要正确判断邪毒在表里的比重、性质，论治则应注重辛味解表药物与甘寒清热药物之间的合理配伍。只要无汗，就应坚持辛药以解表与凉药以清热合用的原则，两者孰轻孰重，孰主孰次，应依据临床情况而定。流感多系太阳、少阳、阳明三阳合病，卫气同病，大多伴有纳差、精神倦怠等不适，宜佐用柴胡、黄芩和解少阳枢机，以利透邪外出。流感咳嗽应注意以宣肺解表为主，可适当佐用化痰止咳药物，可选用前胡、桔梗、杏仁、浙贝母等。

冬春季节流感，高热、无汗、恶寒重、肌肉酸痛、头痛等表寒证为主者，从炙麻黄、荆芥、防风、苏叶、羌活等辛温解表药物中选用2~3味；恶寒轻，发热重，但无汗或汗出不畅者，选用金银花、葛根、薄荷等辛凉清解的药物；舌苔腻者加用藿香、佩兰、苍术等芳香化湿解表药。

咽喉红肿较重，化热较迅速者，减用辛温解表药物，从牛蒡子、射干、僵蚕、蚤休、板蓝根、玄参等利咽解毒药物中选用2~3种。若大便闭结或者舌苔黄厚者，可加用酒大黄3~6g，以泻代清。舌红、苔黄、口渴喜饮者，则以清里热为主，但宜选用辛寒、甘寒之品，如生石膏、金银花、连翘等。若热势鸱张，面红目赤，烦躁不安，体温超过39℃时，可加用青蒿30g，苦寒清热，芳香令热更易透达。

服药应遵循银翘散的服法，4~6小时一服，根据病情的轻重，尤其是服药后汗出及体温的变化，待见到正汗后可停用或减量服用。而无汗或汗出不畅者，需根据病势变化随时修订处方。

（四）临床应用要点

适应人群：在流感季节发病的流感人群，符合西医流行性感冒临床诊断标准，并符合中医辨证表寒里热证候诊断标准。

适应证：本法具有散寒解表，清热透毒，和解表里之功，用于流行性感冒等属于表寒里热证者。症见：急性起病，表现为恶寒、高热、头痛、全身酸痛、乏力等中毒症状，常伴咽痛、流涕、流泪、咳嗽等呼吸道症状。少数病例有食欲减退，腹痛、腹胀、呕吐和腹泻等消化道症状。

禁忌证：不符合西医流行性感冒临床诊断标准以及中医辨证表寒里热证者。对本法所使用药物过敏者。对于单纯的风寒或风热证即不适合，选择具体药物的时候还应注重患者的不同体质，是否有药物过敏或药物敏感，如有的患者就对麻黄非常敏感，服之心慌，故不宜再应用。

有内伤基础患者应随证施治。慢性肺系疾患者，起病早期即有痰热、痰湿征象者，在得汗之后，早期加用瓜蒌皮、天竺黄、金荞麦等清热化痰药物，防止疾病内传。高血压、脑血管病患者，以头晕、头痛、结膜充血为主要表现者，慎用麻黄、羌活、桂枝等药物，以桑菊饮为主方调治，表证可选用苏叶、荆芥、豆豉等辛平解表。糖尿病患者，早期即使无伤津及气阴两虚的表现，也要适当佐用生黄芪、天花粉、麦冬、生地、南沙参等益气生津之品，同时慎用、少用解表药物，防止过汗伤阴。心血管疾病患者，注意早期要加用太子参、当归、红花、瓜蒌皮等益气、活血、宽胸药物，慎用麻黄、桂枝等辛温解表药物，防止过汗耗伤心血。儿童为稚阴稚阳之体，流感疫毒更易化热，其临床多以咽喉肿痛为突出症状，且易夹食、夹滞，临床多选用银翘散为基本方，再加强利咽解毒和化食导滞的作用。

五、特色优势

(一)表里和解法与传统治则治法的异同及优势

中医对疾病的认识历来侧重于宏观，重视“天人合一”，强调“因人、因时、因地”制宜。近几年，很多现代医家认为流行性感冒的病机主要包括表里同病、六经病机、卫气营血、湿热毒邪等。

如宗淑云认为时行感冒的病机为营卫失调，属太阳中风证。陈清维总结本病有表寒里热及以肺经病变为主，兼见少阳经病变的特点，认为本病的病机主要为正邪交争。景姗、顾立刚等认为疫疠之邪首先侵犯肺卫，卫气与之抗争，卫阳被遏，不能达于体外，则见恶寒发热；邪阻太阳表经，见头身、关节酸痛；外邪犯肺，气道阻塞不通，故鼻塞；肺气上逆则咳嗽。咽喉为肺系，受风寒则痒，风热则痛。谢立群等认为一些流感重症病例热毒在卫分阶段时就已波及营分，表现出气营两燔的症状。戈兴中等明确提出流感多表现为舌苔白腻或黄腻，属湿热病机。王玉光则认为甲型 H1N1 流感之重症，其主要病机为毒热壅肺，肺之宣降失调，毒瘀互结，化源竭绝，疫毒为本，咳、喘、热为标。

审证求因，周平安教授认为流感初起为疫毒袭于肺卫，风寒外束，卫阳被遏，毛窍闭塞，肺气闭郁，故表现为恶寒发热、无汗、头痛、周身酸痛、喷嚏、流涕、咳嗽等，疫毒很快入里化热，致卫气同病，肺热壅盛，致咽喉肿痛、口渴欲饮、咯黄痰等，若毒邪逆传心包，可见神昏谵语等神经系统症状。因此，冬季流感发病的主要特点是外寒内热，表里同病；治宜散寒解表，清热透毒，和解表里为法，以表里和解法治疗流行性感冒，临床疗效确切。

表里和解法的常用方剂有防风通圣散、柴葛解肌汤、流感双解合剂等。防风通圣散出自《宣明论方》，为表里双解之剂，具有解表攻里，发汗达表，疏风退热之功效。主治风热壅盛，表里俱实证，以憎寒壮热，无汗，口苦咽干，二便秘涩，舌苔黄腻，脉数为特点。该方的病机特点是表热而不是表寒，里热腑实俱重。柴葛解肌汤为《伤寒六书》中最经典之方，为解表剂，具有辛凉解表，解肌清热之功效。主治外感风寒，郁而化热证，以恶寒渐轻，身热增盛，无汗头痛，目疼鼻干，心烦不眠，咽干耳聋，眼眶痛，舌苔薄黄，脉浮微洪为特征。该方温清并用，侧重于辛凉清热；表里同治，侧重于疏泄透散。在病机上强调表寒入里化热，与表感寒里有热不完全相同，但很相近，在组方配伍时借鉴该方。

现代有些专家辛温解表用得较多，患者大汗淋漓，第一易于耗气伤津，第二不是持续汗出，热退后常有反复，第三汗孔大开，易于复感外邪，变生他病。所以治疗流感应解表达邪，不主张辛温发汗。

西药非甾体类解热药发汗峻猛，汗出较多，退热较速，但易伤正，热势容易起伏，而中药取汗法的特点是见“正汗”，取汗较慢、较缓，小汗出，一般在24小时内达到退热的目的，但退热之后很少反复，这种汗出退热方法患者感到舒适，较少耗伤人体的正气。

表里和解法治疗流感，多用辛凉微温，强调透邪外达，不主张辛温发汗。发汗也强调要让患者出正汗，不要妄汗，不宜发汗得大汗淋漓。“正汗”的标志是微微汗出，遍身皆见，持续不断，随汗出而热减脉缓，“正汗”是里热清、表卫和的标志，预示着流感高热等中毒症状将逐渐消失，疾病的病程将大为缩短。而药后无汗或汗出不畅则为邪尚未祛，药后大汗出、神疲乏力、脉不静反呈疾数象者，则称之为“邪汗”，提示病情仍将反复，或将出现其他变证。

周平安教授创立流感双解合剂，综合了柴葛解肌汤、银翘散、麻杏石甘汤、董建华教授的感冒方等方剂，同时结合现代药理研究，选取有明确抗流感病毒作用的中药。在散表寒方面：董建华教授治疗风寒感冒，常用荆芥、麻黄、防风、杏仁、淡豆豉等，以透邪外达，用药轻清灵巧。清里热方面：银翘散辛凉解表、清热解毒；麻杏石甘汤解表清里、重在清里。流感双解合剂为总结前人经验，接受现代中药药理理论，结合临床体会，综合而成，其配伍符合中医散表寒、清里热，和解表里的理论，自1998年应用至今已16年余，退热效果显著，安全性好、价格低廉，是东方医院的热销处方。

（二）表里和解法传承关键技术和难点

名老中医是中医学术造诣最深、临床水平最高的群体，是将中医理论、前人经验与当今临床实践相结合的典范。名老中医鲜活的临床经验和学术思想，是中医药薪火相传的主轴，也是中医药创新发展的源泉。如何继承发扬名老中医经验与思想是中医人亟需解决的问题。

对于周平安教授的表里和解法传承中所涉及的关键问题和难点主要有：

1. 表里和解法的概念。

2. 表里和解法的内涵。

3. 表里同病的主要临床证候。

4. 表里和解法的起源。

5. 周平安教授针对北方地区季节性流行性感冒治疗应用表里和解法的适应证、禁忌证、煎服方法，以及针对特殊人群，包括妊娠妇女、儿童、慢性基础疾病等的个体化治疗配伍规律。

6. 如何决定流感治疗方中解表药物和清里药物的配伍比例。

7. 和同时代其他专家治疗流感的方法相比较，本法有什么不同之处。和既往古代其他医家对流感的认识，该法有什么继承和发展，理论创新，组方创新。

重点掌握以上内容方可熟练运用表里和解法。

六、科学评价及特色优势

流行性感冒是流感病毒引起的急性呼吸道感染，也是一种传染性强、传播速度快的疾病。其主要通过空气中的飞沫、人与人之间的接触或与被污染物品的接触传播。典型的临床症状是：急起高热、全身疼痛、显著乏力和轻度呼吸道症状。一般秋冬季节是其高发期，所引起的并发症和死亡现象非常严重。该病是由流感病毒引起，可分为甲（A）、乙（B）、丙（C）三型，甲型病毒经常发生抗原变异，传染性大，传播迅速，极易发生大范围流行。甲型H1N1也就是甲型一种。本病具有自限性，但在婴幼儿、老年人和存在心肺基础疾病的患者容易并发肺炎等严重并发症而导致死亡。

目前流感的防治尚无特效药物。西医防治流感的手段，主要是接种流感疫苗、抗病毒治疗、对症及支持治疗等。而中医药在防治流感的长期临床实践中积累了丰富的经验。近年来的临床实践证明，由于气候环境、生活条件的变化，疾病的病理性质也发生了变化，单纯从寒或从温论治流感已无法进一步提高临床疗效，探索当代流感的病因病机特点，证候特征，确定新的治法，提高临床疗效，是我们当代中医的重要职责。

流行性感冒发病急骤，传染性强，突然高热，治疗重点在于迅速退热、缓解临床症状，表里和解法抓住了我国北方地区季节性流感的病证规律，可以迅速缓解主要临床症状。基于周平安教授特色治则治法指导下的治疗方案，通过临床定量研究（前瞻性的病例临床对照试验）评价其疗效特点和优势，揭示该特色治则治法的科学价值。研究总结周平安教授表里和解法在流行性感冒治疗中的作用，治疗流感的适应证、疗程、禁忌证，主方的制方原理及加减变化，重点落实在解表药与清里药物的配比上，明确表里同病的辨证诊断指征，以及特殊人群用药的加减变化规律。

课题组采用前瞻性随机对照的研究方法，选择北京地区季节性流感 308 例，以流感双解合剂为治疗组，以奥司他韦胶囊、疏风解毒胶囊为对照组，疗程 5 天，以开始退热时间和体温恢复正常时间为主要疗效指标，开展表里和解法疗效优势评价研究，评价表里和解法治疗流行性感冒的疗效，并且开展表里和解法研究疗效特点研究，凸显治法的作用和价值。初步研究结果显示以流感双解合剂在主要疗效指标上优于奥司他韦胶囊、疏风解毒胶囊。根据前瞻性临床病例对照研究得出的循证医学证据，再次佐证定性研究的结果，提升、矫正名老中医特色治则治法的特点、内涵和外延。

目前，临床医家对我国北方地区季节性流感的核心病机是表寒里热已经基本达成共识，常常应用表里双解法治疗，已经有中成药上市。总结、归纳周平安教授治疗流行性感冒临床疗效卓著的经验方，可以发现其在表里双解的基础上，运用和法的思想，充分发挥和法的作用，达到和解表里，沟通上下，疏通内外的目的，使得气血津液各归其位，脏腑调达，邪去正安，疗效迅速而显著。

表里和解法在于抓住了北方地区季节性流感的病机特点，体现了中医辨证论治的特点，因此可以充分发挥中医药在治疗流行性感冒的作用。以表里和解法制成流感双解合剂用于治疗北方地区流行性感冒具有良好的疗效，以期未来可以发挥中医药在治疗流行性感冒中的良好优势。

七、临床验案举例

验案 1

丁某某，男，65 岁。

初诊：发热 5 天。寒战发热，T40℃，汗出多，全身疼痛，咳嗽少痰，大便溏滞不爽，胃中停饮，不欲饮水。舌暗，苔白腻，脉细数。2009 年 3 月患淋巴瘤，长期 WBC 低。

处方：	生黄芪 15g	金银花 15g	柴胡 10g	黄芩 10g
	葛根 30g	羌独活[各] 10g	荆芥 10g	防风 10g
	前胡 10g	白前 10g	桂枝 6g	炙枇杷叶 10g
	藿佩[各] 10g	生苡仁 20g	杏仁 9g	六一散[包] 15g

7 剂，水煎服，日 1 剂

二诊：服药后汗出，热退，咳嗽减轻，仍有胸闷，胃中停饮，大便不爽，舌暗，苔黄腻，脉细滑。

生黄芪 20g	金银花 20g	当归 10g	鸡血藤 20g
半夏 9g	枳壳 10g	苍白术各 20g	猪茯苓各 15g
仙鹤草 15g	半枝莲 15g	生薏苡仁 15g	浙贝母 10g
灵芝 15g	红景天 15g	白花蛇舌草 20g	生甘草 5g

14 剂，水煎服，日 1 剂

分析：此例病例西医诊断为流行性感冒，中医诊断为时行感冒。辨证为：外感风寒，湿热内蕴，肺气不足。这是正虚之人外感的典型病例。患者有慢性病史，长期外周血白细胞低下，病毒感染后高热不退，治当扶正解表，益气解表，散寒化湿，和解表里，以生黄芪益气为主，配伍柴葛解肌汤散寒解表，藿香、佩兰、杏仁、薏苡仁、六一散芳香化湿，正气（解）得助，邪有去路，和解表里，高热豁然而解。首诊重在扶正祛邪，先解其外，生黄芪益气解表，有汗能出，无汗能发（扩张体表血管以滋汗源起扶正补气解表之功）。二诊则重点治疗固疾。益气补血，健脾化饮，解毒消痈而散结。

验案 2

李某某，男，53 岁。

初诊：就诊前曾赴外地工作 1 周，每日酒肉茶烟不断，回京途中受凉，恶寒发热，周身酸痛，口苦咽干，茶饭不思，体温在 38~40℃之间，先后用抗生素及解热镇痛药，正柴胡饮，感冒清热冲剂等治疗 8 天，汗出热减，旋又上升。经胸透、实验室检查等无阳性发现，纠正刻下症：发热微恶寒，头痛项强，周身关节酸痛，微咳少痰，胸闷脘痞，时时犯恶，腹胀隐痛，口干苦而粘，咽干痛，不思饮食，便溏，小便短赤，体温 39.7℃，舌红苔黄厚腻脉滑数。

处方：羌独活各 10g	防风 10g	川芎 10g	薄荷后下 10g
柴胡 10g	黄芩 10g	连翘 10g	生石膏先煎 45g
板蓝根 15g	枳壳 10g	厚朴 10g	生大黄后下 5g

煎服法：嘱其上药用冷水 600ml，浸泡 30 分钟，武火煎煮 10 分钟，取滤液分 2 次温服，每日 1 剂。服 1 剂后，热退纳增。服 3 剂后诸症皆平。

外感高热症，单纯伤寒者甚少，时行感冒颇多，初病即呈高热，表里同病者最多，治疗不可拘泥于先解表后清里待热结阳明后才攻下之常规。此例诊为时行感冒，表寒里热，三阳同病，湿食中阻。表里同病，内外邪热相煽，其势甚烈，只有表里和解，透清下三法联用，迅猛祛邪，才能顿挫热势，一举成功。

八、传承体会

名老中医经验是中医药学宝库中的璀璨明珠，对于名老中医经验的传承和发扬，是提高我国卫生健康保障水平和发展中医药学术的重要支撑，也是当前亟需解决的重要研究课题。名老中医是中医药学术的带头人，他们的临床经验是中医行业的宝贵财富。学习名老中医特色治则治法就是名老中医经验的传承研究。治法作为中医理、法、方、药体系的重要组成部分，是联系辨证理论和遣药组方的纽带，是临床组方用药的指导和依据。中医治法的内容丰富多彩，如清代名医程钟龄总结历代治法后所提出的“而论治病之方，则又以汗、和、下、消、吐、清、温、补八法尽之”。其所谓“八法”被后世称为治疗大法。

中医独具特色的治疗方法，体现了先哲们运用治法对相应病机的处理方式上的不同一般和匠心独运。即便是在科技如此发达的今天，仍运用于临床，创造出了数不胜数的起死回生的奇迹。更重要的是让后世们在学习的过程中，开阔了眼界，活跃了思维，在继承前人成功经验的同时，与当代科学理论与成果相结合，对其进行提炼与升华；在治疗疾病的过程中从证立法，以法统方，配合多种治法，广泛而有效的指导临床实践。正如程氏所言：“一法之中，八法备焉；八法之中，百法备焉。”

（一）表里和解法从临床实践中总结而来

周平安教授，我国著名呼吸病、热病、疑难病专家，享受国务院特殊政府津贴，现任北京中医药大学东方医院首席专家、疑难病研究室主任、教授、博士生导师。周平安教授的生活方式可谓简朴至极，他既不吸烟，不饮酒，也不旅游，不逛商店，可是他却创造了很多医学奇迹。周平安教授在50年的临床实践中，秉承传统，融汇新知，在中医药治疗外感热病、慢性肺系疾病、急危重症等方面经验丰富，创造性地将中药的传统理论与现代药理研究相结合，形成了独到的临床用药原则和规律。

流行性感冒是由流行性感冒病毒引起的严重危害人类健康的急性呼吸道传染病。流感的危害主要在于并发症发生率较高，尤其是肺炎，常可导致死亡。西医防治流感的手段，主要是接种流感疫苗和抗病毒治疗，由于疫苗研发的滞后性，抗病毒药物使用严格的时间窗、价格昂贵等限制，流感防治仍面临巨大挑战。中医药在防治流感的长期临床实践中积累了丰富的经验。

全国名老中医周平安教授继承了董建华教授的寒温统一外感热病理论，在长期临床实践中总结出我国东北、西北、华北地区季节性流行性感冒的基本规律，认为外感风寒（外因），内蕴热毒（内因）为本病主要病因特征；表寒里热、热毒郁闭为其基本病机；治宜散寒解表、清热透毒为法，在临床用药中，周平安教授喜用柴胡、黄芩这一配伍，以期发挥透表达理、和解表里的作用，使邪去热清，其经验方取得了良好的临床疗效。

周平安教授将西医疾病理论与中医病证理论相互融合、相互借鉴，发现我国三北地区季节性流感的病因病机特点，创立新的、有针对性的治法。创制了表里和解法，及流感双解合剂，在 1998 年北京地区流感暴发期间治疗 17 万人次，退热等疗效卓著，被国家中医药管理局誉为中医药防治感染性疾病的范例。

（二）在传承研究中应注意的问题

表里和解法为周平安教授治疗流行性感冒创制的特色治则治法。在学习该特色治法的过程中，首先需要了解表里和解法的理论溯源，掌握该法在理论形成过程中所依据的经典理论。其次，明确表里和解法所运用的疾病种类，需要掌握该疾病的中西医认识，明确表里和解法的适用指征（疾病、证）及其适应证候标准，以及禁忌证等。最后，需要跟师学习，并在临床中正确使用该治法治疗相关疾病，举一反三，体悟该治法在临床中的作用。

学术思想是名老中医成就的最高层次和学术核心，它来源于其所积累的大量临床诊疗经验基础上的理论提炼，并在临床实践中不断加以完善和修正，周平安教授继承总结董建华教授的学术思想，明确提出采用“三期二十一候”统一中医辨证规范，汲取了各种辨证方法的精华，是外感热病学辨证规范化的重大进展。

北方地区季节性流感的表寒里热证正是根据此辨证方法确立的证候。周平安教授继承了董建华教授的寒温统一外感热病理论，在长期摸索我国北方地区流行性感冒的临床特点基础上，提出流感病机特点为表寒里热，创制了表里和解法。

临床诊疗经验是其创新学术思想的基础，同时也是其学术思想的具体临床体现，是研究名老中医学术思想的主要切入点，周平安教授在长期临床实践中总结出我国东北、西北、华北地区季节性流行性感冒的基本规律，认为外感风寒（外因）、内蕴热毒（内因）为本病主要病因特征；表寒里热、热毒郁闭为其基本病机；治宜散寒解表、清热透毒、和解表里为法。

应对名老中医的学术思想、临床诊疗经验和医德与治学等内容互参学习；从名老中医经验的独特处入手通过差异比较作为研究的着眼点；基于文化背景去理解名老中医的学术渊源及其学术思想发展脉络；注重名老中医临床经验隐性知识的显化过程；强化名老中医经验评价、推广与应用的循证医学研究。

（三）传承临证经验同时也要传承医德医风等

良好的医德医风、人格品行及治学方法是他们取得学术成就的重要保证。学术思想、临床诊疗经验和医德治学三者缺一不可。如果仅研究学术思想，就容易陷于空洞理论层面，无法从实践中理解其学术思想特点。如果仅研究临证经验，就缺乏理论指导而停留在浅薄的技术层面，不可能从这些经验形成的深处洞悉名老中医的学术底蕴。

不学习名老中医的医德医风、人格品行及治学方法，我们不仅难于体会他们的学术精髓，甚至可能误入歧途。全国各地慕名找周平安教授看病的人很多，他出门诊时常常从早上7点30分一直忙到下午1点多，四五个小时的时间里他不喝一口水，自始至终把全部注意力集中在病人身上。如今周平安教授已经77岁高龄，却每周出6次门诊，为了保证他的健康，适当减少工作量，有人劝他减少普通专家门诊次数，周平安教授却婉言谢绝，他把全部的精力都放在了病人身上，他把自己的全部心血化为丝丝缕缕的笔墨，融进每一张处方中，默默地为一个又一个普普通通的病人重新点燃了希望之灯。

第二节 王永炎化痰通腑法治疗中风病传承应用规范

一、术语和定义

脑梗死或脑出血，中医称之为卒中或中风，是一个高致残率及高致死率的疾病，而中医在治疗中风病的长期临床实践中积累了丰富的经验。全国名老中医王永炎院士在长期临床实践工作中发现中风病的病机，在本为肝肾阴虚、气血衰少，在标为风火相煽、痰湿壅盛、瘀血阻滞、气血逆乱。并且在中风病的各个阶段都容易出现腑气不通证，尤其表现在中风病急性期。总结治疗原则为化痰通腑，以调畅气机为法，并以该法制定星蒌承气汤为主方加减治疗急性脑梗死，取得了良好的近远期疗效，且价格低廉，毒副作用小。

“化痰通腑”的狭义概念：即针对脑梗死急性期痰热腑实证，以化痰通腑为核心治法和集中体现化痰法与通腑法并重的全方位治法，以星蒌承气汤为化痰通腑法的核心代表方药，具有“上承病机、下统方药”的特色治则治法。

“化痰通腑”的广义概念：化痰与通腑相结合，调整脑肺肠的气机状态。以“通”为治则，针对中风病急性期腑气不通、气血逆乱的基本病机，降逆气、化浊气，调畅气血。包括化痰、活血、理气等，可以有“通顺”作用的治法。

二、学术思想阐释

（一）学术思想源流

最早将泻下法应用于中风病的是金元时期的张元素，他首创三化汤（厚朴、大黄、枳实、羌活),并充分体现在中风病的治疗中。刘河间明确指出中风病"内有便溺格阻"者,应当用三化汤以及承气类方剂进行治疗。从金元时期,就已总结出中风病病理因素中以"火""气""痰"为主的论点并且沿用至今,多有医家采用化痰与其他治法并用的记载。

明代王肯堂拟三一承气汤治疗中风便秘、牙关紧闭、浆粥不入者。清代张锡纯《医学衷中参西录·脑充血头疼》大凡中风病患者多有大便燥结不通之证,并认为"是治此证者,当以通其大便为要务,迨服药至大便自然通顺时,则病愈过半矣";沈金鳌《杂病源流犀烛》云:"中脏者病在里,多滞九窍……如唇缓、二便闭……邪之中较深,治宜下之(宜三化汤、麻仁丸)……中腑者病在表,多着四肢……二便不秘,邪之中犹浅",提出应以大便是否秘结不通来判断中风病病邪的深浅。

当代名医焦树德在三化汤基础上加入化痰、降浊、化瘀、通络之品,而成三化复遂汤,治疗中风病中经证或有向中腑转化者。董建华教授在临床中重视腑气以通降为顺的学术思想。故"化痰通腑法"是在传统"祛邪治则"和"化痰、攻下法"基础上的继承与发展。

自 20 世纪 70 年代至本世纪初,王永炎院士及其团队在承担的国家"七五""八五""九五"等中风急症攻关课题的协作研究中,对大样本的中风病患者进行了系统动态的证候学观察研究,总结了中风病证候的演变规律,发现并提出中风病"痰热腑实证",提出中风病的病机为在本为肝肾阴虚、气血衰少,在标为风火相煽,痰湿壅盛,瘀血阻滞,气血逆乱。同时提出"急性中风后常有内生瘀毒、热毒、瘀热互结,毒邪损伤脑络,浸淫脑髓,这些毒性病理产物,继发成为重要的致病因素",总结并发扬了"毒损脑络"理论,是对中风病发病机制的深入认识,并且指出"毒邪是风火痰瘀由量变到质变的结果"。针对中风病急性期有大便不通症状时,腑气不通、浊邪上逆是关键病机,治疗原则为化痰通腑,以调畅气机为法,并以该法制定星蒌承气汤为主方加减治疗急性脑梗死,治疗重在"通""调",在《黄帝内经》经典理论指导下对中风病"以通为治"提供了重要启迪。

在 1982 年王永炎院士就已经提出了中风病痰热腑实证的辨证论治方法,在 1986 年又继续报道了 158 例应用化痰通腑饮(瓜蒌、胆南星、大黄、芒硝)治疗缺血性中风病痰热腑实证的临床研究,取得了良好的近远期疗效,且价格低廉,毒副作用小。在对中风病气机逆乱病机层面的核心证候做了系统的总结后,1986 年《中风病中医诊断和疗效评定标准》中首次定义痰热腑实证,确立化痰通腑法。化痰通腑法治疗中风急症的研究获得 1986 年国家卫生部中医药重大科技成果奖,化痰通腑法的代表方剂星蒌承气汤成为中风病系列方药之一。

相关内容已列入中药新药临床指导原则、国家中医药管理局重点专科中风病治疗方案，已作为行业标准在全国脑病专业推广实施。王永炎院士主编的《中医脑病学》《中医内科学》《名老中医临证经验撷英》，以及参编的《中国现代名中医医案精粹》都有相应论述。王永炎院士在脑病科室查房，与学生长期口传心授的访谈资料，为特色治则治法的传承起到重要的作用。

（二）理论基础

《素问·五常政大论》云："气反者，病在上，取之下"，治疗中风病也应遵从《黄帝内经》中"必伏其所主而先其所因"之训——"上病下治"。此即《内经评文》中"病源是叙其所由生；病机是叙其所由成"之意。《素问·通评虚实论》："凡治消瘅、仆击、偏枯、痿厥，气满发逆，肥贵人则膏粱之疾也。"其中部分疾病类似当今的脑卒中，其临床表现也与中风病的临床表现高度一致。在《素问·调经论》："血之与气，并走于上，则为大厥，厥则暴死"之"大厥"与《素问·生气通天论》："阳气者，烦劳则张，精绝，辟积于夏，使人煎厥。目盲不可以视，耳闭不可以听，溃溃乎若坏都，汩汩乎不可止"之"煎厥"，皆因于气血鸱张亢奋，冲逆向上而不得沉降所致，其导致的"暴死""目盲不可以视，耳闭不可以听"等昏厥之症与中风病同。因此，上病下治，"疏其血气，令其调达，而致和平"。清·姚止庵《素问经注节解》："疏其壅塞，令上下无碍，血气通调，则寒热自和，阴阳调达"也是对本段经文的详细解释。中风病乃本虚标实，以气血内虚为本，脏腑阴阳失调、气血逆乱为标，即《本草经疏·治法提纲》："五虚为本，五邪为标"，其证候病机为"循蒙招尤，目冥耳聋，下实上虚"（《素问·五脏生成》）。

张元素最先把通腑法运用于中风病治疗，创立三化汤（厚朴、大黄、枳实、羌活）；此后刘河间提出中风病"若风中腑者，先以加减续命汤，随证发其表；……若忽中脏者，则大便多秘涩，宜以三化汤通其滞"（《素问病机气宜保命集·中风论第十》），并指出"内有便溺之阻格者"可用三化汤以及大承气汤、调胃承气汤治疗。明代王肯堂拟三一承气汤治疗中风便秘、牙关紧闭、浆粥不入者；清代张锡纯在临床中发现，大凡中风病患者多有大便燥结不通之证，并认为"是治此证者，当以通其大便为要务，迨服药至大便自然通顺时，则病愈过半矣"（《医学衷中参西录·脑充血头疼》）。清代沈金鳌《杂病源流犀烛》云："中脏者病在里，多滞九窍……如唇缓、二便闭……邪之中较深，治宜下之（宜三化汤、麻仁丸）……中腑者病在表，多着四肢……二便不秘，邪之中犹浅。"当代名医焦树德在三化汤基础上加入化痰、降浊、化瘀、通络之品，而成三化复遂汤，治疗中风病中经证或有向中腑转化者。

中风病发病，内风旋动，夹痰瘀阻滞脑窍。病人或素食肥甘厚味，形体肥胖，或体弱久病，脾胃虚弱。有本气之虚，再发中风病，邪盛正虚，虚实夹杂，痰浊阻于中焦，郁而化热。痰热中阻，枢机不利，清阳不升，气血不能上承，脑窍失养。胃气不降，传化失常，浊邪不降，痰热不去，转而上逆，上扰脑窍，浊毒损及脑脉、脑络，神机失用，病人或烦躁或嗜睡，或言语謇涩，半身不遂。通过运用化痰通腑法，腑气得通，气血输布，不致扰乱脑窍，脑络通畅，从而腑气通则神志清。临床采用化痰通腑法治疗中风早期痰热腑实证效果良好。

三、科学内涵与创新价值

绝大多数中风病患者规律性地在中风病发病3~5天出现腑气不通及痰热证现象，并且，痰热与腑实的消长常常同步，二者进退从总体上影响着中风病患者病势的转归。基于此现象，王永炎院士等1982年提出了中风病痰热腑实证的辨证论治，并首创化痰通腑法治疗中风病痰热腑实证效果显著，1986年报道运用化痰通腑饮（瓜蒌、胆南星、大黄、芒硝）治疗缺血性中风病痰热腑实证158例，总有效率为82.3%，显效率为51.3%。通过对158例中风病急性期患者的临床观察，总结了以舌红、苔黄厚而腻、口气臭秽、大便秘结或不通、脉弦滑而大等症为核心表现的痰热腑实证，作为中风急性期常见证候，其腑气通否及证候转归与疾病预后有密切的关系。

临床发现及早运用化痰通腑法有减轻脑水肿的作用，可显著提高中风病的治疗效果，基础及实验研究证实，化痰通腑法具有肝脏保护作用、结肠组织保护作用、对缺血海马神经元的保护作用、神经保护作用、抗脑缺血再灌注损伤作用及抗自由基损伤作用，这为化痰通腑法治疗中风急症提供了实践依据。

1986年由中国中医药学会内科学会中医急症中风病科研协作组颁布的《中风病中医诊断疗效评定标准》中，首次公布痰热腑实证，确立化痰通腑法，后经规范的（前瞻、随机、对照）临床研究和多年临床应用验证提示，化痰通腑法治疗脑血管病急性期痰热腑实证，对于改善患者意识状态、缓解病情加重的趋势和减轻偏瘫的病损程度具有较好效果。化痰通腑法治疗中风急症的研究获1986年国家中医药管理局中医药重大科技成果奖。

王永炎院士的中医特色治则治法，是以意象思维为代表的中医临床实践思维方式，意象思维以象思维为重点，并将其科学应用于诊疗过程中，重视医疗主体，并关注各元素之间相互作用关系，以及随着时间的推演可能出现的变化规律。既代表了中医传统文化思维方式，同时有机灵活地结合现代多学科的发展成果，积极应用于临床及科研工作中，为中医脑病的研究提供思路，以及为传统中医学在现代社会的延续发展提供一条新途径。

中风后腑气不通这一现象在历代医案中并非没有记载，但对中风病证候的认识既往皆从风、火、痰、瘀着手。腑气不通作为一种现象并未引起充分重视。王永炎院士对这一现象进行动态系统的观察后，从其出现与中风病发病时间关联、与痰热证关联，其消退与否与疾病总体转归关联的事实中，将痰热腑实这一中风病关键证候凝炼抽提出来。痰热腑实证的发现与提出，是王永炎院士对中风病证候学的创新发展，与历史上的任一阶段对中风病证候的认识迥然不同。正是痰热腑实证的涌现，使得中医学对中风病证候规律及病机认识进一步深化，并且据证立法、处方，所创立的化痰通腑法与形成的星蒌承气汤，大大提高了中风病防治的疗效。痰热腑实证作为中风病新证候的涌现，正是象思维"取象比类""立象取意、象意结合"形成的创新高概念。通过形象与逻辑的结合，将腑实不通与痰热内蕴的现象，二者并见、同步消长的现象与疾病转归的逻辑关系联接，反映了中风后神匿不能导气、气机逆乱、中焦痰热内蕴、阻遏导致升降失常、腑实不通诸概念间的复杂联系。

四、传承应用技术规范

以经典古籍为根本，梳理化痰通腑法的历史源流，正确理解特色治则治法而非一方一药的使用，对于痰热腑实证病机的认识方面，掌握核心辨证要素，以八纲辨证为基础，结合中风病的发病机理，病理生理基础和临床表现，中西医结合辨证论治。研读王永炎院士的既往病案，时空结合，分时分区域的挖掘王老辨证思路，从细处入手，从大处考虑，多维度的看待中风病全病程中的病机变化，逐条总结经验后得出遣方用药规律。临床实践中仔细搜集四诊信息，及时发现病机变化，本着"已病防变"的核心原则，在充分掌握病人生理机能信息的基础之上，随机而动，及时应用化痰通腑法，最大限度改善病情趋势，缩短病程，使患者及早进入康复阶段及促进康复过程。最后比对临床病例和王老病案，总结异同并归纳精髓(图 2-2-1)。

(一)化痰通腑法临床适用指征及辨证要点

化痰通腑法适用于中风病急性期痰热腑实证，其基本证候特征及辨证要点是便秘便干、舌苔黄腻、脉弦滑，这三点也是临床选方应用时的三大基本指征。患者发病后即有便干便秘，常是 3~5 天，甚至 10 天不大便，初期见脘堵腹满、矢气臭，继而腹胀渐实，腹部可触及燥屎包块，或起病后虽能大便，但大便干硬如球状。便秘便难乃因中焦蕴蓄痰热、消灼津液所致。因腑气不通，浊邪上扰心神，进而发生意识障碍，致病情加重。舌苔初始可见薄黄，舌质多暗红，此乃内有热邪，若舌苔转为黄厚腻，是中焦蕴蓄痰热渐盛，又常见舌中后部黄厚而腻，此是痰热郁阻中下焦阳气受遏。脉弦滑是内有痰热，脉弦滑而大，尤以瘫侧弦滑而大显著者，则是痰热实邪猖獗之征，脉大为病进。

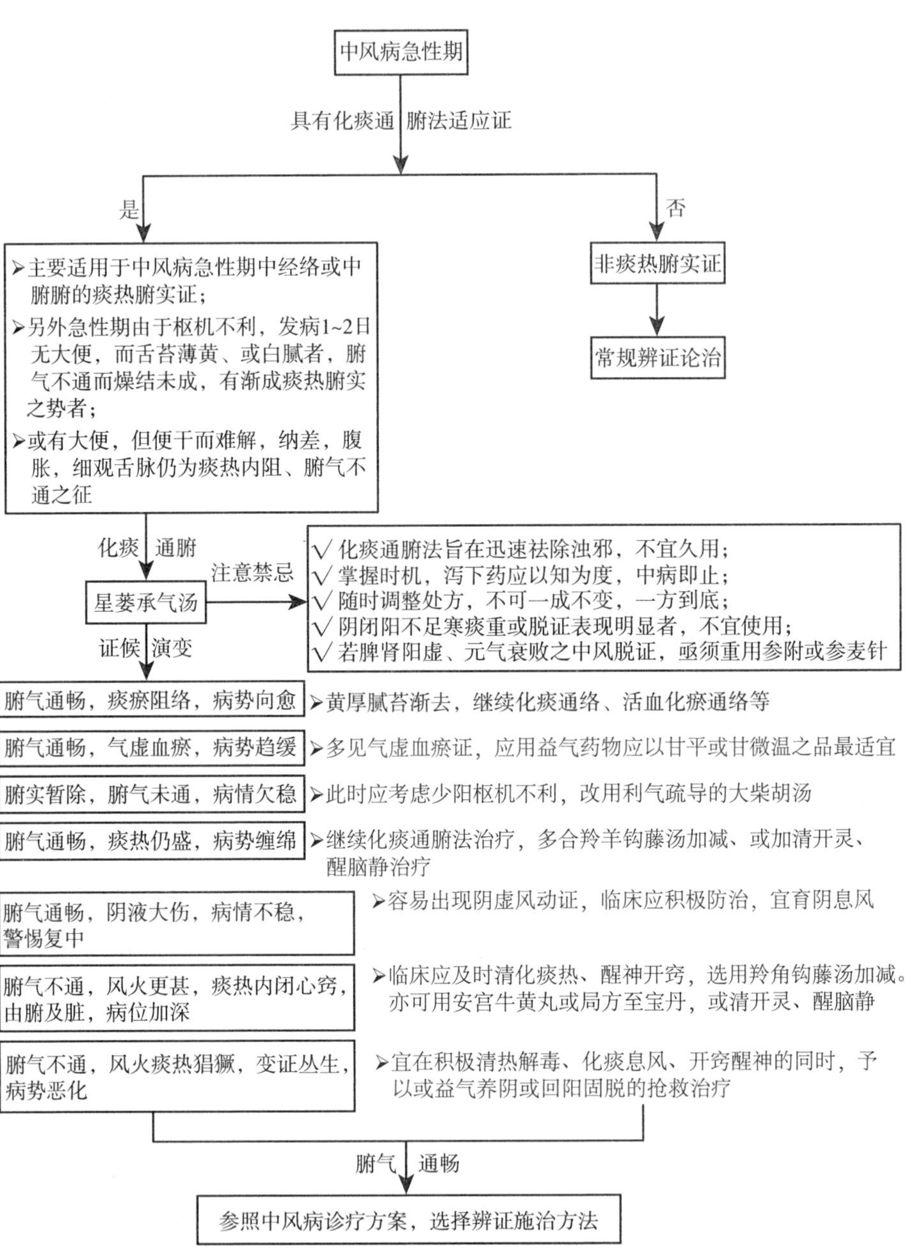

图 2-2-1　王永炎化痰通腑法治疗中风病急性期痰热腑实证特色治法路径图

（二）化痰通腑法临床代表方星蒌承气汤

根据中风后伴随腑实而涌现的痰热壅盛特点，王永炎院士立化痰泻热通腑法，创化痰通腑汤，即著名的星蒌承气汤。《伤寒论》中大承气汤是通腑泻热的经典方剂。后世将其类方演绎出方剂无数，如增液承气汤、宣白承气汤、陷胸承气汤、白虎承气汤、导赤承气汤、桃仁承气汤等等。在气机升降失调显著时，王永炎院士也选用三化汤加减，药用生大黄、芒硝、全瓜蒌、胆南星、枳实、羌活 6 味药，若临证见痰热腑实盛而气机阻滞不著者常常去枳实少加羌活采用星蒌承气汤。

化痰通腑法的代表方剂是星蒌承气汤，其组成及常规用量：全瓜蒌 30~40g，胆南星 6~10g，生大黄（后下）10~15g，芒硝（冲服）10~15g，羌活 6g。

方中全瓜蒌清热化痰、理气散结；胆南星息风化痰清热，配全瓜蒌功专清热化痰，去中焦之浊邪；生大黄煎时后下，峻下热结，荡涤肠胃，通腑化浊；芒硝软坚散结，配生大黄通降腑气。四药相配，化痰热、通腑气，切中病机，势宏力专。本方使用大黄、芒硝的剂量，应视病情及体质强弱而定，一般生大黄用量控制在 10~15g 左右，芒硝用量控制在 6~10g 左右，以大便通泻、涤除痰热积滞为度，不宜过量。若便秘而大黄干结不明显可用元明粉浸透生大黄 10g 而不用冲服芒硝。

气滞甚者于上方加入枳实 10g，方中生大黄、芒硝通腑泻热，辅以枳实行气导滞，全瓜蒌、胆南星清化痰热，唯有羌活性辛温善通督脉，督脉总辖一身之阳气，所以用羌活有利于气血运行布达。

待腑气通后，再予清化痰热活络之剂，如瓜蒌、胆南星、丹参、赤芍、鸡血藤、威灵仙等，针对中脏腑而见痰热腑实证的重证患者，还可加用竹沥、或竹沥浸透广郁金等。竹沥苦微寒，具清热化痰之功，可单用或兑入汤药中服，每次口服 30~60ml，每日 2~3 次。重症用清开灵、醒脑静、痰热清等注射液 20~40ml 加入 5% 葡萄糖溶液 250ml 中静脉点滴，每日 1~2 次。

观察指征及预后判断：

一般用 1~3 剂汤剂后，患者排出积粪，量多臭秽，而后神志多由恍惚转清，瘫肢好转，黄腻苔渐化，如大便通下后，应保持大便略稀，使患者大便次数维持在每日 2~3 次为宜。化痰通腑法应用 2~3 日，黄厚腻苔渐去，再根据病情变化相应改为化痰通络、甘平益气、育阴等法。不过用泻下药也可伤正，常见心慌、气短、自汗、口干、舌红少津、脉沉细缓等，甚或肛门总有少量大便。这种情况的出现一是用药过量，二是用通泻剂过早，在临床上经补液后，多可很快纠正。另一种情况，大黄、芒硝虽用至 10~15g，仍无大便，此时患者烦躁或腹中绞痛，而半身不遂和神志状况反渐变坏加重。所以应该强调根据病情和体质状况合理地运用本法。若素体壮实者，当以重剂，大黄、芒硝可用 10g 以上，以达到通泻目的为度；若素体气阴不足者，则用药宜轻或以攻补兼施为宜。

（三）处方用药及加减

星蒌承气汤可随证加减，治疗中风病目前临床常配合活血化瘀药物。痰热盛，恶呕、纳呆、腹满者，可加燥湿化痰的法半夏、陈皮、厚朴；大便通而黄腻苔不退，少阳枢机不利、气郁痰阻者，配大柴胡汤化裁；风动不已、躁动不安者，加镇肝息风之品，如羚羊角、生石决明、磁石之类；痰火扰心、躁烦不眠，甚至昼睡夜醒者加郁金、栀子、石菖蒲、远志；瘀血重者，加丹参、桃仁、红花以活血化瘀；黄腻苔呈斑块样剥脱，已见阴伤之势者，减胆南星、全瓜蒌、芒硝、生大黄之量，加麦门冬、玄参、女贞子、旱莲草等，以育阴生津，寓增液承气之意。

证在痰热腑实阶段，可配用九制大黄丸，每丸 6g 重，6g/ 次，随汤药冲服，或配用清胃黄连丸，6g/ 次，随汤药冲服。还可配用番泻叶一撮冲泡代茶饮，以上药物均有通腑泻热的功用。如腑气通畅后仍痰热内盛者，可配用清心滚痰丸（每丸 3g），每次服 3~6g，随汤药冲服。也可用牛黄清心丸，1 丸 / 次，每日 2~3 次。待痰热渐化可用散风活络丸，每次服半袋，2 次 / 日，以舒筋活血通络。值得指出，中风病始发重证不宜过多加减用药，当以星蒌承气汤药少力专治之。

煎服法及使用细则

如果药服一煎以后，约 4~6 小时能使大便通泻，泻下积滞酸腐甚至臭味很大的粪便，尔后又有稀便 1~2 次，则可不必尽剂，也就是说仅服这一煎就可以了，不必再服第二煎药，如果本方已服一剂而大便未通，可以连续服一二剂，以求大便通泻为止。

除了口服汤剂给药外，对昏迷、不能进食，腑实不通的患者还可选用鼻饲、灌肠、敷脐等多种给药方法，安全有效，简便易行，不仅无损于正气还有利于病情的好转。汤剂以每次处方 1~2 剂为宜。芒硝、生大黄适合单包，以便随时调整用量或停药，芒硝可用到 10~15g；胆南星气味腥苦，口服困难，不宜量大，汤剂中常用量 6g 左右，多用则苦腥气重。

星蒌承气汤有较为明确的适应证，详辨细审，把握分寸，对证下药，用之无虞。至于临床用药饮片的选定，煎煮前的浸泡与入煎的时间、纳入水量及取汁多少、给服药的规程均需按“标准汤剂”要求操作。

（四）临床应用要点

1. **适用范围**　中风病分期诊断有急性期、恢复期和后遗症期，证类诊断分为中经络、中脏腑。化痰通腑法主要适用于中风病急性期中经或中腑的痰热腑实证。另外，由于急性期风火痰瘀、内蕴化热、阻滞中焦、枢机不利，发病后 1~2 日无大便，而舌苔薄黄，或白腻者，腑气不通而燥结未成，有渐成痰热腑实之势者，亦可化痰通腑，阻其于未然。或虽有大便，但大便干而难解，纳差，腹胀，细观舌象，舌苔色黄，苔不厚，苔腻而颗粒细腻致密，仍为痰热内阻、腑气不通之征。当化痰通腑，腑气得通，食纳转香，则全身情况好转。

另外，掌握泻下的时机也很重要。对此，有人提出泻下法应当早用，其适应证范围也应扩充，不仅腑实可用，腑气不顺不降也可适当应用本法施治。从《伤寒论》传统主张认为，用通下剂以知为度，不必尽剂。但我们在临床观察中，见到部分患者一次通下后，在几天之内又可形成腑实，因此，大便得以通泻，能否作为腑气通畅的唯一佐证，是应该商榷的。从临床观察可知，大便得以通泻之后，其舌象变化有 3 种常见的情况：一是黄苔或黄腻苔渐渐脱落，代之以薄白苔而舌质转暗淡，此为顺；二是黄苔或黄腻苔持续不退，此时应考虑到少阳枢机不利、气郁生热的因素存在，改拟大柴胡汤，往往可使腑气通畅；三是黄苔成黄腻苔迅速剥落而舌质转红绛，此为逆，有复中的危险。

2. **证候鉴别**　应当注意鉴别的是，若患者数日未解大便，但舌苔不黄不厚，而舌质淡或舌体胖大，平素即大便数日一行，解时大便不干，甚或初头硬后溏稀，但排便无力，此属气虚，推动无力，治当健脾益气以助运化；再有便干便秘者，少苔或无苔，舌质嫩红，口渴喜饮，此属津亏液少无水助行，治当增液行舟；又有便干便秘，舌苔厚腻，或白或黄者，但舌苔虚浮、颗粒粗糙，扪之不实，甚可拂去，此时应充分考虑虚的因素，或为气虚推动无力、饮邪内阻，或为肾虚气化不足、湿浊不化，或厚腻苔迅速脱落，至光剥无苔，为精亏液损之象。

3. **使用禁忌**　中风病基本病机为本虚标实，以肝肾不足为本，化痰通腑法旨在迅速祛除浊邪，不宜久用。应用时注意掌握时机，泻下药应以知为度，中病即止。并随时调整处方，绝不可一成不变，一方到底。阴闭阳不足寒痰重或脱证表现明显者，不宜使用化痰通腑法。若见脾肾阳虚、元气衰败之中风脱证，亟需重用参附或参麦针剂。

4. **转归与治疗**　在临床治疗的整个过程中，还可能出现以下转归，应对症及时处理：

（1）腑气通畅，痰瘀阻络，病势向愈：用 1~3 剂汤剂后，患者排出积粪，量多臭秽，神志转清，瘫肢好转，黄腻苔渐化，化痰通腑法应用 2~3 日，黄厚腻苔渐去，再根据病情变化相应改为化痰通络、活血化瘀通络等。

（2）腑气通畅，气虚血瘀，病势趋缓：部分患者在发病 5~7 日由于证候演变，应用化痰通腑法后腑气通、痰热消，标实证候渐去，正气虚象渐显，多见气虚血瘀证，病势趋于和缓。应用益气药物应以甘平或甘微温之品最适宜。

（3）腑气通畅，阴液大伤，病情不稳，警惕复中：由于邪热内炽，灼伤阴液，或是屡用脱水剂后阴液大伤，致使内风旋动转化为阴虚风动证，此时病情不稳，容易出现阴虚风动证，导致复中风，临床应高度警惕，积极防治，宜育阴熄风。

（4）腑实暂除，腑气未通，病情欠稳：应用星蒌承气汤化痰通腑后大便虽可暂下，但量少而不畅、腑气实际未得通畅，须坚持应用，大便才会真正通畅；或大便通后，痰热未减，气机不畅，腑实很快再结，舌苔仍黄腻，此时应考虑少阳枢机不利，改用利气疏导的大柴胡汤。

（5）腑气通畅，痰热仍盛，病势缠绵：化痰通腑法需要坚持治疗的时间较久，病情相对急重的状况持续时间较长，积极合理全面调整有助于病情稳定和好转。临床治疗多以星蒌承气汤和羚羊钩藤汤加减治疗。同时配合清开灵注射液或醒脑静注射液。

（6）腑气不通，风火更甚，痰热内闭心窍，由腑及脏，病位加深：临床应及时清化痰热、醒神开窍，选用羚角钩藤汤加减。中成药亦可用安宫牛黄丸或局方至宝丹，以及选用清开灵或醒脑静或丹红注射液静脉滴注。

（7）腑气不通，风火痰热猖獗，变证丛生，病势恶化：可能会出现呃逆、厥逆、抽搐、血证和戴阳证等变证，密切观察变证的早期信号，在变证发生之前积极防治具有重要意义。

五、传承关键技术和难点

对于初学者而言，领悟王永炎院士化痰通腑的治则治法，并将其正确的应用于临床实践操作之中，首先需要强化对理论的完整把握和深入理解，熟悉掌握《内经》《伤寒论》等经典理论，熟读经文，深刻领会；在此基础上，要充分领会王永炎院士的中医病机理论思想，灵活的应用，也就是对圆机活法的掌握，以及对于圆机活法的临床评估。此外对于适应证和禁忌证的掌握也是关键，对于遣方用药不应拘泥，那么对于中药的理解也渗透着王永炎院士的思想精髓，应当全面领悟。

脑病病变的特殊性，具有全身性又独立于之外，对于脑病的治疗应当有针对性，在应用时更应该注意。因此，对于中风病病机的掌握十分重要。对于病人在各期的高度关注，舌苔脉象的及时分辨，全身情况的了解，都有助于对病机的判断从而能够正确地处方。

在传承过程中，不应当以方药为重点，而应当以名老中医的思想精髓特色治则治法为核心，通过处理每一个病人进行理论积累，同时如何正确地融合各个理论点，形成为传承者自身所用的特色治则治法则为传承中应当注意的问题，也是难点问题。

化痰通腑法是中风病急性期发展中非常重要的证候之一，因此如何辨识痰热腑实证发生的时点是关键问题，其决定了应何时应用化痰通腑法才是最及时最恰当的。正确适时地应用化痰通腑法是抢救中风急症的重要环节：一可使腑气通畅，气血得以敷布，达到启闭开窍、通痹达络，促使半身不遂好转，促进疾病向愈发展；二可使阻于胃肠的痰热积滞得以解除，浊毒不得上扰心神，克服气血逆乱，而防止内闭；三可急下存阴，釜底抽薪，以防毒热伤阴动于内，阳脱于外之势，致发抽搐、戴阳等变证。

这就要求初学者要熟悉掌握痰热腑实证的适应证，即证候本身的特点，包括有大便，但便干而难解，纳差，腹胀，细观舌脉仍为痰热内阻、腑气不通之征者；或急性期由于枢机不利，发病1~2日无大便，而舌苔薄黄、或白腻者，腑气不通而燥结未成，有渐成痰热腑实之势者；或中风病急性期中经或中腑完全形成的痰热腑实证者。

中风病急性期变化大，不能拘泥于化痰通腑，务必注意治法上的加减变化。如痰热盛，恶呕、纳呆、腹满者可加燥湿化痰的法半夏、陈皮、厚朴；大便通而黄腻苔不退，少阳枢机不利、气郁痰阻者，配大柴胡汤化裁；风动不已、躁动不安者，加镇肝息风之品，如羚羊角、生石决明、磁石之类；痰火扰心、躁烦不眠，甚至昼睡夜醒者加郁金、栀子、石菖蒲、远志；瘀血重者，加丹参、桃仁、红花以活血化瘀；黄腻苔呈斑块样剥脱，已见阴伤之势者，减胆南星、全瓜蒌、芒硝、生大黄之量，加麦门冬、玄参、女贞子、墨旱莲等，以育阴生津，寓增液承气之意。

化痰通腑法的泻热通腑作用较强，故在临床应用中应注意使用禁忌：化痰通腑法旨在迅速祛除浊邪，不宜久用；掌握时机，泻下药应以知为度，中病即止；随时调整处方，不可一成不变，一方到底；阴闭阳不足寒痰重或脱证表现明显者，不宜使用；若脾肾阳虚、元气衰败之中风脱证，亟需重用参附或参麦注射液。

以上均为传承过程中的难点，需要重点掌握、全面领会，才能深入地继承名老中医王永炎院士的对中风病急性期痰热腑实证的特色治则治法。

六、特色优势及科学评价

（一）特色优势

古代医家在治疗中风病治法多变，充分运用了滋阴潜阳、平肝息风、活血化瘀、益气通络、清热除痰等法，比较有代表性的如开窍醒神、活血化瘀、补气活血等法。

开窍醒神法的代表方，为吴鞠通在《温病条辨》中创制的安宫牛黄丸，其以清热泻火、凉血解毒之品与芳香辟秽开窍药的结合应用，具有清热解毒、开窍醒神之功，主要适用于治疗“邪入心包”“热闭内窍”证，尤其是具有该特点的中风病，且应及早应用，疗效更为显著。然而，安宫牛黄丸虽清热泻火、上清脑窍的作用极强，但通腑作用不足，因此对于中风病急性期常伴有腑气不通的患者，常以开窍醒神与通畅腑气并用，前者作用在上、后者作用在下。而本研究中的化痰通腑法则重点在于调畅气机，并在通畅腑气的同时，加用羌活以上清头目，使上下通达，从而纠正中风病急性期痰热瘀滞、腑气不通导致的气血逆乱，并防止病情的进一步传变。

《黄帝内经》亦谓“血菀于上，使人薄厥”“瘀于脑腑”“瘀血不去，则出血不止，新血不生”，故不论是脑梗死还是脑出血，历代医家均十分重视活血化瘀法在中风病中的应用。现代医学认为，活血化瘀有扩张动静脉血管，降低血流阻力，增加血液流量，改善血液循环，抗血小板凝聚，预防血栓形成；同时不少活血化瘀药物具有保护细胞、稳定细胞膜，清除氧自由基、改善微循环的功能，因此活血化瘀治疗中风病的临床疗效是极为肯定的。活血化瘀主要是以活其血脉、祛除瘀血、化其瘀滞从而达到疏通经络的最终目的，但在中风病急性期，往往合并大便秘结，伴腹胀部痛，舌苔黄燥，脉弦滑等里热炽盛证。此时通腑泻热为当务之急，宜釜底抽薪，上病下取，则瘀血消，气血降，神明之府自然清净。活血化瘀药可行气活血、疏通经络，化痰通腑法中应用的方药能通畅腑气、通络解毒，二者均达到了通畅阻滞的经络的目的，前者化瘀通经、后者通腑活络，但化痰通腑法同时亦能显著改善患者的全身症状，具有明显的特色优势。

清代医家王清任提出：“元气既虚，必不能达于血管，血管无气，必停留而瘀”学说；在《医林改错》中指出：“半身不遂，亏损元气，是其本源。”并因此创立了补阳还五汤益气活血法专门治疗中风病气虚血瘀证，成为千古名方。但该法可能更适用于中风病后期，气血不足，而致瘀血阻络的本虚标实证；化痰通腑法则强调气机的调畅转枢，对于急性期腑气不通者更为适用，二者优势各有侧重。

王永炎院士提出“急性中风后常有内生瘀毒、热毒、瘀热互结，毒邪损伤脑络，浸淫脑髓，这些毒性病理产物，继发成为重要的致病因素”。由此，总结了“毒损脑络”理论，是对中风病发病机制的深入认识，并且指出“毒邪是风火痰瘀由量变到质变的结果”。化痰通腑法能够以调畅气机为重点，强调“通”和“调”，“通”是指“通络解毒，化痰通腑”，“调”是指“调畅气机”。及时改变气血逆乱的状态，逆转病势，祛散外邪并扶助正气，因此也在通畅腑气的同时，有效地遏制了体内毒邪的化生，极大避免了“毒损脑络”的发生，从而能显著降低本病的致死率及致残率。与其他临床上应用于中风病治疗的治则相互结合，能够共同改善中风病主要症状，促进脑功能及人体气血的恢复，改善患者预后生活质量，具有不能忽视的优势。目前化痰通腑法不仅得到了国内临床及科研工作者的认可，其内涵思维模式也影响了中医脑病学科及中医急症的治疗与研究。

历代医家对下法有不同的认识，因此对于下法治疗中风病也有不同的运用。

1. 攻下泻热 对中风有热者，用下法以泻其热。明代王肯堂对“有热生风而为卒仆偏枯者”“治法先以降心火为主，或清心汤，或泻心汤，大作剂料服之，心火降则肝木自平矣。次以防风通圣散汗之，或大便闭塞者，三化汤下之。内邪已除，外邪已尽，当以羌活愈风汤常服之，宣其气血，导其经络。病自已矣。或舌謇不语者，转舌膏，或活命金丹以治之，此圣人心法也。或有中风便牙关紧急，浆粥不入，急以三一承气汤灌于鼻中，待药下则口自开矣，然后按法治之”。清代陈士铎指出有人“天禀甚厚，又素好烧酒者，因一时怒气相激”，而致卒中者，内热必盛，宜通下泻热养肝，用解焚汤，亦可用宽气汤。

2. 攻下通窍开闭 清·张锡纯在《医学衷中参西录》对攻下通窍开闭之理是这样论述的，“徐灵胎谓邪之中人，有气无形，穿经入络，愈久愈深，以气类相反之药投之则拒而不入，必得与之同类者和入诸药使为向导，则药至病所，而邪与药相从，药性渐发，邪或从毛孔出，从二便出，不能复留，此从治之法也。”随后提出其具体应用“若其人元气不虚，而偶为邪风所中，可去人参，加蜈蚣一条、全蝎一钱。若其证甚实，而闭塞太甚者，或二便不通，或脉象郁涩，可加生大黄数钱，内通外散，仿防风通圣散之意可也。”清·鲍相璈也在《验方新编·中风》说：“惟中脏之症，是闭而非脱者，宜苏合香丸、牛黄丸、至宝丹、活命金丹之类。若中腑与中血脉之症，断不宜用。”

3. 攻下通腑 朱震亨的《丹溪心法》中说：“若气滞者难治，宜吐之(余症见前)。可下者，此因内有便溺之阻隔，故里实。若三五日不大便者，可与《机要》三化汤，或子和搜风丸，老人只以润肠丸。”明·赵献可《医贯》中提出治中风“如有便溺阻隔，宜三化汤，或《局方》麻仁丸通利之。”

综上可知，古代医家亦十分擅长运用不同下法治疗中风病，而对现代医家的经验进行总结发现目前常用的通下法包括通下化痰、通下活血、通下泄热、通下开窍、滋阴通下、通下活血化痰、通下活血利水等，且通腑化痰法是各型治法的基础；通腑化痰、活血化瘀法目前临床运用较多。

中风病急性期病机错综复杂，证候变化多端，病势发展迅猛，难以驾驭。且变证坏证频见，极易产生神昏、窍闭、厥脱等，为难治重证。极易形成痰热互结、阻于中焦，浊邪不降、腑气不通之痰热腑实证，主要临床表现：发热、口气秽浊，喘息气粗，喉中痰鸣，咯痰黄稠，大便秘结，舌质红或绛，苔黄腻，脉弦滑。方用星蒌承气汤加减，神昏者配合灌服安宫牛黄丸。

王永炎院士以此为基础，分析历代经典，借鉴现代医学成果，深化病机研究，逐渐形成崭新的中风病机理论，提出“毒损脑络”的病机假说，为中风病从毒论治提供了新思路。痰通腑法以通腑为手段，祛除浊邪为目的，使浊邪尽快从内、从下而解，具有直接、迅速祛除浊邪的作用。祛除浊邪、通畅气机，减少化生毒邪的可能性，阻断或减轻病情进一步加重的进程。

（二）基础研究概况

星蒌承气汤方中生大黄为君药，现代研究证明大黄能抗炎抑菌、抑制肿瘤坏死因子及影响呼吸链，清除自由基，还能改善血液流变性，增加脑动脉血流量，降低血管压力。芒硝辛、苦、咸，大寒，荡涤三焦肠胃之实热，消除胸膈壅瘀之痰痞，现代研究认为其硫酸离子不宜被吸收，存留肠内引起高渗溶液，使肠内水分增加，引起机械刺激，促进肠蠕动而排下稀便，一般服下4~6小时排便，且无肠绞痛副作用，从而阻止高颅内压加重，减轻脑水肿。瓜蒌味甘、微苦而寒，归肺、胃、大肠经，动物实验说明瓜蒌有显著增加冠脉流量及降血脂作用。胆南星味苦、微辛、凉，是以猪胆汁炮制的天南星。炮制后其燥性大减，有清化燥痰、息风定惊、开窍醒脑、促进苏醒的功效，药理证实其有抗惊厥镇静止痛祛痰作用，还能有效降低血液的凝固性，增加脑血流量。

现代基础研究表明，星蒌承气汤有以下作用：

1. **肝脏保护作用**　白细胞介素-1受体相关激酶-4(IRAK-4)被认为目前发现的LPS(脂多糖)胞内信号转导的最关键调控因子，CD14在介导肠源性内毒素性肝损害中起重要作用，赵海滨、唐杰通过动物实验发现脑出血急性期肝组织IRAK-4mRNA表达升高，肝、肠系膜淋巴结组织CD14mRNA表达升高，星蒌承气汤能降低急性脑出血痰热腑实证肝组织IRAK-4、CD14mRNA表达，并能明显减轻肝组织病理损伤。进而表明，星蒌承气汤对脑出血急性期痰热腑实证肝脏具有一定的保护作用。

2. **结肠组织保护作用**　白细胞分化抗原14（CD14），白细胞介素-1受体相关激酶-4（IRAK-4）在介导急性脑出血内毒素信号转导中起重要作用，为肠道屏障损伤重要因素。赵海滨等通过动物实验发现脑出血急性期肠系膜淋巴结组织CD14、IRAK-4mRNA表达升高，星蒌承气汤能明显减轻结肠组织病理损伤。从而表明星蒌承气汤对脑出血急性期痰热腑实证结肠组织具有一定的保护作用。

3. **对缺血海马神经元有保护作用**　刘敬霞等通过观察星蒌承气汤对脑缺血大鼠脑组织含水量、脑梗死面积，及海马神经元密度和病理损伤的影响，得出星蒌承气汤对脑缺血海马神经元受损均具有保护作用。

4. **神经保护**　神经细胞凋亡是脑缺血引起神经元坏死的重要形式，凋亡神经细胞的多少决定着梗死面积的最终大小，是梗死灶发展的关键，抑制这一病理环节对减轻脑损伤和保护脑功能具有重要意义。刘敬霞等通过实验发现脑缺血可引起细胞凋亡Fas/Fasl调控的表达上调，星蒌承气汤可下调Fas/Fasl及Caspase-3表达，从而起到保护神经的功能。

5. **抗脑缺血再灌注损伤**

（1）抗炎：局部炎症因子、趋化因子及黏附分子的表达上调构成了脑缺血炎性损伤的基础，随后白细胞向缺血区的聚集和浸润导致了继发性神经元损伤和梗死面积的扩大。细胞间黏附分子 -1(ICAM-1) 和核因子 -κB(NF-κB) 与炎症过程密切相关，在机体的免疫应答、炎症反应和细胞的生长发育等方面发挥着重要的作用。杜志刚、赵宝玲、伊红丽通过实验得出脑缺血大鼠 ICAM-1 和 NF-κB 蛋白表达阳性细胞数较正常明显增加，星蒌承气汤能够对抗脑缺血大鼠脑组织中的 ICAM-1 和 NF-κB 蛋白表达，有效防止脑缺血再灌注炎性损伤，减少其对多种炎症介质和细胞因子的转录，从而阻止下一步的炎症连锁反应。髓过氧化物酶 (MPO) 是存在于中性白细胞中的特异性酶，利用其可使过氧化氢还原的能力分析该酶的活力，即可定量测定中性白细胞的数目，反映中性白细胞的浸润情况，以定量反映炎性损伤的程度。刘涌、胡建鹏、吴玲的研究表明，星蒌承气汤可通过降低 MPO 活性抗脑缺血再灌注损伤。

（2）抑制血栓形成：血管性血友病因子（vWF）是存在于血浆中的一种功能成分，也是一种促凝蛋白，在血小板与血管壁的结合中起着重要的桥梁作用。研究表明，vWF 在脑血管疾病的急性期有显著增加，在慢性期逐渐减少但仍高于正常组，此现象无论是在脑梗死还是脑出血均相同。在脑梗死患者，脑血管内皮细胞受损，vWF 释放入血，其水平明显升高。降低血浆 vWF 的生物活性，就能有效地抑制血小板黏附和聚集，抑制血栓的形成。血栓调节蛋白（TM）是由血管内皮细胞合成，存在于血管内皮细胞表面的单链糖蛋白，在机体抗凝机制中发挥了重要的作用。TM 不仅通过加速凝血酶激活蛋白 C 而发挥抗凝和促纤溶作用，还可通过抑制凝血酶活性而发挥直接抗凝作用。正常血浆中 TM 水平很低，如果血管内皮细胞损伤，TM 脱落于血液中引起血浆 TM 水平明显升高，因此 TM 可作为血管内皮损伤的特异标志物，而血管内皮损伤是血栓形成的重要条件。据报道，脑梗死、心肌梗死急性期患者血浆 TM 浓度明显增高，并以此预测内皮细胞损害的严重程度。翟从永等的实验表明星蒌承气汤可以通过降低脑缺血再灌注大鼠血浆 vWF 和 TM 含量，改善脑缺血再灌注后凝血、抗凝与纤溶系统的平衡，抗脑缺血再灌注损伤。

（3）减轻兴奋性氨基酸毒性：兴奋性毒性是造成缺血再灌注后脑损伤的主要原因之一。脑缺血缺氧后，神经元释放大量以谷氨酸 (Glu) 为代表的兴奋性氨基酸通过激活其 N- 甲基 -D- 天冬氨酸 (NMDA) 受体 (NR1 是其主要功能亚单位) 而引起神经元的缺血缺氧性损伤。王业梅、胡建鹏、程惠娟的研究表明，星蒌承气汤可降低 Glu 含量和减少 NR1 表达，减轻兴奋性氨基酸毒性，抗脑缺血再灌注损伤。

6. **抗自由基损伤**　秦晓静、吴颢昕、姜惟通过观察星蒌承气汤对脑出血大鼠脑水肿及自由基代谢的影响，得出星蒌承气汤有明显的抗脂质过氧化损伤作用，能降低脑组织丙二醛 (MDA) 含量，提高脑组织超氧化物歧化酶 (SOD)

活性，减轻脑水肿。提示星蒌承气汤有抗自由基损伤作用。

（三）临床应用研究

为了系统评价星蒌承气汤加减治疗脑卒中急性期的疗效性与安全性，郎奕、邹忆怀应用计算机、手工结合方式在全面检索中国学术期刊全文数据库、万方知识服务平台等数据库中进行文献检索，搜集1991—2014年相关文献，纳入合格的随机对照文献后，按照CoChrane协作网标准，应用Jadad评分法给予质量评价，应用RevMan5.1软件进行Meta分析。经筛选纳入19篇文献，共1467例，治疗组755例，对照组712例，应用Jadad量表评价文章质量，研究分析表明，星蒌承气汤加减联合西药常规治疗脑卒中急性期的疗效是优于对照组，但尚不认为其具有降低急性脑卒中病死率的作用。

为评价化痰通腑法治疗缺血性中风急性期的疗效，刘玥、张寅、张允岭计算机检索the Cochrane Central Register of Controlled Trials、PubMed、Embase、CBMdisc、VIP、CNKI和WANFANG数据库，最后初检出相关文献127篇，检索并纳入以化痰通腑法为主要组方依据的临床随机对照试验（RCT），检索年限自1989年1月至2013年12月。采用Cochrane协作网RevMan5.2软件进行分析，文献质量评价采用修改后的Jadad量表。提取资料采用χ^2检验鉴定研究间异质性，根据检验结果选用固定效应模型或随机效应模型，分别按临床疗效评定标准判定的病情改变情况、治疗前后神经功能缺损程度评分（NIHSS）、ADL-Barthel指数积分进行亚组分析。共纳入8个随机对照实验，共1037例受试者。结果显示：常规治疗基础上加用中药化痰通腑法治疗缺血性中风急性期，可以改善神经功能缺损，提高临床疗效。

陈星，邹忆怀等运用数据挖掘方法对近30年来以通下法治疗中风病的文献资料进行质量分析并总结中风病发病、证候及方药应用规律。收集1979—2013年在CNKI上公开发表的应用通下法治疗中风病的文献297篇，录入设计数据库中，对符合文献纳入标准的文献通过改良Jadad量表进行质量评价。同时对于文献中病例基本资料、辨证分型和方药的使用进行分析，利用Microsoft Excel工具对病例特征进行描述性分析。运用频数分析对病例症状、舌脉、证型、常用方剂和药物规律进行数据挖掘。结果显示中风病的症状除了中风病本身五大主症外，大便不通、腹胀、喉中痰鸣出现频率高，头痛、烦躁、头晕、发热、呕吐呃逆、面赤、喘息气粗等症状相对出现较多。舌质以红、暗红、绛红和紫瘀为主，脉象多表现为弦脉、滑脉和数脉，脉象并见以弦滑脉最多，其次为弦数脉和滑数脉。主要病理因素中痰证出现频率最高，其次为热证、风证、瘀证、虚证和火证。处方用药除了大量运用泻下剂，也兼顾祛风、清热、祛痰、理血、表里双解和治疡。药物使用频次以大黄、芒硝、胆南星、瓜蒌、枳实、厚朴和菖蒲应用最多。除了使用汤剂、丸剂外，还有胶囊及颗粒剂。

方药服用方式包括口服、鼻饲、灌肠、静脉滴注以及浴脐。方剂大多数为4~12味药，总量50~150g之间居多。说明中风病痰热及腑实证集中出现，且在治疗中以应用泻下药及化痰止咳平喘药物为主，临床辨证时应重视痰热腑实病机对中风病各阶段的影响，灵活应用通下法。

（四）临床研究结果

1. 陈星博士以本课题为基础，首先针对98例中风病患者进行入院时中医证候要素及实验室指标的相关性研究，在此基础上通过建立人工神经网络模型尝试血流动力学相关指标对包括痰热腑实证候在内的中医证候进行综合判断。再者，对57例脑梗死急性期痰热腑实证患者在腑气不通和腑气通畅两个评价时点进行分析，包括化痰通腑法干预下的疗效评价以及血流动力学指标的相关性分析，并在此基础之上通过建立人工神经网络模型尝试中医证候要素之间的综合判断。从血流动力学的角度，应用神经网络数据挖掘技术对中风病证候进行再次挖掘评估，对王永炎院士辨治中风病痰热腑实证的思想进行分析解释，试图成功建立综合判断模型并进行推广。希望能从中医证候要素及血流动力学相关指标之间挖掘出内在联系，在新的血流动力学检测方法和对数据挖掘分析的思路之下，不断继续充实中医辨证论治的内容，体现出在中风病的发病过程中痰热腑实证的动态演变特征，进一步为中风病的辨证论治及中西医结合论治提供新的视角和力证。

通过对临床中风病病例的实践观察，研究中风病血流动力学特点与中医证素之间的关系，以及治疗前后痰热腑实证的相关变化。并建立综合判断中风病中医证候的人工神经网络模型，力图从“多维时空”的角度挖掘王永炎院士对中风病急性期痰热腑实证的特色治则治法。总结研究发现可以得出：①中风病在各个阶段的病机变化不一，内在组成的证候要素多样且组合形式不一，而痰、瘀、风、气虚、热、阴虚、腑实及湿贯穿整个中风病全程，痰热腑实证表现出了明显的动态变化特征，脑梗死急性期痰热腑实证出现最多，在恢复期有所减少，在后遗症期消失。且在中风病不同时期证候要素出现的权重与该期血流动力学的特征紧密联系，在凝血和纤溶系统的动态平衡中，脑梗死急性期以凝血过程中的血液凝块形成相关参数变化较大且形成的大量的凝血相关性，纤溶功能的相关性相对较少与脑梗死患者急性期的高凝状态与风热和瘀毒相互交杂密切相关。脑梗死恢复期患者表现出的血液凝块强度越大则纤溶过程中溶解的血块比例则越小，血凝块形成过程逐渐变得稳定与此期热证减轻有关。纤溶过程表现了集中的关联程度，且纤维蛋白原在纤溶阶段的作用明显，纤溶阶段的相互有相关性的参数增多。综合分析提示脑梗死后遗症期纤溶与凝血并重，机体气血循行相对稳定。神经网络具有一定的综合判断力，对风痰瘀阻的综合判断较为准确。②星蒌承气汤对于肢体功能的改善有明显效果。常规通下法对语言的改善有明显效果，对于内风，内火，痰湿治疗前后有显著变化意义，同时对于痰热腑实的改善以腑实通下为明显，星蒌承气汤与常规西药通下法在通腑气的作用上基本一致，但星蒌承气汤同时还能改善人体肢体功能，对脏腑气机，气血运行及肢体功能的综合恢复奠定了基础。筛选后建立的以证候量表分值为输入和输出的 BP 人工神经网络模型，以缺血性证候要素诊断量表中的部分参数综合判断中风病痰热腑实量表的总分值。对于痰热腑实证的识别有指导意义，从而能够达到临床上及早观察并干预有积极意义。在激光散斑血流成像的探索性观察后，得出大便通畅组的末梢血流有高于大便不通组的末梢血流的趋势，与其痰热腑实状态中的气滞有关，故血行不畅。人工神经网络模型的建立可以帮助临床医生对于中医证候的预测。

2. 在陈沛的硕士毕业论文研究以本课题为依托，以急性缺血性中风病痰热腑实证患者为研究对象，应用星蒌承气汤对患者进行治疗，并与西医常规通大便的治疗方案相对比。治疗前、后对患者进行中风病相关量表的评价以及实验室指标神经元特异性烯醇化酶（NSE）的检测，并且对患者治疗期间症状变化进行观察记录。通过对治疗前后量表评分及 NSE 数值变化的统计分析，以期对星蒌承气汤的疗效进行评价，并从神经保护的角度初步探讨星蒌承气汤可能的疗效机制。研究得出：星蒌承气汤对急性缺血性中风病痰热腑实证患者的证候有明显的改善作用。关于星蒌承气汤对急性缺血性中风病痰热腑实证患者血清 NSE 的影响，观察到 31 例患者中 28 例治疗前后血清 NSE 水平均在正常范围内，治疗组经治疗后 NSE 均值升高，对照组治疗后 NSE 均值下降。

3. 凌丽丽硕士的研究中为观察化痰通腑法治疗急性缺血性中风病痰热腑实证的临床疗效，探讨其对炎症因子的影响，对 35 例缺血性中风病急性期痰热腑实证患者进行临床研究。以现代医学研究公认的疗效评定标准验证星蒌承气汤的临床疗效，并测定治疗前后血清白介素 -6 水平，探寻星蒌承气汤治疗缺血性中风病的疗效机制，为以星蒌承气汤为主方的化痰通腑法特色治则治法的临床应用提供科学依据。通过研究得出：缺血性中风发病早期多风、火、痰、瘀四种证候要素并见，伴明显西医神经功能缺损，血清 IL-6 水平也有不同程度升高。血清 IL-6 水平在中风病急性期始终高于正常水平，化痰通腑治疗能减小 IL-6 升高幅度。给予中药化痰通腑治疗后，风、火、痰、瘀等证候评分明显下降，中医症状改善上总体疗效治疗组高于对照组，中医临床症状和神经功能缺损评分的改善，再次证明星蒌承气汤治疗缺血性中风痰热腑实证的疗效确切。然而化痰通腑法治疗急性缺血性中风病的疗效机制仍有待研究。

4. 王文婷以缺血性中风急性期痰热腑实证患者为研究对象，给予星蒌承气汤或西医通便干预治疗。通过比较治疗前后相关量表评分探讨以星蒌承气汤为代表方的化痰通腑法治疗急性缺血性中风的证候演变规律和疗效特点，通过对比分析实验室指标血清皮质醇的水平变化，试探究该法在改善急性缺血性中风神经内分泌紊乱方面的疗效机制。研究结果显示：化痰通腑法能有效改善中风急性期痰热腑实证候、缓解中风病情、降低神经功能缺损程度。化痰通腑法能明显改善中风急性期内风、内火、痰湿、血瘀等实证证候要素和气虚、阴虚等虚证证候要素，能起到以通为补的双重功效。化痰通腑法改善痰湿证的疗效明显优于西医常规通便疗法。化痰通腑法治疗后，治疗组中14例患者的皮质醇水平接近或恢复正常值范围，据此推测化痰通腑法对缺血性中风急性期皮质醇紊乱状态可能存在调控作用，使偏离正常范围的皮质醇水平趋于正常，此假说有待进一步研究的验证。

（五）应用前景及展望

化痰通腑法治疗中风病已列入中药新药临床指导原则、国家中医药管理局重点专科中风病治疗方案。王永炎院士主编的《中医脑病学》《名老中医临证经验撷英》，以及参编的《中国现代名中医医案精粹》都有相应论述。作为中医脑病科行业标准，在全国范围推广。王永炎院士特色治则治法在中风病各个阶段都可及时应用，调畅气机，佐以其他不同时期对应的传统治则治法，以切中病机要点为务，扶正祛邪，最终达到提高临床疗效、降低致死率、致残率和复发率，提高患者生活质量。王永炎特色治则治法是中风病急性期的重要治法，进一步对该法的临床应用进行规范、总结及推广，从而切实推进临床疗效的提高。

七、临床验案举例

验案1：应用化痰通腑法后阴虚渐显，予养阴清热治疗

张某，女，39岁。病历号：26963。主因右半身不能活动伴头晕17小时于1982年1月28日入院。患者劳累及饮酒后，于昨晚7时工作时，突感右半身无力，十几分钟后，右半身完全不能动，收入我院。刻下症：神志清楚，言语尚清，半身不遂，伴头晕恶心，呕吐，大便秘结，口干，口臭，舌质红，苔薄黄根腻，脉左弦细滑。既往史：有高血压病史15年。查体：BP210/130mmHg，神志清楚，右侧鼻唇沟变浅，口角歪向左侧，右侧耸肩肌力减弱，右上肢肌力0级，右下肢肌力Ⅱ级，双上肢掌颌反射（+），双下肢腱反射活跃，右侧戈登氏征（+），巴氏征（+）诊断：中医：中风中经（痰热腑实型）西医：1. 右侧偏瘫脑出血 2. 高血压病。治以通腑化痰，方药：生大黄10g、芒硝（分冲）10g、全瓜蒌30g、胆南星6g。并予止血、脱水降颅压等治疗。

2月1日，患者神清，饥而不欲饮食，小便可，大便1次量少。舌质红，苔黄腻，脉细滑。继服上方，6月3日大便1次，量多，不成形，食欲有增，仍头痛，舌红，苔黄腻，脉弦滑。王永炎院士查房指示：目前病人腑气已通，腹软无燥屎，证属风痰上扰，阻滞脉络，可改用清化痰热法治疗。方药：全瓜蒌30g，胆星6g，丹参15g，赤芍10g，鸡血藤30g，珍珠母(先煎)30g。2月8日，患者血压稳定，无头痛头晕，睡眠及饮食比以前有进步，精神好，舌红，大部分黄腻苔已退，左侧少量黄腻苔，脉沉细滑，右上肢肌力Ⅲ级，右下肢Ⅳ级。继服原方。2月11日，其舌红稍干，苔薄黄，脉沉细滑，有阴虚的趋势，故在上方中加入育阴之品，生地15g、玄参10g。2月18日，患者病情逐渐趋于好转，右上肢肌力Ⅳ级，右下肢肌力Ⅴ级，已能下床行走，诸症状好转出院。

按：阴虚阳亢、水不涵木之体，在肝风内动、风火上扰、气机逆乱、痰火阻遏中焦基础上形成痰热腑实证者，在清热息风的同时，并用化痰通腑法。若腑气通畅但由于邪热内炽、灼伤阴液，或是屡用脱水剂后阴液大伤者，病情不稳，容易出现阴虚风动证，导致复中，临床应高度警惕，积极予养阴之品防治。

验案2：清开灵合化痰通腑法改善脑梗死患者意识障碍案

田某，女，77岁。病历号：13601。主因右侧肢体活动不利四天，昏迷半日于1985年2月6日入院。1985年2月2日晨起突发右侧肢体活动不利，言语含混不清，2月4日晨觉言语不利加重，不能说话，肢体活动障碍加重，下肢尤甚，且伴有饮水呛咳，二便失禁，自服安宫牛黄丸，2月6日晨突然出现神志障碍，不省人事，急以“脑血管病”收入病房。刻下症见：嗜睡，口不能言，右侧偏瘫，二便失禁，饮水呛咳，舌红，苔黄干腻，脉弦细。既往史：脑梗死病史3年，无明显后遗症。有高血压、冠心病病史，1980年因胃出血做胃大部切除术。查体：BP120/80mmHg，被动体位，痛苦面容，两颧及口唇红赤，内科系统检查未见明显异常。神经系统检查：嗜睡状态，呼之能醒，口不能言，瞳孔直径2mm，对光反应灵敏，面部检查及眼球活动检查不合作，面纹基本对称，四肢肌张力低，感觉检查不合作，右上肢腱反射活跃，右侧罗索里莫征(+)，右侧巴氏征(+)，右侧查多克氏征、奥本汉姆征可疑阳性。诊断：中医诊断：中风中脏腑风痰瘀血，闭阻脉络西医诊断：1. 右侧偏瘫左侧大脑中动脉脑血栓形成 2. 高血压病 3. 冠心病。

2月7日王永炎院士查房认为：患者既往有中风史，恢复良好，本次复中，与上次发病类似，经络不通，因患者77岁，形体瘦，舌质偏红，苔淡黄干腻，脉弦细，阴不足症状突出，冬至一阳生，立春前两天属交变期，目前阳气旺，有风痰因素闭阻脉络，上窜清窍，进而蒙昏，神识恍惚，进一步影响气血运行，使偏瘫加重。治疗用大量清开灵，并补充一定量液体。目前病人有化热趋势，应设法阻止，药用：大黄10g，芒硝(冲)6g，厚朴6g，栀子10g，瓜蒌20g，天竺黄6g。患者用药少许后大便两次，神志清醒，两颧红较昨日淡，舌质略红，苔薄黄白，脉弦滑，考虑仍有痰湿瘀血及秽浊之气内阻，药用中药：瓜蒌 20g，胆星 6g，牡丹皮 10g，赤芍 10g，丹参 20g，栀子 6g，黄芩 6g，菖蒲 10g，远志 10g，伸筋草 20g，天竺黄 6g。

2 月 14 日，王永炎院士查房，患者神志清晰，言语功能恢复，右上肢肌力有所恢复，大小便仍失禁，舌质暗红，略胖大，苔薄黄，脉弦滑。王永炎院士认为其腻苔已退，痰热基本已清，现证属气虚血瘀，中气不足，升举、固涩之力不足，因而二便失禁。治疗以益气活血为法，益气用甘平之品，如太子参、茯苓之类，方：太子参 15g，茯苓 15g，伸筋草 10g，威灵仙 10g，丹参 15g，赤芍 10g，鸡血藤 15g，益智仁 10g，桔梗 6g，升麻 6g。3 月 1 日，患者右侧肢体活动改善，大小便基本能控制，继续治疗 3 周后可在别人搀扶下行走，病情好转出院。

按：此案为及时应用大剂量清开灵及化痰通腑法逆转中风病重症患者病势恶化的案例。此患者突发中风，来诊时神志不清，两颧及口唇红赤，舌红，苔黄干腻，为风火痰热偏盛，蒙蔽清窍之象，予清开灵清热解毒开窍及化痰通腑法通腑泄浊，促进了患者意识清醒，可见清开灵注射液对痰热、风火证候病情急重、易趋恶化的患者，具有截断扭转之效果。之后痰热渐去，予甘平益气、活血通络之法，进一步改善肢体功能。

八、传承体会

王永炎院士首倡化痰通腑法治疗急性期中风病。经规范的（前瞻、随机、对照）临床研究和多年临床应用验证提示，化痰通腑法治疗脑血管病急性期痰热腑实证，对于改善病人意识状态、缓解病情加重的趋势和减轻偏瘫的病损程度具有较好效果。

（一）化痰通腑法临床主症

中风病起病急骤，病情重，变化快，急性期以标实证为主，少部分病人表现为气虚血瘀、阴虚风动。标实为主的证候中，风、火、痰、瘀互见。风邪作为中风病发病的最重要动因，在发病过程中是病机的核心问题，但在脑脉痹阻或血溢脑脉之外已经发生之后，风邪之象渐减，而痰、热、瘀之象渐显。痰热重者，阻在中焦，浊邪不降，腑气不通。临床研究提示，约有 40%~50% 的病人表现出痰热腑实证，痰热阻滞、腑气不通，成为此时病机的主要矛盾。面对中风病病情复杂，演变迅速，若考虑不周，误判标本，忽略因时制宜的基本原则，则有可能拖延病机，郁滞气机而错过最佳的恢复时点。因此，注重急标缓本、调畅气机的辨治方法是提高临床疗效、改善疾病预后的重要路径。

痰热腑实证的临床症状表现为腑气不通和痰热证两方面。最主要的症状是大便不通或大便干燥，病人发病后 1 天或数天无大便，或虽有便意而大便干结难解。部分病人还可见到腹胀、腹满，口气臭秽，或恶心、纳差。痰热证的主要征象是舌象，舌苔黄腻、黄厚腻，舌质红、暗红。部分病人舌质淡、胖大，而舌苔黄厚腻，有本虚之象，但此时急在标实，标实为痰热。脉象弦滑或数，亦为痰热内阻之征。由此可见，便秘便干、舌苔黄腻、脉弦滑构成中风病急性期痰热腑实证的基本症状特征。

应当注意鉴别的是，并非所有中风便秘患者均属于痰热腑实证。例如，病人述数日未解大便，但舌苔不黄不厚，而舌质淡或舌体胖大，细问，病人平素即大便数日一行，解时大便不干，甚或溏稀，但排便无力，此属气虚，推动无力，治当健脾益气以助运化。再有便干便秘者，少苔或无苔，舌质嫩红，口渴喜饮，此属津亏液少，无水助行，治当增液行舟。又有便干便秘，舌苔厚腻，或白或黄者，但舌苔虚浮、颗粒粗糙，扪之不实，甚可拂去，此时应充分考虑虚的因素，或为气虚、推动无力、痰饮中阻，或为肾虚、气化不足、湿浊不化，或厚腻苔迅速脱落，至光剥无苔，见精亏液损之象。

中风病发病，内风旋动，夹痰瘀阻滞脑窍。病人或素食肥甘厚味，形体肥胖，或体弱久病，脾胃虚弱。有本气之虚，再发中风病，邪盛正虚，虚实夹杂，痰浊阻于中焦，郁而化热。痰热中阻，枢机不利，清阳不升，气血不能上承，脑窍失养。胃气不降，传化失常，浊邪不降，痰热不去，转而上逆，上扰脑窍，浊毒损及脑脉、脑络，神机失用，病人或烦躁或嗜睡，或言语謇涩，半身不遂。痰热腑实证基本出现在中风病急性期，以证类划分多归中经证，若痰热壅盛，风动不止，救治不及时，痰热化风，风痰上扰，由中经证向中腑证转化。

（二）化痰通腑法体现了截断扭转等治疗理念

虽然中风病形成于不同体质、不同发病诱因、不同兼夹症的人群，他们有不同的饮食习惯、生活习惯、地域环境条件，并且罹患中风病严重程度也不同，但痰热腑实作为急性期常见证候可出现于上述各种人群。只是由于产生情况不同，痰热腑实证候轻重程度不一、兼夹证候与发病时证候特征有别。如风痰上扰，痰热阻遏；风痰瘀血痹阻脉络，痰瘀化热，中焦阻遏；阳亢生风，风火上扰，气机逆乱，痰瘀化热阻遏中焦；气虚生风，风痰瘀阻。虽然不同发病途径、不同人群在中风病发生前后形成和持续存在痰热腑实的时间各不相同，中风后多种证候要素组合也存在差异，但由于临床观察发现痰热腑实在疾病极期出现，并与疾病发展走势密切关联，因此针对痰热腑实的治疗备受重视，化痰通腑法甚至作为调顺中风后逆乱气机、截断扭转病情加重趋势的重要策略被越来越多的临床医师在中风病急性期优先着重地选择。

服药治疗后，若痰热渐去，腑气转通，或转为风痰瘀血痹阻脉络证，或渐显气虚之象，浊邪渐去，本虚之象已显，病情趋于平稳。部分亦可见于中腑证，若风象渐息，仅见痰热内阻，腑气不通，则病情不再加重。若中腑证风动不止，痰热化火，风火相煽，风火扰窍，证类由中腑向中脏转化，病势凶险，病情危重。

痰热腑实证是中风病重要阶段出现的重要证候。在中风病急性期，只要出现痰热腑实证，治疗要点即应重在通腑化痰。痰热渐化，腑气得通，浊邪下行，无上逆扰闭清窍之虑。胃气得降，脾气得升，中焦转输顺畅，气机运化有度，有助于中风病人脏腑功能、经脉气血运行的恢复，使诸症得减。化痰通腑法基本方为化痰通腑汤，主治中风病急性期痰热腑实证，药物组成为全瓜蒌、胆南星、生大黄、芒硝、羌活，全方化痰热、通腑气，势宏力专，能改善中风病急性期诸症。化痰通腑汤可辨证加减，有较为明确的适应证，详辨细审，把握分寸，对证下药，用之无虞。

（三）化痰通腑法临证要点体悟

化痰通腑汤主要适用于中风病急性期中经、中腑证。中风病病人出现轻度意识障碍，证类属中腑，表现为烦躁不安，或思睡嗜睡，呼之能醒，可回答问题，但移时又睡，大便不通，舌苔黄厚腻，脉弦滑，当化痰通腑。药后病人大便量多、臭秽，其神志状态可有明显的好转。若发病后 1~2 日无大便，而舌苔薄黄，或白腻者，腑气不通而燥结未成，有渐成痰热腑实之势，亦可化痰通腑，阻其于未成。中风病人无意识障碍，偏瘫明显，甚或逐渐加重，证类归属中经。见典型痰热腑实证者，用化痰通腑汤。若虽有大便，但大便干而难解，纳差，腹胀，细观舌象，舌苔色黄，苔不厚，苔腻而颗粒细腻致密，仍为痰热内阻、腑气不通之征。当化痰通腑，腑气得通，食纳转香，则全身情况好转。化痰通腑法多在中风病急性期应用，急则治标，药猛力专。但中风病基本病机为本虚标实，以肝肾不足为本，化痰通腑法只在迅速去除浊邪，不宜久用。应用时注意掌握时机，一般大便通下后，保持大便略稀，每日 2~3 次，应用 2~3 日，黄厚腻苔即可渐去，就不再使用化痰通腑法治疗。中风病急性期，虚证表现明显者，不宜使用化痰通腑法。

中风病病变在脑，化痰通腑法治在胃肠，上病下治，综合调理。此经验来源于临床实践，并在总结归纳之后长期应用于临床，充分体现了中医学的整体观念，体现了辨证思维的特点。化痰通腑法治疗急性期脑血管病可以取得良好治疗效果，为中医治疗脑血管病的深化研究，提供了宝贵经验。

第三节　李士懋发汗法
治疗寒凝证传承应用规范

一、术语和定义

汗法是中医八法之一，是祛邪外出的重要法则。但自古以来，汗法主要用于表证，谓在表者汗之，汗以解表。但国医大师李士懋教授将汗法广泛应用于里之寒凝证。

汗法，可分为广义发汗法与狭义发汗法两类。

（一）广义发汗法

1. **广义发汗法的概念**　广义发汗法，是指用汗吐下温清补和消八法，使阴阳调和，可使正汗出者，此即广义汗法。

请注意，在广义汗法的概念中，有两点须强调：一是八法皆可令人汗的可字。可者，可致汗出，而非必然汗出。若用八法而得正汗者，则属广义汗法；若未得汗，或反见邪汗、脱汗者，则非广义汗法。二是强调正汗出，若用八法后所出者非正汗，而是汗出不彻、或邪汗、脱汗，当属误治，也不属于广义汗法。

一般认为吐法也有发汗作用，其实吐法并不直接发汗，而是邪壅上焦，因势利导，在上者，引而越之。上焦邪去，肺气得开，卫气得敷，津液得布而汗出，是属广义汗法的一种，吐法并非狭义汗法。

2. **广义汗法的机理**　前已述及，正汗出，必阴阳充盛，且升降出入道路通畅，方能阳加于阴而正汗出，即“精气胜乃为汗”。

“天地阴阳和而后雨，人身阴阳和而后汗”。当人身无汗或邪汗，皆因阴阳不和所致；而人身之正汗出，皆是阴阳调和的结果。八法施治的目的，皆在调整阴阳，阴阳和而后汗。所以，张锡纯曰：“发汗原无定法，当视其阴阳所虚之处而调补之，或因其病机而利导之，皆能出汗，非必发汗之药始能汗也。”又云：“白虎汤与白虎加人参汤，皆非解表之药，而用之得当，虽在下后，犹可须臾得汗。不但此也，即承气汤，亦可为汗解之药，亦视其用之何如耳。”“寒温之证，原忌用粘腻滋阴，而用之以为发法之助，则转能逐邪外出，是药在人用耳。”这就是“调剂阴阳，听其自汗，非强发其汗也”。近贤金寿山亦云：“大多数温病须由汗而解……在气分时，清气分之热亦能汗解，里气通，大便得下，亦常能汗出而解。甚至在营分，血分时，投以清营凉血之药，亦能通身大汗而解”。《景岳全书·伤寒典·论汗》中曰：“凡治表邪之法，有宜发散者，有宜和解者，有宜调补营卫者，……元气虚而邪不能退，则专救根本，以待其自解自汗为宜。”此言发汗法，不仅指狭义发汗法之一端，他如吐、下、温、清、补、和、消，皆可令阴阳调和而自然汗出。所以，从一定意义上来讲，八法皆属广义汗法。正如《医学心悟》所云：“盖一法之中，八法备焉；八法之中，百法备焉。”程氏又于论汗法一节云：“凡一切阳虚者皆宜补中发汗，一切阴虚者皆宜养阴发汗，夹热者皆宜清凉发汗，夹寒者皆宜温经发汗，伤食者皆宜消导发汗。”这就是发汗原无定法，八法皆可为汗法，亦视其用之何如耳。

（二）狭义汗法

1. 狭义发汗法的概念　狭义汗法，是指经服发汗剂或针熨灸熏等法治之后，必令其正汗出的一种方法，称狭义发汗法。

请注意，在狭义发汗法的概念中，有两点需要强调：一是使用了必令其正汗出的“必”字，即必经发汗使正汗出而邪乃散的一种治疗法则。若虽予发汗剂而汗不出，或汗出不彻，则为误治或药力未达。二是强调所出之汗必须是正汗，若为邪汗、脱汗，则为误治，皆非狭义发汗法。

2. 狭义汗法的机理　皆知发汗可以祛邪。但是发汗为什么能祛邪？因发汗剂，皆辛散之品，辛能行能散，能开达玄府，鼓动阳气，促其汗出，且兼以辅汗三法，助其发散之力，一般皆可汗出。但根本机理还要靠人体正气来祛邪。设若人的正气已亡，给再多的发汗药亦不会出丝毫的汗。人的正气，虽有气血、营卫、津液、精等，统而言之乃阴阳耳。只有阴阳充盛，且升降出入畅通，方能正汗出而祛邪，此即阳加于阴谓之汗。其道理，已于汗出机理项下述之。

如此说来，狭义汗法的机理与广义汗法的机理，岂不相同吗？诚然，二者确实相通，只不过所治之病证病机有别而已，都是“调剂阴阳，听其自汗”。吐法，开提上焦，已寓散于中；下法去菀陈莝，使气机通畅，亦调其阴阳；和法，调其表里上下之气机，亦即调其阴阳；温法扶阳，补法扶正，亦调其阴阳；清法祛热邪，消法去邪结，皆使阴阳升降出入之路畅达，所以广义汗法，着眼于阴阳调和。狭义汗法亦是着眼于阴阳的调和。如狭义汗法的典型代表方剂之麻桂剂，是针对阴邪外袭者，或在表，或在里。麻黄发越阳气散寒凝，桂枝通阳气，振奋鼓荡阳气以祛邪，亦着眼于阴阳调和，所以，狭义与广义汗法机理是相通的，只不过针对的病证不同，调节阴阳失和的环节不同而已，最终都离不开“阳加于阴谓之汗”，这一基本理论。

二、学术思想阐释

（一）汗法的源流

1. 萌芽阶段——《黄帝内经》时期对汗法治疗里证的萌芽和测汗法

（1）汗法治疗里证的萌芽：《素问·举痛论》：“寒气客于脉外则脉寒，脉寒则缩踡，缩踡则脉绌急，绌急则外引小络，故卒然而病。”

此条提出寒凝证的特征，即寒、痛、痉、脉缩蜷、绌急，即痉脉；脉寒，即寒；脉绌急而疼痛，即痛。三者具备寒凝证的标准是寒、痛、痉。寒邪客于脉外，在外之脉可以客，在里之脉亦可以客，客于表则表寒，客于里则里寒。有寒，不论在表在里，皆须发汗以祛邪，故汗法不仅适用于表证，亦适用于里之寒凝证。

寒邪袭里有两个途径，一是传变，一是直入。

传变：由表及里，逐渐形成里寒证。正如《素问·缪刺论》所云："夫邪之客于形也，必先舍于皮毛；留而不去，入舍于孙络；留而不去，入舍于络脉；留而不去，入舍于经脉，内连五脏，散于肠胃，阴阳俱感，五脏乃伤。此邪之从皮毛而入，极于五脏之次也。"

直入：《素问·评热病论》："邪之所凑，其气必虚，阴虚者，阳必凑之。"推而可知，阳虚者，阴必凑之。阳气虚，寒邪即可直入，哪个脏腑阳虚，寒邪就直入哪个脏腑。由于寒袭部位不同，因而临床表现亦颇复杂。寒客心经者，可见心痛、憋气、心悸；寒客于肝者，则胸胁痛、头晕痛、痉厥转筋、阴痛囊缩；寒客肠胃，则吐利不食，脘腹胀痛；寒客于肺，则哮喘不得卧，呼吸困难，痰涎涌盛；寒客于肾，则畏寒肢冷，但欲寐、水肿尿少、腰痛膝软等。

因而，汗法可大量用于里证。

（2）测汗法：测汗法之理论，肇端于《黄帝内经》。《素问·评热病论》曰："今邪气交争于骨肉而得汗者，是邪却而精胜也。"此言强调只有人的精气胜，才能正汗出。《素问·阴阳别论》曰："阳加于阴谓之汗。"强调正汗出，必阴阳充盛及升降出入之路通调。《素问·阴阳应象大论》："地气上为云，天气下为雨"，张锡纯将《黄帝内经》这一理论概括为"人身之有汗，如天地之有雨。天地阴阳和而后雨，人身亦阴阳和而后汗。"这明确指出了正汗的两个条件，一是阴阳充盛；二是阴阳升降出入的道路通畅，方可正汗出。这就是《黄帝内经》为测汗法奠定了理论基础。

2. **发展阶段——《伤寒杂病论》对于测汗法和战汗的发展** 测汗法之辨证体系乃仲景所创。于《伤寒论》桂枝汤将息法中云："遍身漐漐，微似有汗者益佳，不可令如水流漓，病必不除。"这句话，明确提出了正汗的标准，即前所云之微似有汗、遍身皆见、持续不断、汗出而脉静身凉这四项标准，就是正汗的标准。若大汗、局部出汗、阵汗、汗出而脉不静身不凉，即为邪汗。

仲景于桂枝汤将息法中又曰："若一服汗出病差，停后服，不必尽剂。"太阳中风病，服桂枝汤后好没好？是继续服药还是停药，还是更方，依什么为标准呢？仲景提出依正汗为标准，只要正汗出来了，就标志"病差"，就不用继续服药了，也不必尽剂。这就是最佳药效标准，也是判断临床疗效的痊愈标准。

又曰："若不汗，更服依前法。又不汗，后服小促其间，半日许令三服尽。若病重者，一日一夜服，周时观之。服一剂尽，病证犹在者，更作服。若汗不出，乃服至二三剂。"

《伤寒论》第2条："太阳病，发热汗出，恶风脉缓者，名为中风。"12条云："太阳中风，阳浮而阴弱，阳浮者，热自发，阴弱者，汗自出。"可见太阳中风，本自有汗，仲景予桂枝汤，何以又孜孜以求汗呢？太阳中风之汗，乃营卫不和之邪汗也；服桂枝汤所求之汗，乃正汗也。仲景未以恶寒、发热、头项强痛、鼻鸣干呕、脉浮否为病情转归的判断标准，独以正汗为判断标准，何也？前于汗出机理一节中已阐明，正汗出，是阴阳调和的表现。临床据此正汗，就可以判断已然表解里和，阴阳调和矣。

测汗法实源自《伤寒论》，惜未从理论高度升华为测汗法，但在临床实践中，仲景已广泛应用测汗法。如：《伤寒论》49 条："脉浮数者，法当汗出而愈。若下之，身重心悸者，不可发汗，当自汗出乃解。所以然者，尺中脉微，此里虚。须表里实，津液自和，便自汗出愈。"当视其阴阳所虚之处而调补之，待表里实，津液自和，阳加于阴，自然而汗出者，此即正汗。据此正汗，推知阴阳已和矣，病当愈，此即测汗法。109 条："自汗出，小便利，其病欲解"。自汗出，是指正汗而言，见此正汗，可知阴阳已和，病欲解也。"小便利"，实为测尿法。因尿之利，须"津液藏焉，气化则能出矣"，亦指阴阳和也。还有测便法，"振慄自下利者"，亦是阴阳和的表现，意义同于测汗法。230 条："与小柴胡汤，上焦得通，津液得下，胃气因和，身濈然汗出而解。"濈然而出之汗，乃正汗也。正汗之出，"必上焦得通"，此即阴阳升降出入道路通畅；"津液得下，胃气因和"，阴阳和，精气胜，方可阳加于阴而正汗出。据此正汗，推知汗出而解，此即测汗法。《伤寒论》中，还有多条应用测汗法，不一一列举。可见测汗法，实出自《伤寒论》，惜仲景未将其从理论高度明确升华为测汗法。

测汗法，首见于《吴医汇讲·温热论治篇》曰："救阴不在补血，而在养津与测汗。"王孟英未解测汗之奥义，于《温热经纬》中改为："救阴不在血，而在津与汗"，将测字删除，后世沿袭王氏所改，致测汗法这一重要学术思想儿被湮灭，亦使原文"晦涩难明"。

测汗法，不是治则，更非汗法，而是判断病情转归的一种客观方法。正如章虚谷所云："测汗者，测之以审津液之存亡，气机之通塞也。"

测汗法，是一个普遍法则、标准，适用于外感病的各个阶段；亦适用于部分内伤杂证而汗出异常者，包括不当汗而汗的邪汗证，当汗而不汗的内伤病。

风寒外袭的太阳病，不仅太阳中风表虚的桂枝汤证以正汗为判断病情转归的标准，务求阴阳调和而正汗出；太阳表实的麻黄汤证，亦"覆取微似汗，不须啜粥，余如桂枝法将息。"葛根汤，亦"覆取微似汗，余如桂枝汤法将息及禁忌，诸汤皆仿此"。皆以正汗出为判断病情转归的标准。

"诸汤皆仿此"的诸汤，是指哪些方子？伤寒有 113 方，汗、吐、下、温、清、补、和、消八法，皆包括其中，是否所有的方子皆仿桂枝汤将息呢？一般理解是指辛温发汗的麻桂剂诸方，实则包括涵盖了八法的全部 113 方。刘河间云："驱邪之法有汗吐下，三法可以兼众法，无第四法也。"《医学心悟》云："盖一法之中，八法备焉；八法之中，百法备焉。"

以麻桂剂为代表的汗法诸方，如桂枝加葛根汤、桂枝加附子汤、桂枝去芍药汤、桂枝去芍药加附子汤、桂麻各半汤、桂二麻一汤、桂枝加厚朴杏子汤、麻黄汤、葛根汤、大青龙汤等，皆将息如桂枝汤，覆取微似汗。太阳腑证的五苓散证，多饮暖水，汗出愈；阳明病的承气证，下后气机通畅，可阳施阴布而为汗；白虎汤清透里热，亦可转为正汗；大病愈后劳复的枳实栀子豉汤，透达胸膈郁热，气机畅达亦可"覆令微似汗"而愈；少阳病小柴胡汤证，调其阴阳，疏达枢机，可蒸蒸而振，汗出而解。柴胡桂枝干姜汤，"复服汗出便愈"。三阴病，调其阴阳，扶其正气，亦可阳蒸津化而为汗。如302条"少阴病，得之二三日，麻黄附子甘草汤，微发汗。"麻黄附子甘草汤可微汗，推知麻黄附子细辛汤，当亦可微汗出愈。

所以测汗法广为应用。这里包括了狭义发汗法与广义发汗法。狭义发汗法，必以正汗出为目的；广义发汗法，是调其阴阳，虽未必皆汗，然亦有不汗而汗者，临床可据此正汗而推断其病机。若予广义汗法后未见汗者，因无汗出，当然也就不在测汗法之列了，其病机转归，则据其他指征来判断。

对于战汗的认识

阳气虚者，正邪相持，亦可战汗而解，如《伤寒论》之小柴胡汤证。少阳证本质为半阴半阳，半虚半实。少阳主枢，乃阴阳出入之枢，少阳介于阴阳之间，出则三阳，入则三阴，故少阳为半阴半阳证。《伤寒论》97条："血弱气尽，腠理开，邪气因入。"血弱气尽乃正虚，邪气因入乃邪实，故少阳为半虚半实之证。邪正交争而相持，予小柴胡汤，人参、姜草枣益胃气，柴胡黄芩祛邪气，半夏交通阴阳。邪气挫，正气长，正气与邪奋争，可蒸蒸而振，汗出乃解。《伤寒论》101条："复与柴胡汤，必蒸蒸而振，却复发热，汗出而解。"蒸蒸而振者，乃战汗之轻者。《景岳全书·伤寒典·战汗》："若其人本虚，邪与正争，微者为振，甚者为战。"振与战，皆战汗，然有轻重之别。

《伤寒论》94条："太阳病未解，脉阴阳俱停，必先振慄汗出而解；但阳脉微者，先汗出而解；但阴脉微者，下之而解。若欲下之，宜调胃承气汤"。脉阴阳俱停，非停止之谓，意同脉单伏或双伏。阳脉微者，乃阳脉伏；阴脉微者，乃阴脉伏。脉伏乃邪闭使然，邪闭阻于阳者，当汗而解之；邪闭于阴者，当下之，使邪气松动，正气奋与邪争，战而汗出。

3. **完善阶段——《温病条辨》对于战汗的完善**　《温病条辨》下焦篇第19条之战汗，即属阴液虚者，曰："邪气久羁，肌肤甲错，或因下后邪欲溃，或因存阴得液蒸汗，正气已虚，不能即出，阴阳互争而战者，欲作战汗也。复脉汤热饮之，虚盛者加人参，肌肉尚盛者，但令静，勿妄动也。"此即阴虚邪羁而战者。

叶氏云："法宜益胃，令邪与汗并，热达腠开，邪从汗出。"胃乃六腑之一，以降为顺，以通为补。凡能使胃气降者，皆为益胃。胃气虚者益其气；胃阴虚者养其阴；湿热壅遏而胃不降者，辛开苦降、分消走泄；气滞者，理气降逆；腑实者，苦寒降泄，皆为益胃。仲景以调胃承气汤下之，当属益胃之一法，解其邪缚，正气得伸，正邪剧争，可战汗而解。

4. 当代认识——李士懋对于汗法的创新见解

（1）战汗的范围：太阳病未解，可见战汗；少阳证未解，可蒸蒸而振见战汗；阳明病不解，下之可战汗。可见，三阳证皆可战汗。温病邪伏募原，以达原饮溃其伏邪，表里气通，邪正相争而战汗。邪气久羁，留连气分者，亦可冀其战汗透邪，法宜益胃，令邪与汗并，热达腠开，邪从汗出。阴虚者，邪气伏而不去，可益阴扶正，正复奋与邪争，可战汗而解。杂病中，正气虚而邪气久羁，益气温阳，亦可作战汗而解。由此可知，战汗范围颇广，并不局限于温病范畴。

（2）辛凉解表的意义：辛凉之剂意义何在？辛以解郁透邪，凉以清热，辛凉之剂的意义，在于宣解肺气之膹郁，使温热之邪得以透达于外而解。待肺郁解，津可敷，卫可布，即可阳加于阴而作汗。此汗，乃是正汗，是阴阳调和，是肺宣发肃降的结果。这就是为什么温病忌汗，又最喜汗解的道理。所以，辛凉清透之剂，不是狭义发汗剂，而是辛凉清透剂，当清透肺气的膹郁后，卫布津敷，自然汗出者。故辛凉宣透剂，当属于广义发汗法的范畴。

（3）少阳证的禁汗：少阳证既然有半阴、半虚的一面，若用发汗法，当成实证来治，则犯虚其虚之戒，当然不妥，故少阳禁汗。

何以少阳证又喜汗解？《伤寒论》102条：“凡柴胡汤病证而下之，若柴胡证不罢者，复与柴胡汤，必蒸蒸而振，却复发热汗出而解。”230条：“与小柴胡汤，上焦得通，津液得下，胃气因和，身濈然汗出而解。”

振，是振栗，即寒战。“必蒸蒸而振，却复发热汗出而解”，是战汗较轻者。

战汗，是汗法的一种特殊形式。战汗的发生，一由邪气阻隔，表里不通，正气不能外出与邪相争。待溃其伏邪，表里通达，正气出而奋与邪争，则战汗而解。一则是正虚不能驱邪，待扶正后，正气得复，则奋与邪争，亦战汗而解。小柴胡证之战汗，当属后者。小柴胡证有正虚的一面，正虚不能驱邪，致邪正相持而往来寒热。予柴胡汤后，柴芩疏少阳之邪结，挫其邪势；参姜草枣益胃气；半夏交通阴阳。正气增，邪气挫，正气奋与邪争，蒸蒸而振，汗出而解。此即少阳证忌汗，又喜汗解之道理所在。忌汗者，忌狭义汗法之强发其汗；喜汗者，喜阴阳和调，正气来复之正汗。这种战汗而解的方式，属广义汗法，正符合少阳证是半虚半实、半阴半阳的本质。

（二）汗法的理论基础

《素问·阴阳别论》云：“阳加于阴谓之汗”。这句话是理解生理之汗、邪汗、正汗、发汗法、测汗法的理论渊源。悟彻了这句话，就掌握了有关汗的所有理论的关键。理论的价值在于指导实践，若能从理论高度对汗有个深刻的认识，就可以把握全局，运用自如。

《素问·阴阳应象大论》曰："清阳为天，浊阴为地。地气上为云，天气下为雨。"《素问·六微旨大论》曰："升已而降，降者为天；降已而升，升者谓地。天气下降，气流于地；地气上升，气腾于天。故高下相召，升降相因，而变作矣。"人身的常汗、正汗，就是阴阳充盛，且升降不息的结果。

后世论汗者，皆遵《黄帝内经》之理论，如吴鞠通于《温病条辨》中，根据《黄帝内经》的理论，进一步阐明汗的机理，曰"汗也者，合阳气阴精蒸化而出者也"；"汗之为物，以阳气为运用，以阴精为材料。"张锡纯曰："人身之有汗，如天地之有雨，天地阴阳和而后雨，人身阴阳和而后汗。"

人身之阴阳和，必须具备两个条件：一是阴阳充盛，二是阴阳升降出入道路畅通，方能高下相召，阴阳相因，阳加于阴而为汗。

阳之充盛：阳气根于肾，此为先天之阳；脾为后天之本，化生饮食精微，卫阳出中焦；卫阳赖上焦宣发，故又曰卫出上焦。阳气，又由心主宰，肝的一阳升发疏达。所以阳的充盛与运行涉及五脏六腑及经络血脉各组织器官。

阴之充盛：阴根于肾，生于中焦，敷布于上焦。关于后天水液的生成、输布、代谢，亦是一个复杂的过程。《素问·经脉别论》曰："饮入于胃，游溢精气，上输于脾。脾气散精，上归于肺，通调水道，下输膀胱，水精四布，五经并行，合于四时五脏阴阳，揆度以为常也。"此一代谢过程，涉及胃、脾、三焦、膀胱，尚有肾的气化，肝的疏泄，六腑的气降，经络血脉的通调，共同完成这一复杂的生理过程。

阴阳升降出入，运行敷布的道路畅通，是阳加于阴的另一重要条件。但阴阳升降出入的道路是什么，《灵枢·本脏》曰："肾合三焦膀胱，三焦膀胱者，腠理毫毛其应。"肾阳与肾阴的敷布，是通过三焦而运行于周身，直至肌肤毫毛。

关于三焦的功能，一是通行元气，一是水液运行的道路。《素问·灵兰秘典论》曰："三焦者，决渎之官，水道出焉。"决渎，即疏通水道之意。这段经文，强调三焦有运行人身水液的功能，是水液代谢的通道。水液的正常代谢，又须具备阴液充盛，阳气旺，且能通调敷布、方能蒸腾阴液布于周身，水液方能正常代谢。

《灵枢·五癃津液别》曰："三焦出气，以温肌肉，充皮肤，为其津；其流而不行者为液。"《灵枢·决气》："上焦开发，宣五谷味，熏肤、充身、泽毛，若雾露之溉，是谓气。"《灵枢·五味》："上焦者，受气而营诸阳者也。"《素问·调经论》："阳受气于上焦，以温皮肤分肉之间。"由上述经文可知三焦不仅是水道，也运行阳气、营阴。所以《难经·六十六难》云："三焦者，原气之别使也，主通行三气。"三气，是指宗气、营气、卫气，包括人体的阴阳二气，合而论之，即人体的真元之气，故称三焦为原气之别使。

三焦通行元真的具体道路是什么？《金匮要略·脏腑经络先后病脉证》篇，对三焦具体的通道作了明确的解释，曰："腠者，是三焦通会元真之处；理者，是皮肤脏腑之文理也。"文理者，即纹理也，是指脏腑及皮肤的组织间隙形成的纹理。试观人体的皮肤，纵横交错，布满纹理。这种间隙，可大小粗细不等，小者，可微细至肉眼难以看见，直至细胞之间的间隙，皆为此纹理。人体的真元之气，就是通过这种密密麻麻、纵横交错的组织纹理来运行敷布，从脏腑到血脉、经络、到肌肉、皮肤、直至毫毛，无处不到，以起到温肌肉、熏肤、充身、泽毛的作用。当阳化令行，阴气蒸腾，津液渗出于皮毛，此即汗。

三焦运行原气，怎么又和经络、血脉相关联呢？一般理解是三焦、经络、血脉各自是一完整系统，各有自己的通行道路，各自发挥自己的功能。事实上，三焦、经络、血脉是紧密相关的，共同完成真元之气的运行、输布。关于这一观点，《黄帝内经》已有明确记载：

《灵枢·营卫生会》："中焦亦并胃中，出上焦之后，此所受气者，泌糟粕，蒸津液，化其精微，上注于肺脉，乃化而为血，以奉生身，莫贵于此，故独得行于经隧，命曰营气。"中焦，属三焦之一，其化生的精微，本当通过三焦这一渠道来运行敷布，却注之于肺脉，化而为血。化为血，当然是走的血脉。可见，三焦运行元真气的通道，是与血脉难以严格区分的。又曰："独得行于经隧，命曰营气。"经隧，应指经络而言；而营行脉中，应指血脉而言，可见，三焦的通道与经络、血脉也难以截然区分。

《灵枢·痈疽》亦云："中焦出气如露，上注溪谷，而渗孙脉，津液和调，变化而赤为血，血和则孙脉先满溢，乃注于络脉，络脉皆盈，乃注于经脉。阴阳已张，因息乃行。"中焦所化生的饮食精微之气，可通过三焦来运行输布，又可注于血脉化以为血，又可注于络脉、经脉而运行全身。这就再次说明，三焦的通道与血脉、经络密不可分。

人身的气血，究竟靠那条通道来运行？三焦通行三气，卫属阳气，营赅血，所以三焦可通行气血。血脉，乃血以充盈，气以鼓荡，所以血脉亦运行气血。经络亦运行气血，如《灵枢·本脏》曰："经脉者，所以行气血而营阴阳。"可见，三焦、经络、血脉三者，皆有运行气血的功能，相互之间相辅为用，难以截然区分。

腠理是三焦通会元真之处，从脏腑到肌肉、皮肤、毫毛，都布满大大小小密密麻麻纵横交错的纹理。经络系统，小到孙络、浮络，也是大大小小密密麻麻、纵横交错地布满全身内外。血脉，亦有不断的分枝、分叉，微细者称为血络，这些血络，也是纵横交错，密密麻麻地布满全身上下内外。三者皆可至细、至微、至密，直到深入到每个细胞，而且都是气血运行的通道。微细到这种程度时，还能分清哪个是三焦腠理，哪个是经络，哪个是血脉吗？经典中未将其强予区分，我们今天也没必要画蛇添足地去强予区分，李老姑且将其称为纹理网络系统。

这一纹理网络系统，是阴阳升降出入的通道，是气血运行的通道，河间称为气液通道。这些物质的运行，都伴随着它们的功能的运行，即人之神的昌达。此即《黄帝内经》所云："血气者，人之神。"西医的微循环与此纹理网络系统，不无相通之处。经云："肝受血而能视，足受血而能步，掌受血而能握，指受血而能摄。"任何一处气血不能通达，则必然出现该处的功能障碍或丧失。末梢血管阻力增高可使血压升高，心脏供血障碍可出现心绞痛，肾供血障碍可影响肾功能，脑供血障碍则可引发脑卒中，眼供血不好则引发视觉障碍等等。寒主收引凝泣，使血脉痉挛，纹理网络系统不通，是引发阴阳气血运行障碍的一个重要原因。因而，发汗法解除寒邪的收引凝泣，从而改善阴阳气血的循行，具有重要意义，可用于广泛疾病。

关于三焦有名无形的问题。自《难经》提出三焦有名无形的问题后，后世纷争不断。李老认为：三焦的通道即腠理，即是布满全身的组织间隙，亦即皮肤藏腑之纹理也。云其无形，是因其密密麻麻、纵横交错，不像有形的物体，有个明显而固定形态，因而说它无形；若云它有形，这些密密麻麻、纵横交错的纹理，就是它的形。世上没有无功能的物质，也没有无物质的功能。三焦既然有功能，就必定有它的物质基础；有物质，就必然有这种物质的形态，所以三焦当有名有实，只不过这种物质的形态，有点特殊罢了，密密麻麻、纵横交错的纹理，就是它的形态。所以，三焦当有名有形。

"阳加于阴谓之汗"，阴阳正是通过全身的三焦腠理、经络、血脉，这一复杂的纹理网络系统来运行敷布的。在这一输布过程中，又有心的阳气周布，天运朗朗；又有肾的气化，水精上承；脾的化生转输；肺的宣发肃降；肝的升发条达；六腑气机通调；阴阳升降出入之路才能畅通，才能阳加于阴而为汗。且《灵枢·痈疽》曰："阴阳已张，因息乃行。"张，是旺盛之意。即人身的阴阳旺盛，其输布运行的道路又通畅，这就是阴阳调和状态，才能"阳加于阴谓之汗"。这种汗，是阴阳调和、气机通畅的结果。这种汗，有别于邪汗，乃是正汗。关于邪汗与正汗，另论之。

刘河间创玄府学说。玄府之名首见于《黄帝内经》。《素问·水热穴论》云："所谓玄府者，汗空也。"刘完素于《素问·玄机原病式》中曰："皮肤之汗孔者，谓泄气液之孔窍也；一名气门，谓泄气之门也；一名腠理者，谓气液出行之气道纹理也；一名鬼神门者，谓幽冥之门也；一名玄府者，谓玄微府也。然玄府者，无物不有。人之脏腑、皮毛、肌肉、筋膜、骨髓、爪牙，至于世之万物，尽皆有之，乃气出入升降之道路门户也。”汗孔，本是肌肤上密布而微细的出汗孔隙，人体的肌肉筋骨爪牙，直至人体的脏腑，皆密布此微细幽冥之孔隙。这一理论恰与上述的密密麻麻、纵横交错的纹理网络系统是一致的，皆为阴阳升降出入的道路。刘氏根据“升降出入无器不有”的经旨，认为不仅人体存在这种阴阳升降出入的道路网络，而且世之万物皆有。至于世之万物是否皆有此网络，可姑且不论，但在人体确实存在。

通过上述分析可知，人体的正汗出，绝不是水液渗出皮肤那么简单，必须阴阳充盛，且阴阳升降出入道路通畅，即阴阳调和，方能正汗出。而阴阳的充盛和升降出入道路的通畅，乃是一个极为复杂的过程，是一个全身的脏腑器官、经络血脉、肌肉筋脉骨，直至肌肤、毫毛都协同参与的复杂过程，其中任何一个环节的障碍，都可导致汗出的异常，或无汗、或邪汗、脱汗等。发汗法，就是通过发汗，调动全身的机能，使阴阳调和且升降出入道路通畅，而使正汗出的一种治疗方法。

而且，这一复杂的纹理网络系统，即刘氏所称之玄府者，其功能亦极广，绝非仅仅是通过汗孔的开阖以驱邪外出，或保持内环境的稳定，而是阴阳升降出入的道路，是人体所有物质、功能升降出入的道路，所以经云“升降息，则气立孤绝；出入废，则神机化灭。”气绝神灭，那就是生命的终结，可见这一纹理网络系统何等重要，性命攸关。因而，开通玄府、驱邪外出的汗法，是治疗诸多疾病的一大法则，应该很好掌握、运用。

（三）对汗的本质的认识

汗，是津液外渗于肌肤，称之谓汗。《灵枢·决气》曰：“何谓津？岐伯曰：腠理发泄，汗出溱溱，是谓津。何谓液？岐伯曰：谷入气满，淖泽注于骨，骨属屈伸，泄泽，补益脑髓，皮肤润泽，是谓液。”这段经文，明确指出是津液外渗于肌肤而为汗，濡养润泽肌肤毫毛，因而皮肤固密润泽。正常人体，都有微量的津液渗于肌肤，而起到充皮肤、肥腠理、润泽肌肤的作用。这种微量的汗，可称为常汗、或生理之汗，属正汗范畴。

在这段经文中，还提出了正汗产生的两个必备条件：一是“腠理发泄”“泄泽”，津液能够外达，必须阴阳升降出入的道路畅通，方能阳加于阴而泄泽，津液外达于肌肤以充养润泽；另一条件为阴阳充盛，即“谷入气满”。谷入于胃，脾化生精微，转输至周身，渗入骨而骨可屈伸；注于脑而补益脑髓，髓海充盈，精气旺盛；外达肌肤，润泽皮毛。这两个条件，一是阴阳旺盛，二是阴阳升降出入道路通畅，方可阳加于阴而为汗。

《素问·评热病论》曰：“人之所以汗出者，皆生于谷，谷生于精”。“汗者，精气也”。《素问·宣明五气篇》：“五脏化液，心为汗”。故有汗为心之液，汗血同源，精血同源之说。这些经典论述揭示了一个重要理论，即正汗，不是简单的水液外泄，而是人体津液、谷气、精血、阴阳充盛，且腠理发泄，阴阳升降出入畅达的体现。所以正汗的本质，是人体的精气，是阴阳充盛调和的结果。

1. 对邪汗的认识

(1)邪汗范围：邪汗是以汗出异常为主症的一类病证，包括自汗、盗汗、大汗、阵汗、汗出不彻、头汗、手足汗、偏汗、阴汗、脱汗、黄汗等。

(2)邪汗的病因病机：汗出异常的病因与病机，不外邪阻与正虚两端。

正虚者，包括阴阳气血之虚衰。阳虚者，轻则为卫阳虚，开合失司，腠理不固，津液外泄乃为汗；重者，阳气衰亡，津液不固而为脱汗。阴虚者，阴不制阳而阳气升浮，迫津外泄而为汗；重者，阴竭阳越，阴失内守而汗泄，亦为脱汗。血虚轻者，气失依恋而浮动，气浮失于顾护而汗出；重者，血脱则气脱，津失固摄而大汗。气虚轻者，肌表失护而汗出；重者，气脱津失固摄而汗泄。阴阳气血虚衰，皆可致津泄而汗或脱汗。至于阳虚自汗，阴虚盗汗，未必尽然。阳虚盗汗者有之，阴虚自汗者亦有之，不可以出汗的时间或部位来分阴阳。究竟何者虚，须四诊合参，尤以脉诊为重以别之。

邪实者，包括六淫、七情及内生五邪等。热胜者，可迫津外泄而为汗；风袭者，卫强营弱，营卫不和，开阖失司而汗泄；湿、瘀、痰饮阻隔，使营卫敷布失常，致营卫不和而为汗。七情所伤，气机违和，升降出入乖戾，开阖失常而为汗。至于邪犯的病位，因为汗出是一个涉及五脏六腑、三焦腠理、经络血脉、肌肤毫毛的复杂过程，因而邪阻于任何一个部位、环节，都可造成汗出异常。

更有虚实兼见，寒热错杂，邪气相兼，病之新久，外感内伤兼病等，因而汗证甚为繁杂，绝非几个方子或几个僵死的套路可以应万变者，必须精于辨证，谨守病机，方能全局在握。

(3)邪汗的特点

1)一是大汗或汗出不彻，或无汗，而非遍身漐漐微似有汗；

2)二是局部出汗，而非遍身皆见；

3)三是阵汗或汗出不止，非持续微汗；

4)四是汗出而脉不静，身不凉，非随汗出而脉静身凉。

2. 对正汗的认识

(1)正汗的范畴：正汗，包括人体的生理之汗，或曰常汗；疾病经治疗后，由于阴阳已和而出之正汗，因气候环境、饮食情绪、劳作运动而自我生理调节之汗，皆属正汗。

(2)正汗的机理

1)常汗：人的脏腑、筋骨、肌肤、孔窍、毫毛，既须阳的温煦，又须津液的濡养。正常的人体，都有微量的汗液分泌，以濡养肌肤毫毛、孔窍、筋骨、脏腑。而布于肌肤者，这是生理之汗或曰常汗，是阴阳调和的自然之汗。

2）正汗：当人体阴阳失调，或升降出入乖戾时，可无汗，或汗出异常，此即邪汗。当经过适当治疗而出现正汗时，标志阴阳已调，病已然痊愈矣。这种正汗出，若原为外邪所犯而已见正汗者，标志邪气已除，阴阳调和；若无外邪侵袭者，仅由人体的阴阳失调而患病者，此正汗出亦标志阴阳已和。正汗本质反应的是临床干预之后出现的，阴阳的充盛调和、气血升降的道路通畅（与生理之汗的区别）。

（3）正汗特点：发汗法的最佳标准是什么？是正汗。若予发汗法后，汗不出、不彻、或局部出汗、大汗皆非汗法的最佳标准。

正汗的特点：

一是微微汗出，而非大汗或无汗；

二是遍身皆见，而非局部汗出；

三是持续不断。外感病而引起的无汗或汗出异常者，经治疗后之正汗，可持续二三小时或五六小时，非阵汗出。待汗出邪退，正气恢复后，此汗自然收敛。若无外邪，因阴阳失调而汗出异常者，经治疗后，亦可见此正汗，汗后自然收敛，转为人体之常汗。

四是随汗出，脉静身凉，阴阳和调而愈。

3. **汗后转归**　汗法分狭义汗法与广义汗法两类。此处所说的汗后转归，是指狭义汗法而言。

讨论汗后的转归，是指当汗而汗者的转归。至于不当汗而汗者，变证丛生，则为误汗，不在讨论范围。

汗后的转归，仲景进行了详尽的论述，概括起来，不外四种情况。

（1）汗出而愈：对新感、邪浅、正气强者，往往一汗而愈。对沉寒痼冷者，虽不能一汗而瘥，亦可因邪去而病著减，余证再观其脉证，随证治之。

（2）汗出不彻：所谓汗出不彻，就是俗话所说的汗未出透。什么样才算汗出透了呢？标准就是正汗出。

汗出未透的原因，或为辨证治疗有误；或为方药配伍、药量失当，或为煎服方法及辅汗法的运用失宜，或正虚不能托邪等。

何以知汗出未透呢？或虽予发汗而未见汗出，或虽汗而汗少，或局部见汗，或只一阵见汗，或虽汗而症未解，或虽汗而脉仍痉或涩。若大汗出者，乃发汗太过，属发汗失当。

汗出不彻者，后续当如何治疗？若脉仍痉且当汗之证仍在者，当继予发汗，务求正汗出。本当汗后不可再汗，李士懋教授一般发一次汗，少数发两次汗，极个别的曾发三次汗。即使脉仍痉者，亦不敢再汗，当观其脉证，知犯何逆，随证治之。

（3）汗后阳盛：若汗后脉转滑、数、大、渐起有力者，乃热邪已盛，当转予清透热邪。

（4）汗后正虚：发汗太过，可伤阴，亦可伤阳，出现正气虚馁之象。正虚，不外阴虚、阳虚、气虚、血虚。阳虚者，脉当按之无力或减，伴有寒象。气虚者，脉亦按之无力或减，伴头晕、心慌、气短、乏力等气虚之象，但寒象不著。血虚者，脉细而减，伴有不荣不华之象。血虚者恒伴气虚之象，治当益气生血，使无形生出有形来。阴虚者，脉当细数，伴虚热之象。

若汗后邪除，则当转而扶正，视其阴阳气血之虚而调补之。亦观其脉证，知犯何逆，随证治之。

4. **汗法的禁忌** 温病忌汗，汗之不惟不解，反伤阴助热，热势燔灼，转成热盛。温病本属热盛，但热不寒，《伤寒论》归之于阳明病，温病中归之于气分热盛。陆九芝称，阳明为成温之渊薮，非清即下，非下即清。误用辛温发汗，助热伤阴，其为误治，自不待言。故温病忌汗。

5. **对测汗法的认识** 发汗法的最佳标准是什么？是正汗。若予发汗法后，汗不出、不彻、或局部出汗、大汗皆非汗法的最佳标准。

测汗法，就是据正汗以判断病情转归的一种方法，称为测汗法。

因汗分正汗与邪汗两类。测汗法是根据正汗来推断病情转归的一种方法。邪汗，只是疾病的一个具体症状，虽在辨证中有或小或大的辨证意义，但总的来说，对邪汗的辨证，还是要四诊合参，以脉为主来决断。所以测汗法，是据正汗而非邪汗以判断病情转归的一种方法。

测汗法广为应用。这里包括了狭义发汗法与广义发汗法。狭义发汗法，必以正汗出为目的；广义发汗法，是调其阴阳，虽未必皆汗，然亦有不汗而汗者，临床可据此正汗而推断其病机。若予广义汗法后未见汗者，因无汗出，当然也就不在测汗法之列了，其病机转归，则据其他指征来判断。

三、传承应用技术规范

《素问·举痛论》："寒气客于脉外则脉寒，脉寒则缩踡，缩踡则脉绌急，绌急则外引小络，故卒然而痛。"此条提出寒凝证的特征，即寒、痛、痉。脉缩踡、绌急，即沉弦拘紧，李士懋教授称之为痉脉；感受寒邪、脉寒，即寒；脉绌急而疼痛，即痛。三者即是寒凝证的标准。寒邪客于脉外，在外之脉可以客，在里之脉亦可以客，客于表则表寒，客于里则里寒。有寒，不论在表在里，皆须发汗以祛邪，故汗法不仅适用于表证，亦适用于里之寒凝证。

寒邪袭里有两个途径，一是传变，一是直入。

传变：由表及里，逐渐形成里寒证。正如《素问·缪刺论》所云："夫邪之客于形也，必先舍于皮毛；留而不去，入舍于孙络；留而不去，入舍于络脉；留而不去，入舍于经脉，内连五脏，散于肠胃，阴阳俱感，五脏乃伤。此邪之从皮毛而入，极于五脏之次也。”

直入：《素问·评热病论》：“邪之所凑，其气必虚。阴虚者，阳必凑之。”推而可知，阳虚者，阴必凑之。阳气虚，寒邪即可直入，哪个脏腑阳虚，寒邪就直入哪个脏腑。由于寒袭部位不同，因而临床表现亦颇复杂。寒客心经者，可见心痛、憋气、心悸；寒客于肝者，则胸胁痛、头晕痛、痉厥转筋、阴痛束缩；寒客肠胃，则吐利不食，脘腹胀痛；寒客于肺，则哮喘不得卧，呼吸困难，痰涎涌盛；寒客于肾，则畏寒肢冷，但欲寐、水肿尿少、腰痛膝软、二便不利等。

因而，汗法可大量用于里证。

（一）汗法临床适用指征及辨证要点

李士懋教授所主张之汗法较其他汗法相同之处是都可以治表证，不同之处是李士懋教授提出汗法亦可以治疗里证。

李士懋教授治疗寒凝证最大的特点是对寒凝证的诊断。其寒凝证的诊断标准有三点：

1. 脉沉弦拘紧，称之为“痉脉”。

2. 疼痛。

3. 恶寒。

依其在辨证中比重划分，痉脉占80%，疼痛占10%，恶寒占5%，其他舌征、体征、症状占5%，此乃约略之言。

汗法适用于寒凝证，针对的是证，而非疾病。

应用指征：应用该治法的要点有三：即痉、寒、痛。

痉：是指脉痉，即脉见沉弦拘紧者，这种脉摸起来有一种呈痉挛状态的感觉，李老称之为痉脉。此脉乃寒邪收引凝泣所致，见此脉，寒凝的诊断就可确定80%。

寒：寒是指全身的恶寒或畏寒，亦可是局部的寒象，如肢冷、背冷、腰冷、腹冷、头冷、臂冷等。此皆阳虚寒凝，阳气不能温煦所致。此症在寒凝的诊断中，其权重可占10%。

疼痛：或全身痛、头痛、腰痛、骨节痛、或局部疼，如头痛、胸痛、腰痛、脘腹痛等，此皆寒主收引凝泣，气血不通而痛。此证在寒凝诊断的权重占5%。

其余符合寒凝证的舌征、体征、症状可占5%。此乃约略之意而已。

现代医学如高血压、冠心病、肾病、胃肠病、风湿免疫病等，凡符合上述特征者，皆可以使用，温阳发汗，散寒解痉。汗透寒散后，并非一汗而愈，当观其脉证，随证治之。

发汗法，用于寒湿客于肌表者，或客于肌肉、经脉、筋骨者，亦用于寒邪袭里者；若正虚而寒袭者，可扶正发汗散寒。若阳虚阴盛而无客邪者，在扶阳基础上，亦可用其激发阳气以解寒凝。辛温发汗法，广泛用之于临床，绝不仅仅是用于解表。

汗法仅适用于中医寒凝证，并非发汗后疾病痊愈。寒凝证解除之后，“当观其脉症，知犯何逆，随证治之”。发汗法为阶段性治疗。

（二）特色汗法临床代表方寒痉汤

方药组成

桂枝 9~12g　干姜 9~15g　细辛 6~9g　炙甘草 6~9g

麻黄 6~9g　炮附子 10~30g（先煎）　大枣 6~10 枚　全蝎 6~10g

蜈蚣 5~15 条

煎服法：炮附子先煎 1 小时，加余药再煎 30 分钟，共煎 2 次，分服。约 2~3 小时服一煎，加辅汗三法，令其汗出。汗透，即正汗出，停后服；未透继服。汗后，再观其脉证，随证治之。若不令其发汗者，则一剂两煎，早晚饭后分服，不加辅汗三法。

方义：此方实由桂枝去芍药汤、麻黄细辛附子汤、止痉散三方相合而成。

桂枝去芍药汤，见于《伤寒论》21 条：“太阳病，下之后，脉促胸满者，桂枝去芍药汤主之”。此下之后阳虚，心阳不振而脉促胸满，以桂枝、甘草温振心阳，去芍药之阴柔酸敛，佐姜枣益胃气。

麻黄细辛附子汤见于《伤寒论》301 条：“少阴病，始得之，反发热，脉沉者，麻黄细辛附子汤主之”。前已论及，此方可用于三种情况：一是太少两感，二是寒邪直入少阴，三是少阴阳虚寒凝。

桂甘姜枣麻辛附汤，见《金匮·水气》：“气分，心下坚，大如盘，边如旋盘，桂甘姜枣麻辛附汤主之”。此方温阳散寒，桂枝温振心阳，附子温补肾阳，麻黄发越阳气，细辛启肾阳，鼓舞阳气之升腾敷布。麻、辛、桂、姜，散寒解寒凝，草枣益胃气。此方功用，重在转其大气，即仲景所云：“大气一转其气乃散”，大气者，人身之阳也，犹天之红日，“离照当空，阴霾自散。”寒痉汤取桂甘姜枣麻辛附汤，意即取其温阳散寒解寒凝。

止痉散，由全蝎、蜈蚣组成，取其解痉，搜剔入络。三方相合，其主要功效为温阳散寒解痉。

李士懋教授善用虫类药的特点：

1．基于发病机理，无论何种证候类型膝骨关节炎的病理损害都在于骨络的不通、不荣和拘急。“久病入络”“久痛入络”。

2．基于平脉辨证寒热温凉差异，功能主治不同，临床平脉加减。攻坚破瘀、活血化瘀、息风定痉、宣泄风热、搜风解毒、壮阳益肾、消痈散结等。

3．基于虫类药物的配伍应用。

4. 基于自己的试验和临床经验。

(三)辅汗三法

狭义汗法，是必令其正汗出的一种方法，但临床上常见予麻桂剂，病者并不出汗，甚至有的连服多剂亦不出汗，故在应用狭义汗法时，必加辅汗三法，即连服、啜粥、温覆。

辅汗三法，实从桂枝汤将息法而来。服桂枝汤，须臾啜热稀粥一升余，温覆令一时许，意在助其药力。若服后未见正汗出者，更服依前法；又不汗，后服小促其间，半日许令三服尽；若病重者，一日一夜服，周时观之，乃服至二三剂，以使药力相继。一天24小时，昼12小时，夜12小时，半日当为6小时。半日许令三服尽，约合两小时服一次。《伤寒论》方量重，多煎一次，分三服。

仲景在运用辅汗三法时，并不是三法不加区分地皆用，而是视病情及所用方药的具体情况，灵活运用。如桂枝汤属补剂、和剂，是通过燮理阴阳、调和营卫而发汗，虽有解肌发汗的作用，但发汗之力较缓，故辅汗三法皆用。桂枝汤及其类方，在用作狭义发汗法时，辅汗三法皆用。但387条，用桂枝汤，目的在于“小和之”，因吐下之余，定无完气，营卫两虚而身痛，予桂枝汤小和之。目的不在发汗，故未用辅法三法，一改桂枝汤之发汗剂而为和解剂。括楼桂枝汤发汗，则仅言啜热粥发，未将辅汗三法全用。

麻黄汤、葛根汤类，因属强汗剂，在用作狭义汗法时，并非辅汗三法皆用，仲景明确指出，不须啜粥，这就使辅汗三法剩下两法。何也？因太阳表实证属实证，实证的特点是邪虽盛，然正气亦强，且麻黄汤类属强汗剂，不须啜热粥益胃气助其发汗，目的在于防止汗出太过。这就是灵活运用辅汗三法以调节汗出程度。大青龙汤作为狭义发汗法使用时，仲景仅言“取微似汗”，未强调辅汗三法。小青龙汤未言取汗，但在《金匮要略》治溢饮时云：“病溢饮者，当发其汗，大青龙汤主之，小青龙汤亦主之。”可见小青龙汤亦可作为发汗剂使用，也并未强调辅汗三法。水热互结之太阳腑证，主以五苓散，方后云：“多饮暖水，汗出愈。”仲景未强调辅汗三法，仅言多饮暖水而已。治风湿身疼之麻杏苡甘汤，仅言“有微汗，避风。”辅汗三法皆未用，缘“治风湿者，但微微似欲汗出者，风湿俱去也，蓋汗大出者，但风气去，湿气在，是故不愈也”。

其他辅汗法，如针灸、火熏、热熨、蒸浴等，皆可助汗。如《伤寒论》24条“太阳病，初服桂枝汤，反烦不解者，先刺风池风府，却与桂枝汤则愈。”妇人中风刺期门、刺风池、风府，乃通其经络，疏达气血，挫其邪势，亦为发汗之助。防己黄芪汤，治“风湿脉浮身重，汗出恶风者，服后从腰以下如冰，后坐被上，又以一被绕腰下，温令微汗差”，此局部温覆助汗法。仲景使用辅汗法，灵活而巧妙，不仅可助汗出，亦可调节汗量。

温覆、啜热粥、连服，称之谓辅汗三法。若用发汗剂，加此辅汗三法，对含有辛散解表作用的方剂，如麻桂剂，一般皆可汗出。辅法三法的作用有三：一是助其发散之力，促使汗出；二是调节汗出的程度，防其汗出不彻或过汗；三是益胃气，顾护正气。

李士懋教授在临床中，虽常用发汗剂，若未予辅汗三法，常无汗出；若加辅汗法，则可汗出。用辅汗法，常三法联用，不汗则继服；汗已出，则减其衣被，止后服，以调节汗量，令汗出绵延三五小时，且防其大汗伤正。

李士懋教授用经方多以一两按 3g 用，煎两次，分两次分服。按《伤寒论》服法，半日许令三服尽，李士懋教授令其每隔二三小时服一次，直至正汗出为止。

服发汗剂之后，须臾啜热稀粥适量，温覆半小时左右，意在助其药力。若服后未见正汗出者，令其每隔二三小时服一次，直至正汗出为止。若连服三次仍未得正汗，则停后服，以免伤阳气。

（四）临床应用要点

若阳虚者，温阳发汗；阴气虚者，滋阴发汗；阴阳两虚者，阴阳双补发汗，气血两虚者，益气补血发汗；若有兼邪者，则当相兼而治。虽阳虚阴盛，然脉已成格阳、戴阳，若再用辛散之品，则当谨慎，防其阴阳离决。若必欲用其解寒凝，不仅辛散之药量宜小，且须加山茱萸、龙骨、牡蛎，在温阳辛散的基础，佐以敛涩镇摄，防阳气之浮散，张锡纯之来复汤，即寓此意。

汗后转归

汗后的转归，仲景进行了详尽的论述，概括起来，不外四种情况。

1. **汗出而愈**　对新感、邪浅、正气强者，往往一汗而愈。对沉寒痼冷者，虽不能一汗而瘥，亦可因邪去而病著减，余证再观其脉证，随证治之。

2. **汗出不彻**　所谓汗出不彻，就是俗话所说的汗未出透。什么样才算汗出透了呢？标准就是正汗。

汗出未透的原因，或为辨证治疗有误；或为方药配伍、药量失当，或为煎服方法及辅汗法的运用失宜，或正虚不能托邪等。

何以知汗出未透呢？或虽予发汗而未见汗出，或虽汗而汗少，或局部见汗，或只一阵见汗，或虽汗而症未解，或虽汗而脉仍痉或涩。若大汗出者，乃发汗太过，属发汗失当。

汗出不彻者，后续当如何治疗？若脉仍痉且当汗之证仍在者，当继予发汗，务求正汗出。连发三次汗后，即使脉仍痉者，亦不再汗，当观其脉证，知犯何逆，随证治之。

3. **汗后阳盛**　若汗后脉转滑、数、大、渐起有力者，乃热邪已盛，当转予清透热邪。

4. 汗后正虚　发汗太过，可伤阴，亦可伤阳，出现正气虚馁之象。正虚，不外阴虚、阳虚、气虚、血虚。阳虚者，脉当按之无力或减，伴有寒象。气虚者，脉亦按之无力或减，伴头晕、心慌、气短、乏力等气虚之象，但寒象不著。血虚者，脉细而减，伴有不荣不华之象。血虚者恒伴气虚之象，治当益气生血，使无形生出有形来。阴虚者，脉当细数，伴虚热之象。

若汗后邪除，则当转而扶正，视其阴阳气血之虚而调补之。亦观其脉证，知犯何逆，随证治之。

四、传承关键技术和难点

（一）传承汗法必须具备的经典理论

汗法，是中医治疗疾病的八法之一，是驱邪外出的重要法则。汗法的理论源自《黄帝内经》，其辨证论治体系奠基于仲景。河间将汗法推至顶峰，认为中医治病应以攻邪为先，邪去而元气自复。驱邪之法有汗吐下，三法可以兼众法，无第四法也。晚近汗法已渐趋荒疏、萎缩，令人惋惜。故传承汗法，必须熟读《黄帝内经》《伤寒论》，以及刘河间的著作。

1.《黄帝内经》对汗的认识深刻　《黄帝内经》认为汗是津液外渗于肌肤，称之谓汗。《灵枢·决气》曰："何谓津？岐伯曰：腠理发泄，汗出溱溱，是谓津。何谓液？岐伯曰：谷入气满，淖泽注于骨，骨属屈伸，泄泽，补益脑髓，皮肤润泽，是谓液。"

《素问·评热病论》曰："人之所以汗出者，皆生于谷，谷生于精"。"汗者，精气也"。《素问·宣明五气篇》："五脏化液，心为汗"。故有汗为心之液，汗血同源，精血同源之说。这些经典论述揭示了一个重要理论，即正汗，不是简单的水液外泄，而是人体津液、谷气、精血、阴阳充盛，且腠理发泄，阴阳升降出入畅达的体现。所以正汗的本质，是人体的精气，是阴阳充盛调和的结果。

2.《黄帝内经》对汗出机理的认识　《素问·阴阳别论》云："阳加于阴谓之汗"。这句话是理解生理之汗、邪汗、正汗、发汗法、测汗法的理论渊源。悟彻了这句话，就掌握了有关汗的所有理论的关键。理论的价值在于指导实践，若能从理论高度对汗有个深刻的认识，就可以把握全局，运用自如。

《素问·阴阳应象大论》曰："清阳为天，浊阴为地。地气上为云，天气下为雨。"《素问·六微旨大论》曰："升已而降，降者为天；降已而升，升者谓地。天气下降，气流于地；地气上升，气腾于天。故高下相召，升降相因，而变作矣。"人身的常汗、正汗，就是阴阳充盛，且升降不息的结果。

后世论汗者，皆遵《黄帝内经》之理论，如吴鞠通于《温病条辨》中，根据《黄帝内经》的理论，进一步阐明汗的机理，曰"汗也者，合阳气阴精蒸化而出者也"；"汗之为物，以阳气为运用，以阴精为材料。"张锡纯曰："人身之有汗，如天地之有雨，天地阴阳和而后雨，人身阴阳和而后汗。”

3.《素问·玄机原病式》对玄府的阐释 刘河间创玄府学说。玄府之名首见于《黄帝内经》。《素问·水热穴论》云：“所谓玄府者，汗空也。”刘完素于《素问·玄机原病式》中曰：“皮肤之汗孔者，谓泄气液之孔窍也；一名气门，谓泄气之门也；一名腠理者，谓气液出行之气道纹理也；一名鬼神门者，谓幽冥之门也；一名玄府者，谓玄微府也。然玄府者，无物不有。人之脏腑、皮毛、肌肉、筋膜、骨髓、爪牙，至于世之万物，尽皆有之，乃气出入升降之道路门户也。”刘氏根据“升降出入无器不有”的经旨，认为人体存在这种阴阳升降出入的道路网络。

这一复杂的纹理网络系统，即刘氏所称之玄府者，其功能亦极广，绝非仅仅是通过汗孔的开阖以驱邪外出，或保持内环境的稳定，而是阴阳升降出入的道路，是人体所有物质、功能升降出入的道路，所以经云“升降息，则气充孤绝；出入废，则神机化灭。”气绝神灭，那就是生命的终结，可见这一纹理网络系统何等重要，性命攸关。因而，开通玄府、驱邪外出的汗法是治疗诸多疾病的一大法则，应该很好掌握和运用。

4.《黄帝内经》《伤寒论》《吴医汇讲》对测汗法的论述 测汗法之理论，肇端于《黄帝内经》。《素问·评热病论》曰：“今邪气交争于骨肉而得汗者，是邪却而精胜也。”此言强调只有人的精气胜，才能正汗出。《素问·阴阳别论》曰：“阳加于阴谓之汗。”强调正汗出，必阴阳充盛及升降出入之路通调。《素问·阴阳应象大论》：“地气上为云，天气下为雨”，张锡纯将《黄帝内经》这一理论概括为“人身之有汗，如天地之有雨。天地阴阳和而后雨，人身亦阴阳和而后汗。”这就是《黄帝内经》为测汗法奠定的理论基础。

测汗法之辨证体系乃仲景所创。于《伤寒论》桂枝汤将息法中云：“遍身漐漐，微似有汗者益佳，不可令如水流漓，病必不除。”这句话，明确提出了正汗的标准，即前所云之微似有汗、遍身皆见、持续不断、汗出而脉静身凉这四项标准，就是正汗的标准。若大汗、局部出汗、阵汗、汗出而脉不静身不凉，即为邪汗。

仲景于桂枝汤将息法中又曰：“若一服汗出病差，停后服，不必尽剂。”太阳中风病，服桂枝汤后好没好？是继续服药还是停药，还是更方，依什么为标准呢？仲景提出依正汗为标准，只要正汗出来了，就标志“病差”，就不用继续服药了，也不必尽剂。这就是最佳药效标准，也是判断临床疗效的痊愈标准。

又曰：“若不汗，更服依前法。又不汗，后服小促其间，半日许令三服尽。若病重者，一日一夜服，周时观之。服一剂尽，病证犹在者，更作服。若汗不出，乃服至二三剂。”

测汗法，首见于《吴医汇讲·温热论治篇》曰：“救阴不在补血，而在养津与测汗。”测汗法，不是治则，更非汗法，而是判断病情转归的一种客观方法。正如章虚谷所云：“测汗者，测之以审津液之存亡，气机之通塞也。”

（二）传承汗法必须具备的临床技能

中医的临床技能，应重视望、闻、问、切，四诊合参。脉诊虽位四诊之末，然其重要意义在四诊中，位居第一。传承汗法，必须掌握运用狭义汗法时的脉象指征，即痉脉的诊断技术。

典型的寒邪袭人之脉为痉脉。在诊断寒凝证的几大条件的辨证中，其权重划分为：脉占80%，疼痛占10%，恶寒占5%，其他舌征、体征、症状，可占5%。此乃约略言之而已。

痉脉的特征就是沉弦拘紧。这种脉摸起来有一种呈痉挛状态的感觉，故称之谓痉脉。脉的形成原理为“血以充盈，气以鼓荡”。把握痉脉，要深刻理解痉脉的形成机理。

沉：沉主气，或为邪气阻遏，气血不能外达以充盈鼓荡血脉而脉沉；或正气虚衰，无力充盈鼓荡血脉而脉沉。邪阻者为实，脉当沉而有力；正衰者为虚，脉当沉取无力；以沉取有力无力以别虚实。

寒邪所犯，因寒主收引凝泣，气血亦随之收引凝泣，脉必沉。寒邪袭表，因表为寒邪痹郁，气血不得外达，所以此时脉并不浮，反以沉者为多见。若寒袭经脉筋骨恶寒而痛者，其脉亦沉，此亦因寒邪凝泣收引所致。若邪犯于里者，恒因里之正虚，寒邪得以内传或直犯，其脉当沉弦拘紧之中，按之无力。无力为正虚，脉痉为寒凝，证属虚实相兼，治当温阳散寒，扶正祛邪。正虚的程度有轻有重，轻者，脉力稍逊，李士懋教授以脉减相称，即介于脉实与脉虚无力之间。

弦而拘紧：寒主收引凝泣，血脉亦拘紧，乏舒缓之象，呈一种痉挛状态。拘紧之象越著，则寒凝越重，寒的轻重与脉的拘紧程度呈正比。寒闭于表者，脉即沉紧而拘，寒犯于里者，脉亦沉而拘紧。寒闭表者，因正气尚强，其脉沉而拘紧有力，伴恶寒、头身痛、无汗。寒闭于里者，脉沉而拘紧力减，伴疼痛、畏寒。

除了典型的寒邪伤人之痉脉，也有以下几种情况可用汗法，但脉不痉，应予注意。

首先，桂枝汤证乃太阳表虚，实质是虚人外感，且所客者为风邪。风邪属阳，其性升浮轻扬，其症为发热、恶风、自汗，脉浮缓或浮弱，故脉不是痉。予桂枝汤加辅汗三法，实为扶正祛邪法。

若湿邪所犯，湿为阴邪。阴湿者，脉多兼濡软；然湿又能闭阻阳气，故脉亦兼弦紧。阴湿之脉当沉而弦拘之中，兼见濡软之象。湿盛则濡，湿盛则阳微，脉亦可见沉拘紧无力，症多伴疲、沉、胀、僵，头沉、胸痞、畏寒，苔白腻等。

若温邪袭肺而兼表闭者，脉可浮数，因温邪其性属阳，当热郁而伸时，故脉浮数。表闭的特征为无汗或汗不彻，恶风寒，伴头身痛等，此时亦可以辛凉之剂加辅汗法，令其汗出，透解表郁，此亦通常达变之法。

（三）汗法传承过程中所涉及的关键技术和难点

在汗法传承的过程中，关键技术在于以下几个方面：

1. 对汗本质的认识　汗，在“阴阳充盛”和“腠理发泄”的双重条件下发生的。其中的“阴阳充盛”，是指“谷入气满”后，水谷化生的一切精微物质，气、血、精、津、液，均是阴阳充盛的物质基础和功能条件，不局限在津液方面。其中的“腠理发泄”或“泄泽”，是指在“汗”有能力外泄，也就是充足的基础之上，依赖的阴阳升降出入道路通畅的方面。这个阴阳的道路指的是：从五体来说，由骨、筋、肉、肌、腠，到皮毛；从三焦来说，从下焦到上焦；从脏腑来说，从肾的先天阴阳气化，脾的后天卫阳营阴化生转输，肺的宣发肃降，到肝的升发疏泄，以及六腑的气机通调。尤其，对于三焦的理解尤为重要，李士懋教授引用刘河间的玄府学说，认为三焦是人体从脏腑到肌肉筋骨爪牙上都存在的密密麻麻、纵横交错的细微幽冥的孔隙，纹理网络系统。

2. 对正汗的准确把握　李士懋教授根据《伤寒论》桂枝汤将息法的“遍身漐漐，微似有汗者益佳，不可令如水流漓，病必不除。”这句话，明确提出了正汗的标准，即“微似有汗、遍身皆见、持续不断、汗出而脉静身凉”这四项标准，就是正汗的标准。若大汗、局部出汗、阵汗、汗出而脉不静身不凉，即为邪汗。

3. 对于痉脉的全面理解和传承　脉诊，首先用于疾病的诊断。脉诊乃四诊之一，是诊断疾病和判断疾病转归、预，历来为医家所重视。脉诊，在疾病的诊断中起着决定性的作用。若用数字来估量，占50%~90%。

首先，要从理论上理解痉脉的形成机理。此脉乃寒邪收引凝泣所致，见此脉，寒凝的诊断就可确定80%。

其次，能够在师傅带教时，体会到带教老师指出的痉脉的特点。痉脉，可见脉沉弦拘紧。如，《四诊抉微》曰：“表寒重者，阳气不能外达，脉必先见沉紧。”

再次，当自己独立出诊时，能够识别痉脉，得到带教老师的认可。

最后，从理论到实践均对痉脉有较为深刻的把握，能够再传承痉脉。

以上所述为在汗法传承的过程中，关键技术和难点，值得重点掌握，提高传承质量。

五、科学评价及特色优势

发汗法治疗寒凝证，针对的是“证”而非“病”。若与中医的病相结合，如胸痹，头痛、眩晕（高血压），痹证等，现代中医临床对于这些疾病治疗如下：

对于胸痹，证属寒邪内侵痹阻胸阳，采用瓜蒌薤白白酒汤和当归四逆汤治疗。

对于头痛，证属风寒外束，采用川芎茶调散治疗。

对于痹证，证属寒痹，采用乌头汤治疗。

采用传统方法治疗以上疾病，有一定疗效。若采用发汗法治疗，效宏、力专，疗效更佳。能在短时间内，解除寒凝状态。

汗法治疗寒凝证，拓展了汗法使用范围。不仅用于表证，亦可用于里实寒证、阳虚阴凝证。

对于阳虚阴凝证：阳虚阴凝者，并无外邪所客，纯为阳虚所致。由于阳虚阴胜而阴寒凝泣收引，其脉当沉弦细无力且拘紧。在扶阳的基础上，麻桂辛等辛散之品亦可用。如仲景之桂甘姜枣麻辛附汤，意在转其大气，此时用麻桂辛，并非发汗，乃激发鼓舞阳气之布散。方药虽似，然方义已变。《金匮要略心典》尤注云："麻黄非独散寒，且可发越阳气，使通于外，结散阳通，其病自愈。"若虽阳虚阴盛，然脉已成格阳、戴阳，若再用辛散之品，则当谨慎，防其阴阳离决。若必欲用其解寒凝，不仅辛散之药量宜小，且须加山茱萸、龙骨、牡蛎，在温阳辛散的基础，佐以收敛镇摄，防阳气之浮散，张锡纯之来复汤，即寓此意。

（一）在主要优势病种方面的科学价值

发汗法治疗寒凝证，拓展了"汗法"的适用范围。从汉代的张仲景到现在的教科书均认为"汗法用于表证"，"表证应需汗解"。国医大师李士懋教授创造性地将"汗法"用于"里证"，而且临床取得满意疗效。

汗法治疗寒凝证，为李士懋教授在学习经典的基础上，并经过临床反复实践，近四十余年的苦苦求索，最终形成。经多名弟子的反复临床实践，疗效确切，且易学、易传承。因为李士懋教授提出寒凝证的诊断标准：痉脉、疼痛、恶寒。中医治病，讲的是"辨证论治"。中医学的基本特点为整体观念和辨证论治。李士懋教授用汗法治疗寒凝证，充分体现中医辨证论治的特色。

一个疾病在其发展过程中，在不同的阶段会出现不同的证；同样，不同的疾病在其发展过程中，可能出现相同的证。汗法治疗寒凝证，仅是治疗疾病的某一阶段，发汗后疾病并非痊愈。若未愈怎么办？"观其脉证，知犯何逆，随证治之"。

1. **冠心病心绞痛**　对于冠心病心绞痛，现代医学在缓解期的治疗原则是：选择性地扩张病变的冠脉血管；降低血压；改善动脉粥样硬化。具体表现在：①硝酸酯制剂；② β 受体阻断剂（β 阻断剂）；③钙通道阻滞剂；④冠状动脉扩张剂；⑤抗氧化。

2. **高血压**　对于高血压的治疗，降压药包括：①利尿药；② β 受体阻滞剂；③钙通道阻滞剂；④血管紧张素转换酶抑制剂；⑤血管紧张素Ⅱ受体阻滞剂。

3. **关节炎**　对于关节炎的治疗，主要包括：①非甾体抗炎药；②慢作用抗风湿药；③细胞毒药物；④肾上腺皮质激素；⑤抗生素等；⑥对于痛风性关节炎的治疗，急性期的药物治疗包括大剂量非甾体抗炎药或者秋水仙碱，以及缓解期的降尿酸治疗。

采用西药治疗以上冠心病心绞痛、高血压、关节炎，临床均取得满意疗效。但不足之处需长期服药。若以上诸病凡符合寒凝证特点——痉寒痛，采用发汗法治疗，温阳发汗，散寒解痉。汗透寒散后，并非一汗而愈，当观其脉证，随证治之。并且毒副作用较小，甚至忽略不计。临床上寒凝证型高血压、冠心病比较普遍，平脉辨证——以痉脉为重心。

汗法临床应用的靶向性——针对证，而非病。

汗法临床应用的阶段性——局限性、辨证性、广泛性。

寒凝证解，不能再用（局限性）

寒凝证解后，观其脉症，随证治之（辨证性）

病有多种，但凡见寒凝证，皆可用之（广泛性）。

（二）汗法的应用前景与展望

汗法，是中医治疗疾病的八法之一，是驱邪外出的重要法则。汗法的理论源自《黄帝内经》，其辨证论治体系奠基于仲景。河间将汗法推至顶峰，认为中医治病应以攻邪为先，邪去而元气自复。驱邪之法有汗、吐、下，三法可以兼众法，无第四法也。晚近汗法已渐趋荒疏、萎缩，令人惋惜。李士懋教授对汗法相关问题进行深入研究并验之临床。提出汗法不仅用于表证，而且可用于里证，扩展了汗法的应用范围，为继承发扬祖国医学这一重要法则，作出不可磨灭的贡献。现代医学诊断为气管炎、阻塞性肺病、高血压、冠心病、肾病、胃肠病、干燥综合征、脑中风、类风湿等，中医辨证属于寒凝证者均可采用发汗法治疗。因此，汗法可广泛用之临床，前景广阔。

李士懋教授汗法中的狭义和广义汗法的提出、测汗法的提出、汗法治疗里证之寒凝证的提出均有中医原创思维特征。

中医治病，关键解决“证”。疾病的所有证均解决了，疾病便痊愈。发汗法，仅治疗“寒凝证”，而并非治疗整个疾病。不同的疾病，在不同的阶段会出现不同的证。无论任何疾病，在疾病发展过程中，出现“寒凝证”，均可采用“发汗法”治疗。采用发汗法治疗寒凝证，属于中医证候治疗，并非针对疾病治疗。发汗后，寒凝证解除后，疾病未必痊愈，应“观其脉证，知犯何逆，随证治之”。发汗法为阶段性治疗，并非整个疾病的治疗。

汗法治疗寒凝证是国医大师李士懋教授经过50多年的临床实践，逐渐形成与完善的学术思想。其重点治疗在于“证”，而并非“病”，即寒凝证。充分体现中医学辨证论治的辨治特色。临床四诊合参，辨证属于“寒凝证”者，均可用汗法治疗。发汗法对于现代疾病如：高血压、冠心病、关节炎等，均有较好的疗效。

李士懋教授提出的完整的汗法理论体系，具有明确的理论渊源、发展脉络，并能有效地指导临床实践，能够很好地被传承。这些原创思维都可以运用于临床、取得良好的经济价值社会价值，为广大患者服务，减轻患者的痛苦和家庭负担，具有重大的学术价值、经济价值和社会价值。

六、临床验案举例

验案1：寒凝脉痉

王某，女，44岁，吴桥。2006年11月24日初诊：高血压已3年，高时血压170/110mmHg。服卡托普利，尼群地平，倍他乐克，舒乐安定，血压控制在140/90mmHg。平素头胀，心悸，臂痠麻，咽跳，失眠，服安眠药保持在每日6~7小时、ECG大致正常，TCD脑供血不足。脉沉弦，按之拘紧而急。舌可。

证属：寒凝脉痉。法宜：温阳散寒解痉。

方宗：寒痉汤加减。

炮附子15g　麻黄6g　细辛6g　桂枝12g

干姜6g　防风9g　葛根15g　生姜6片

僵蚕12g　蝉蜕9g　全蝎10g　蜈蚣15条

3剂，水煎服，2~3小时服一煎。啜粥温覆取汗。汗透停后服，未汗继服。

2006年11月27日，服药三煎，得汗，未心悸，臂麻减轻，他如前，大便干。脉弦拘，已不急，舌可。血压130/85mmHg。上方加肉苁蓉18g。14剂，水煎服，日服一剂，不再刻意发汗。

2006年12月22日：降压药已减1/3。偶有头晕，其他无不适。脉沉滞，舌可苔白。

上方加生黄芪40g。10剂，水煎服。

2007年1月15日：降压药又减1/3。睡眠较差，他无不适。脉沉拘滞，已有小滑数之象。血压130/90mmHg。上方加丹参18g、夜交藤30g。14剂，水煎服，嘱所剩1/3西药全停。

按：为何用汗法？治疗高血压的报道甚多，多从肝热、肝阳、痰热、阴虚、阳虚、阴阳两虚等立论，以汗法治之者鲜见。

汗法，俗皆谓治表证，表证当汗。其实表证非皆当汗，里证亦非皆禁汗。此案并非新感，亦无恶寒、无汗、身痛、脉浮等表证，纯属里证，何以汗之？因寒痹于里，故汗之以祛邪。

《素问·缪刺论》云："夫邪之客于形也，必先舍于皮毛，留而不去，入舍于孙络；留而不去，入舍于络脉；留而不去，入舍于经脉，内连五脏，散于肠胃，阴阳俱感，五脏乃伤，此邪之从皮毛而入，极于五脏之次也。"这清楚说明，外邪可由皮毛、经络次第内传，舍于五脏。若正气虚者，外邪亦可直客胃肠，直入三阴。

此案何以知寒客于里？据脉而断。脉沉弦拘紧，乃阴寒痹郁凝泣之象。寒主收引，寒主凝泣，寒客则气机凝滞，血脉不畅，故脉沉弦拘紧泣滞，此种脉象吾称之谓痉脉。见此脉，可断为寒邪凝痹，若见表证者，为寒闭肌表；若见里证者，为寒凝于里，皆当汗而解之。

此案主以麻黄附子细辛汤，温阳散寒，更辅以发汗三条件：连续服药、啜热粥、温覆，令其汗出。汗透的标准为：持续汗出（可连续出汗三四小时迺至大半夜）、遍身皆见、微似汗出、随汗出而脉静症解。见此汗则停后服，未现此汗则续服。

高血压可因外周血管痉挛，外周阻力增高而引发，此与寒凝血脉收引凝泣，出现脉弦紧拘滞的痉脉，机理是相通的。散寒发汗，解除寒邪之凝泣，可由痉脉而转为舒缓，推想可降低外周血管阻力，从而降低血压。这种寒邪，可为新感，亦可为沉寒痼冷；可寒凝肌表，亦可寒痹于里，皆当辛散发越。见兼阳虚者，可温阳散寒；若见气虚者，可益气散寒；若兼阴血虚者，可补阴血而散寒；若兼痰饮者，可涤痰化饮散寒，若兼血瘀者，可活血化瘀散寒；若寒凝火郁者，可清透散寒，双解之；若寒凝腑实者，可通下散寒，视其兼夹之不同，而灵活化裁，把汗法用活了，而不囿于解表邪之一隅。

本例用麻黄发汗后，血压不仅未升高，反而有所下降。汗后因脉仍沉滞，断为寒凝未解，故仍予原方，温阳散寒解痉，虽未再用辅汗三法令其再汗，但属辛温宣散之法，在渐停降压西药情况下，血压不仅未反弹，反渐降。虽无追踪观察，难言远期疗效，但起码临床显效或有效是肯定的。

方中蜈蚣、全蝎二药为止痉散，治疗痉证。此方用以息风解痉，此痉非抽搐之痉证，乃指寒凝血脉痉挛之痉，二者病机相通。解痉，则血脉舒缓，血压自可降低。伍以僵蚕、蝉蜕、葛根亦有息风解痉之功。

验案 2：寒痹心阳

牛某，女，21 岁，本校学生。2004 年 3 月 26 日初诊：初中二年级时，曾晕倒一次，意识短暂丧失，无抽搐。现就读本校大二，昨又欲晕倒。平素心慌、鼻塞、咳痰。心率常 120 次 / 分，心电图：窦性心速。脉沉紧而数。舌可苔白。唇暗，面色白泛青。

证属：寒痹心阳。法宜：散寒通阳。

方宗：五积散主之。

麻黄 6g　桂枝 9g　当归 12g　川芎 8g
白芍 10g　白芷 7g　茯苓 12g　半夏 10g
苍术 9g　枳壳 8g　桔梗 9g　陈皮 9g
生姜 6 片　葱白一茎

3 剂，水煎服，3 小时服一煎，服后啜粥温复令汗。汗透停后服。

2004 年 3 月 29 日：药后已汗，心慌减，鼻已通，咳痰已少。心率 80 次 / 分。脉沉弦细紧数，按之减。舌可苔白。面赤，唇暗已退。寒痹虽减未已，正虚之象已露，宗桂枝汤加味。

桂枝 12g　炙甘草 8g　白芍 15g　生姜 5 片
大枣 7 枚　生芪 15g　红花 10g　茯苓 15g

7 剂，水煎服。

按：脉沉紧，乃寒束，气血不达而脉沉。沉而数，乃阳郁之象；主要症状为心慌、心率快，病位在心，故诊为寒痹心阳。

寒痹内扰而心慌。心阳被郁，不得通达，则“出入废，神机化灭”，致为晕厥。心阳郁，肺失湿煦而为寒，致鼻塞咳痰。寒痹血运不畅而唇暗，面泛青色。证依脉定，如《伤寒论》《金匮要略》各篇，均为“辨 ×× 病脉证并治”，首言辨病，每病皆有相同之临床表现及演化规律。一病又分若干证，如何辨证？主要依脉而断。故仲景各篇皆云“脉证并治”，治从证出，证依脉断。

寒痹何处？寒客肌表，当有恶寒发热，身痛无汗之表证；寒客经脉，经脉不通而肢痛，亦可客于经腧，内传于脉而为脉痹；脉痹不已，内舍于心，而为心痹。此案外无表证，亦无肢痛之寒痹，突出症状为心慌，故诊为寒痹于心。

伤寒有寒邪直中三阴证，故寒邪可直中、或内传于少阴心。阳虚而寒中少阴者，法当麻黄附子细辛汤。此案脉沉紧而数，按之不虚，当属寒实，故给予麻桂葱姜通阳散寒，未加附子温阳，当归、川芎理血脉，二陈等化内蕴之寒湿痰饮。啜粥、温覆、连续服药，意在散寒取汗，务使阳气通达，正汗出。方取五积散，法同小青龙、麻黄半夏丸。

药理研究，麻黄有提高心率、升压之作用。本案心率常达 120 次 / 分，本不应用麻黄。然按中医辨证来看，沉紧为寒痹，数为心阳被郁，关键为寒痹，寒不解，心阳不通，脉数必不解，故麻桂断然用之。寒解，心阳畅通，心率反可下降，此案即是明证。所以，以西医药理来指导用中药，未必可取。中医是因证而立法，西医药理无法复制中医的证，也就无法针对中医的证而立法、处方。设以西医理论指导用中药，岂不又蹈废医存药之覆辙。

二诊脉虽仍弦细紧数，然按之减，已非寒实证，转为阳虚阴盛寒凝，且脉细为阴血亦虚，故法当温阳以解阴盛之寒凝，增白芍以兼顾其阴。方取桂枝汤加黄芪，阴阳双调以善后。

七、传承体会

在李士懋教授汗法治疗寒凝证的传承中，最为关键的核心要点，仍然如国家中医药管理局及中国工程院院士王永炎教授、邓铁涛教授、朱良春教授等老一辈中医大家提出的“优秀中医临床人才研修项目”的九字校训（或班训）一样，那就是“读经典、做临床、拜名师”。

（一）读经典，不是单纯的背经典，理解为背诵的前提

“读”意味着“学而思”。如孔子所云：“学而不思则罔，思而不学则殆”。李士懋教授一再强调“理解”和“问”是做学问的高境界。要善于提问，不仅要提出问题，更要解决问题。佛经中的“大疑大悟、小疑小悟、不疑不悟”是读经典中最为重要的环节。而在读书的过程中，学习的态度是“以古为师、以古为友、以古为敌”。采取“仰视、平视和俯视”的不同角度，去诵读和理解经典。

汗法的理论渊源来自于经典。如《素问·阴阳别论》所言“阳加于阴谓之汗”指出了汗的本质。吴鞠通于《温病条辨》云“汗也者，合阳气阴精蒸化而出者也”；“汗之为物，以阳气为运用，以阴精为材料。”张锡纯于《医学衷中参西录》云“人身之有汗，如天地之有雨，天地阴阳和而后雨，人身阴阳和而后汗。”

汗出的机制理论渊源来自于经典。比如，阴阳须充盛。阴之充盛依靠饮与食的化源充足。对于饮入于胃和食入于胃在《素问·经脉别论》里有着详细的描述。“饮入于胃，游溢精气，上输于脾。脾气散精，上归于肺，通调水道，下输膀胱，水精四布，五经并行，合于四时五脏阴阳，揆度以为常也。”“食气入胃，散精于肝，淫气于筋。食气入胃，浊气归心，淫精于脉；脉气流经，经气归于肺，肺朝百脉，输精于皮毛；毛脉合精，行气于腑；腑精神明，留于四脏，气归于权衡；权衡以平，气口成寸，以决死生。”阳之充盛的条件是依靠阴阳气的生发充足。阳气根于肾，此为先天之阳；脾为后天之本，化生饮食精微，卫阳出中焦；卫阳赖上焦宣发，故又曰卫出上焦。阳气，又由心主宰，肝的一阳升发疏达。

李士懋教授卓有特色的“纹理网络系统”学说的提出也是基于经典。李士懋教授认为腠理是三焦通会元真之处，从脏腑到肌肉、皮肤、毫毛，都布满大大小小密密麻麻纵横交错的纹理。经络系统，小到孙络、浮络，也是大大小小密密麻麻、纵横交错地布满全身内外。血脉，为大者，亦有不断的分枝、分叉，微细者称为血络，这些血络，也是纵横交错，密密麻麻地布满全身上下内外。这是一个不可分割的网络系统，即阴阳运行的道路。

这一理论的前身“玄府”一词，来源于《素问·六微旨大论》：“所谓玄府者，汗空也。”（《素问·水热穴论》“出入废则神机化灭，升降息则气立孤危。故非出

入，则无以生长壮老已；非升降，则无以生长化收藏。是以升降出入，无器不有。”腠理的概念，来源于《金匮要略·脏腑经络先后病脉证》“腠者，是三焦通会元真之处；理者，是脏腑肌肉之文理也。”而著名的“气液学说”源自刘河间的《素问玄机原病式》“皮肤之汗孔者，谓泄气液之孔窍也；一名气门，谓泄气之门也；一名腠理者，谓气液出行之气道纹理也；一名鬼神门者，谓幽冥之门也；一名玄府者，谓玄微府也。然玄府者，无物不有。人之脏腑、皮毛、肌肉、筋膜、骨髓、爪牙，至于世之万物，尽皆有之，乃气出入升降之道路门户也。”

从经典中“悟”出新知，也即“发皇古义出新知”，是读经典的最高境界。我们在传承的过程中，更要传承这种融会贯通、努力开悟的对经典的研习方法。

（二）做临床，笔耕不辍，善于总结临床的成败

临床的工作是辛劳的。勤于临床，不仅要临床不辍，更要笔耕不辍，善于总结临床中的成功与失败。

在传承的过程中，李士懋教授不但注重让大家每周讨论病案，更注重让大家总结病案，从中获取启发和经验。李士懋教授一生撰写17部专著，最后形成了《李士懋田淑霄医学全集》这部上中下三册的巨著。每一个字都是自己一笔笔写出来的。李士懋教授也是这样要求弟子的。他要求弟子们总结“学了什么？用了什么？发挥了什么？”也依此，按照曹颖甫《经方实验录》的体例，弟子们出版了《跟师三年记（一）》和《跟师三年记（二）》两部论文集。指导传承博士后出版了专著《李士懋教授论阴阳脉诊》。

在汗法的传承方面，也同样需要勤于临床和不断总结。在撰写专著和论文的过程中，提升自己对中医理论和疗效的认识。提高辨证思维的能力。李士懋教授的弟子们不仅熟读《汗法临证发微》这一专著。而且通过反复的临床应用、课堂讲授和课下讨论，提高对汗法的全面认识。在汗法的有效传承中意义重大。

（三）拜名师，长期跟诊，重视师承教育的方式

李士懋教授是国医大师，中医学届公认的名师。李士懋教授说的传承的过程中需要重视的不仅仅是“拜”了就完了，要注重跟师，注重跟师的传承方法。在汗法的传承中，典型的脉象是“痉脉”。李士懋教授在相关著作中反复的强调脉诊的重要性，脉诊在确定证的过程中，重要程度占80%以上，是再怎么强调也不为过的。然而这些李老命名的脉象的获知，必须依靠长期的跟诊和摸脉，识别自己摸到的脉象与先生的符合率。

不仅要跟师，先生是导师，同门亦是师友。按照传承七步走的方法，具体的带教法分别为：读经典与导师著作相结合，求其本源；PBL教学法——以问为先导；CBL教学法——以案例为核心；TBL教学法——以团队为基础；总结归纳，形成成果；临床带教和授课，实现再传承；科研方法阐释现代机理。该七部走是中医传承教育的良好范例。

汗法的传承更要依照此体例，才能传承下去。比如，对痉脉的识别，具体病案中对汗法的应用，对历代汗法应用的梳理，依靠团队的交流，案例的教学法等都有明显的传承效力。

第四节 夏桂成调周法治疗不孕症传承应用规范

一、术语和定义

夏桂成教授月经周期节律调整法，简称“调周法”，是建立在对女性独特的生理病理特点理解以及对其内在阴阳气血变化规律把握基础上形成的一种具有深度理论积淀的治则治法。其内涵和外延为：

内涵：指月经周期节律调节法，简称“调周法”。

外延：泛指有月经存在的女性的各种妇科病的调治方法。

二、学术思想阐释

（一）调周法的源流

自古以来，中医妇科学对女性的认识是建立在中医内科基础上的传统脏腑气血观念，对于女性月经周期的认识并无太多。古人限于历史条件缺乏微观手段，无法探测这一时期的生理病理变化，从而也缺乏专题论述，但是在长期的实践中亦意识到经间排卵期的存在和重要。如《女科准绳》引袁了凡说：“天地生物，必有氤氲时，万物化生，必有乐育之时，猫犬至微，将受娠也，其雌必狂呼而奔跳，以氤氲乐育之气，触触不能自止耳。……凡妇人一月经行一度，必有一日氤氲之候，于一时辰间，气蒸而热，昏而闷，有欲交接不可忍之状，此的候也。……顺而施之则成胎”。其中所描述的氤氲候、的候等，即是排卵期的正常反应。《古今医鉴》在“求嗣门”亦说：人欲求嗣……经脉既调，庶不失其候也。诀云：三十时中两日半，二十八九君须算……但解开花能结子，何愁丹桂不成丛”。清楚地说明前人对孕育的推算。一月三十日，其中有两日半是开花受孕的佳时，与现代医学所谓排卵期的两天内最易受孕相一致。虽然前人尚无法测定具体的排卵日期，但是从具体的反应中所提出的氤氲、的候、真机、开花等不同名称，已经大概地确定了排卵的时期及其重要性。

1958 年北京协和医学院生殖内分泌专家葛秦生教授来宁讲学，带来当时刚从国外引进的有关基础体温的概念及其测量法。女性周期鲜明的基础体温高低相变化，使得夏桂成教授非常受到启发，认为该图标直接揭示了女性在阴阳变化的模式。在此基础上，夏桂成教授更进一步形成了自己完善月经周期的想法，深入探讨了女性的生理变化，从李时珍有关上应于月，下应于海潮的自然变化节律，隐约感悟其中深层次的含义：月经是有规律的生理活动，而这种规律一旦被揭示并加以调控，将对女性月经生理乃至生殖节律的调治将有非同小可的影响。

夏桂成教授在临床诊疗过程中，有不少患者往往到了月经中期会有出血的现象，甚至出现腹痛。而往往这一时刻，白带会从原有的粘腻白色变为透明的拉丝样。这些变化，让夏桂成教授感觉这一时期对于女性具有一定的研究意义。经过对经间期出血的研究，夏教授对其病因、病机作了深入的分析，并制定了相应的治则治法和选方用药，1984年，经广州中医药大学时任《中医妇科学》第五版教材主编罗元恺教授的认可，从而编入教材中。夏桂成教授原本之意并不是要填补经间期出血这一疾病，而是经间期的概念的提出，使得原本中医妇科学中经后、经前、经期的阶段概念得到了补充，使得整个月经周期各个阶段命名得到了完善，从而可以进一步深入研究女性的内在生理病理特点。

自女性周期各个阶段的完善起，夏桂成教授就不断思考女性自身体内生理的气血阴阳的变化规律。自《妇人大全良方》起，确立了女性以血为本的基本生理特点，妇人有余于气，不足于血，是长久以来医家所注重理解的女性生理特征。夏桂成教授通过研究发现，整个月经周期确是一个阴阳消长的过程，经后期以阴长为主，经间期则是阴长至重，向阳转化的时期，体内气血活动显著，排卵以后，阳气逐渐旺盛，胞宫温暖，有待受孕，谓之经前期，随着时间推移，阳气至重，经血来潮，阳气下泄，新的周期复始掌握了这个规律，就能抓住调治月经周期的主动权。

1989年，夏桂成教授认为，在整个月经周期中，我们分为四期，即两个消长期时间长，两个转化期、时间短。月经周期中，经后期是以阴长为主，经前期是以阳长为主，阴长则阳消，阳长则阴消，消长期是月经周期中两个主要时期，一般在半月左右。运用阴阳盛衰和阴阳消长的观点来解释女性体内周期性的阴阳变化规律。

此后，夏桂成教授对对女性周期的再细化研究：从四期到七期分类。不少女性患者月经后期、稀发，尤其以多囊卵巢综合征患者为著，往往经后期时间相当长，此时，月经经后期便有再分期的必要性，将其分为初中末三期，以体内阴分滋长程度不同治以不同对策。经前期亦分为经前前半期和经前后半期两者，治疗策略有所不同。

（二）理论基础

本特色治则治法是建立在传统中医理论基础之上的，做到正确理解和把握夏桂成特色周期治则治法，需要深入理解以下中医理论。

1. **根植中医阴阳学说**　中医中的阴阳学说是最朴素的唯物辨证观。《易传》指出："一阴一阳谓之道"。《素问阴阳应象大论》指出："阴阳者，天地之道也，万物之纲纪，变化之父母，生杀之本始，神明之府也。"并且《素问·生气通天论》说："生之本，本于阴阳。"阴阳学说揭示了事物对立而又统一的关系。在夏桂成教授学术体系中，阴阳作为对立统一体，阴平阳秘，相互依存，相互转化（重阳必阴、重阴必阳），相互交感；阳化气、阴成形；阴主静、降、敛，阳主动、升、散；阴为物质基础积淀，阳为功能动力表现等等，在月经周期中得到具体体现。

夏桂成教授通过多年潜心研究，将中医阴阳学说通过多角度引入至女性周期生理病理机制的阐释中来，形成了独特的以调周体系为主，注重心肾相交的妇科理论体系。他认为：女性的一个周期变化，生动地诠释了阴阳消长转化的周期，行经期重阳必阴，阴阳变化剧烈，经后期阴长阳消，主静、降、积淀，经间期重阴必阳，阴阳动态转化，经前期阳长阴消，主动、升，气化。但是在整个变化周期，阴阳始终保持相对性的平衡状态，阳作为动力推动了整个月经周期的发展前进。在整个周期中，阴偏胜或者阳偏胜均会导致病理状态的产生，由此遵循阴平阳秘的平衡观念，适当调衡阴阳的变化。

2. **融合气血观念**　气和血是构成人体和维持人体生命活动的基本物质。《医宗必读》指出："气血者，人之所赖以生者也"，《妇人大全良方》曰："夫人之生，以气血为本；人之病，未有不先伤其气血者。"女子阴类，以血为本，以气为用，经孕产乳，数伤于血。故《灵枢·五音五味》指出："妇人之生，有余于气，不足于血，以其数脱血液。"且女子以肝为先天，肝为刚脏，体阴用阳，藏血疏泄。综上所述，女性血少气多的生理特点，历来为妇科医家所重视，立方处药，莫有不及。俗以逍遥散和四物汤统妇科方药之说，即是客观上反映了医家治疗妇科疾病的气血观念。

夏桂成教授学术体系中，气血调理始终贯穿其中，并融入到周期调节过程中。首先，月经即是血海按时充盈蓄积，在肝气的疏泄之下，有规律的排出。行经期重阳必阴，气血活动剧烈，重在调畅气血，理气化瘀排浊；经后期是行经期之后的时期，经行之后，血海空虚，阴血待复，处于"血少气多"的状态，治疗重在滋阴养血，疏肝理气，奠基培本。经间期是重阴必阳的转化时期，气血升降活动剧烈，女性往往会出现少腹胀痛、烦躁等症状，此时治疗重在活血通络，调理气机，上行为主；经前期处于重阳状态，气有余便化火，故易于临床出现乳房胀痛，烦躁失眠、痤疮等气郁化火的症状，在上注重理气清降，在下注重温阳行血，暖宫助孕。

3. **研析脏腑学说**　月经周期的调节是脏腑气血经络共同作用的结果，其中脏腑关系是中医妇科中一个重要的组成部分，脏腑的化生藏泻，为月经的产生调节提供了重要的保障，其中以肾、心、肝、脾调节最为重要。

肾主生殖，肾为五脏之中最重要的脏腑，前人喻之为先天之本，其本身的主要作用在于藏。所谓“藏精而不泻”，又称之为“封藏之本”。为阴中之少阴，其生理功能在于生命之源，又为生殖之本，是五脏的支柱。主水，又主前后两阴，是水液代谢的主要脏器。并有纳气，生骨髓等功能。其主要功能有：①内寓阴阳，附命门，为生命之源。②藏生殖之精，寓天癸，主月经，司生殖。③滋养与温煦各脏腑组织，为脏腑之本。④主水。⑤主纳气，为气之本源。⑥主骨，生髓，与脑相关联。

心者，应包括“脑”在内。有两大功能，其一是主神明，神明者，实质上是指一切精神活动的主宰，是最为重要的功能；其二是主血脉，主一身的经络血气运行，调节血脉，于肝脾相合，是调理血气的主要脏器。正如《素问·灵兰秘典论》所云：“心者，君主之官也，神明出焉。……故主明则下安，……主不明则十二官危。”《灵枢·邪客》亦说：“心者，五脏六腑之大主也”都肯定了心在脏腑中的首要地位。这里所指心者，神明均包括脑，而且主要是指脑的作用在内，虽然心主血脉颇为重要，但更多的是阐明在脏腑中首要地位及其主神明的功能。亦即是精神神经系统方面的主宰。

女子以肝为先天，肝主疏泄，肝主疏，升也，协同脾气升清；主泄，降也，协助胃之降浊。脾胃为后天之本，气血生化之源，血海蓄积有赖于脾胃的生化，亦需要肝的藏血功能。脾升胃降，肝气疏泄，共同调理体内气机升降功能，协助心肾交合，从而调节生殖功能中的阴阳动态平衡，促进健康的孕育。

夏桂成教授在脏腑功能关系中，注重肾的生殖生理功能，更加注重心肾的共同协调交济的作用。《慎斋遗书》指出：“心肾相交，全凭升降，而心气之降，由肾气之升，肾气之升又因心气之降。夫肾属水，水性就下，如何而升？盖因水中有真阳，故水亦随阳而升至心，则生心中之火；心属火，火性炎上，如何而降？盖因火中有真阴，故亦随阴降至肾，则升肾中水。升降者水火，则所以使之升降者，水火中之真阴真阳也。真阴真阳者，心肾中之真气也。”《傅青主女科·种子》：“骨蒸夜热不孕”中说：“胞胎上系心包，下系于命门，系于心包者，通于心，心者阳也；系命门者，通于肾，肾者阴也。是阴之中有阳，阳之中有阴。”夏桂成教授结合其对阴阳运动、太极八卦等以及周期学说运用的临床体会，认为心肾子宫三者的结合是调节生殖的中心，故提倡心-肾-子宫生殖生理轴。

三、科学内涵及创新性

在长达半个世纪的妇科诊疗疾病过程中，夏桂成教授按照女性生殖生理活动的规律，分析阴阳气血变化及其病理状态对女性产生的影响，提出经间排卵期是妇科治疗未病的最佳时期。把握这一关键阶段，不断探索其特点，从根本上制定妇科治未病的方法，指导临床实践，及早提出治疗方案，变“被动”为“主动”，常常收到理想的临床效果。

关于月经周期节律研究，古往今来，研究者了了，古人往往以朴素的自然现象为基点，对月经的节律进行了描述：张景岳《妇人规》中所说：“盖天癸者，……阴气足而月事通，是即所谓月经也，正以女体属阴，其气应月，月以三旬而一盈，经以三旬而一至，月月如期，经常不变，谓之月经，又谓月信。”李时珍在《本草纲目·论月水》中说：“女子，阴类也，以血为主，其血上应太阴（月亮），下应海潮，月有盈亏，潮有朝夕，月事一月一行，与之相符，故谓之月信，月水、月经。经者，常也，有常轨也。”月经节律作为一种天人相应的体现，夏桂成教授将中医的阴阳学说、脏腑学说、气血观念共同融入至月经周期调节中来，成为一个有机的整体，解决了以往临床上未能解决的理论和实践的问题。因此，该治则治法不仅仅是囿于一方一药的专病治法，而是探索了人与自然相适应的内在规律的基础上提出的一种广义的治疗法则。因此，该治则治法不仅仅是医术、法则，而是“医道”，是尊崇天人相应、人与自然相和谐的法则，是中医治本之法。

四、传承应用技术规范

（一）调周法临床适用指征及辨证要点

调周法起初作为治疗月经失调类女性用以恢复月经周期规律的一种方法，经过发展其适用范围已经涵盖月经病、不孕症、盆腔炎、妇科杂病等疾病，作为一种较为宽泛的治则治法。

夏桂成教授提出女性月经周期变化的规律，通过临床反复实践，结合千百年来中医对女性生殖的认识，将月经周期各期的特点以阴阳消长转化的规律客观的总结为：行经期重阳必阴，排出经血，新的周期开始；经后期阴长阳消，经间期重阴必阳，排出卵子；经前期阳长阴消，进入下个行经期形成新的周期，如此循环往复，如环无端，体现圆运动节律的特征。所以与之相应的治则即：行经期调经为主；经后期则以补阴为主，以阴精的恢复为第一要义；经间期重阴必阳，应促进气血活动排出卵子；经前期以阳气的增长为主，宜温补阳气顺利，进入下一周期的行经期。

在月经四期的基础上，夏桂成教授通过临床上对多囊卵巢综合征等排卵障碍性疾病经后期偏长的特点，进一步提出对月经周期由原来的四期分细化分类，以应对临床实际的需要，将经后期划分为经后初期、中期、末期三期。此外，根据经前期的生理特点则将其分为经前前半期和经前后半期两部分，经前前半期重在温阳助孕，经前后半期重在理气调经。至此，月经周期划分为七期。根据周期圆运动的节律来调摄，使之遵循阴阳消长、转化的规律，保持阴阳水平在内环境的平衡，从而实现既病治疗、未病防治之目的。此后，又根据昼夜变化分为二十四小时的变化和一年的季节变化，建立了日周期和年周期的理论，并提出临床治疗应根据不同的日周期、月周期、年周期节律变化辨证施治。最终形成了自成体系的“中医女性生殖节律理论”和中药调整月经周期治则治法，临床应用疗效显著。

择期论治主要治法概要：

行经期：活血调经，方选五味调经散加减。

经后期：滋阴养血，方选归芍地黄汤、加减滋肾生肝饮、补天种玉丹等加减。

经间期：补肾活血，方选补肾促排卵汤等加减。

经前期：补肾助阳，方选毓麟珠、补肾助孕汤、越鞠丸等加减。

（二）行经期的治疗

古人云：“经期以调经为要”。调经的含义，就是运用调经的方药排除陈旧的应泄经血，防止这些陈旧性经血危害新生，包括一般调经法和特殊调经法。

1. **一般调经法**　一般调经方法是应用一般的调经药物组成方剂，来排除陈旧应泄之经血。前人认为“气行则血行，气滞则血滞”，理气行滞，实际上在于活血化瘀，既在于排除陈旧的经血，亦在于有利新生。又由于经血中包含内膜组织及水液湿浊，必须在重阳的前提下才能分化溶解，因此在调经方药中要加入助阳、利湿除浊之品。夏桂成遵循古训，结合临床实际，自拟五味调经汤合越鞠丸加减（制苍术、制香附、牡丹皮、丹参、赤芍、五灵脂、泽兰叶、川续断、紫石英、山楂、益母草、茯苓）。

应用上述处方时，还要考虑行经期初中末的不同：行经初期，经血初动，理气为先，以调血药为主导，上方除香附加重用量外，或加入乌药、木香等品；行经中期，是排经的高峰时期，本方药原为此期而设；行经末期，上述处方减去助阳药以及活血化瘀较著的一些药物，同时再加入养血滋阴的药物。其中丹参、赤白芍、益母草等在一定程度上亦有养血的作用。

2. **特殊调经法**　所谓特殊调经法，即指异于一般调经法，适用于各种复杂证型及较严重顽固的证型，以及各种顽固疾病。包括逐瘀破膜法、温经止痛法、清肝调经法、清降逐瘀法、补气调经法、化痰利湿法等等。

逐瘀破膜法是指运用逐瘀祛旧力量较强的药物，以及助阳利浊的药物组成方剂，治疗行经期经血量多、掉下腐肉样血块，伴小腹胀痛，属于膜样痛经等病证。夏师自拟验方逐瘀脱膜汤（肉桂、五灵脂、三棱、莪术、炒当归、赤芍、白芍、广木香、延胡索、川续断、益母草、茯苓等），一般在行经期的初中期服用，经行末期停服。膜样痛经属于血瘀较重而以脂膜为主的特殊性血瘀证，所谓道深途远，行经期排瘀，非峻剂不能达到目的，而且脂膜性血瘀，更要助阳利湿之品佐之，才能达到除瘀务尽的要求。

温经止痛法是指运用温经化瘀、和络止痛的药物组成方剂，治疗月经后期，或经期失调，经量偏少，或有偏多者，色紫黯有血块，小腹胀痛有冷感的痛经，月经后期等病证。夏桂成教授自拟痛经汤（钩藤、牡丹皮、丹参、赤芍、广木香、延胡索、桂枝、肉桂、茯苓、益母草等），一般于行经初中期服用，如行经末期仍有腹痛者，可续服之。因血与浊得温则行则化，本方通过温经活血，排除血瘀，达到"通则不痛"的目的。本法与逐瘀破膜法看似相同，意则不同，前者以补助阳为主，此则温经而已。

清肝调经法是指运用清热调肝、化瘀止血的药物组成方剂，治疗月经先期、量多、色红、有血块，或周期失调，出血量多的功能性子宫出血病证。夏桂成教授常用丹栀逍遥散，或固经丸合加味失笑散（黑山栀、牡丹皮炭、黑当归、白芍、荆芥、炒黄芩、炒五灵脂、炒蒲黄、茯苓、大小蓟等），一般用于行经中末期，如初期量即多者亦可服。凡是行经期转化太过，或火热过旺，以致排经过多，好血随之而泄下者，必须清热固经，清热含以静制动的意义，但是鉴于"除瘀务尽"的要求，须在清热固经的方药中，寓以轻量化瘀的药物，不仅有助于排尽余瘀，而且亦有助于防止清热固经易留瘀之弊。

补气调经法是指运用补气健脾、养血调经的药物组成补气调经方剂，治疗月经量多，色淡红，一般无血块，伴有腹胀便溏，神疲乏力等，属于功能性子宫出血病证。夏桂成教授常用归脾丸，或香砂六君汤，但必合失笑散加味（党参、炒白术、黄芪、煨木香、砂仁、荆芥炭、炒五灵脂、蒲黄等），行经早中期服用为主，末期亦能服。气虚性出血病证，绝大部分与子宫收缩无力，冲任无权约制有关，好血随经血而下泄，故以补气摄血为主，但亦必须遵循"除瘀务尽"的治则，故加入五灵脂、蒲黄等能化能止之品以调之。

化痰利湿法是指运用化痰利湿活血的药物组成的方剂，治疗月经量少，色淡，质粘腻，或挟痰状样血块，小腹作胀，经行不畅，形体肥胖，属于肥胖型月经失调病证。夏桂成教授常用越鞠二陈汤合泽兰叶汤（制苍术、制香附、牡丹皮、山楂、陈皮、制半夏、制南星、泽兰叶、赤芍、茯苓、益母草等），行经期早中末均可服。肥胖型月经量少，属于痰湿证型，服用上方后，短期内未必取得显效，必然于经后期滋阴助阳，经间期补肾促排卵，促进圆运动生物钟节律进展，才能取得效果。痰湿偏盛者，需用防风通圣丸、礞石滚痰丸泻之，同时结合血府逐瘀汤，加大化痰通经的药物力度，以推动行经期的转化。

清降逐瘀法是指运用清心降火、行血逐瘀的药物所组成的方剂，治疗经行不畅、量甚少、点滴不下，经期延长，基础体温下降不显著，或降而复升，属于西医学所谓黄体功能不全，中医所谓重阳太过，转化不利者。夏桂成教授自拟益肾通经汤（柏子仁、丹参、钩藤、黄连、泽兰叶、牛膝、茺蔚子、生茜草、川断、赤芍、桃仁等），行经期早中末均可服。如服本方效欠佳者，可用清泻的方法，取张子和的三和饮、玉烛散，按热涸闭经治疗，药用薄荷、栀子、连翘、荆芥、大黄、芒硝、丹参、赤芍、石膏、生地、泽兰叶等，务必把过盛的阳气、心肝郁火泻下降下，随经血而排出，始能达到转化，推动阴阳消长圆运动生物钟节律向前发展。

几点注意：一是掌握行经期的排泄高峰时期，增加服药剂数和次数；二是效法傅青主，主次药物的用量应有所别；三是行经期当劳逸适度，以逸为主，避免寒凉，保暖为要，生活规律，与自然界生物钟相一致，亦有助于调节周期的正常。

（三）经后期的治疗

以“补虚”为本，是经后期的治疗特点。前人曾经提出“经后以补虚为当”的治疗大法。补虚者，养血也，女子以血为主，经行产后，血海空虚，《灵枢》所谓“数脱血也”，因而体内处于一种“血少气多”的状态，故前人有补虚养血之说。夏师认为，血固然重要，但阴与精更为重要。月经周期之所以形成，以及形成后的月节律性，与阴精有关，阴精有所不足，阴长的奇数律失常，以及与阴长有关的阳消病变，均是经后期的治疗所在，因此他将养血而养阴，养阴而养精（卵）作为经后期治疗的关键。养阴必须与经后初、中、末 3 个时期相结合，促进阴长、促进精卵发育成熟。

1. 养血滋阴法　血中养阴，阴中育精，是贯穿整个经后期的治疗方法。由于经后初、中、末 3 个时期阴长的波浪式及其低、中、高发展，故治疗应顺应这一生理特点而有所不同：经后初期阴长水平偏低，故用养血滋阴法；中期阴长水平有所提高，故用养血滋阴、佐以助阳法；末期阴长水平趋高，故用滋阴与助阳并重法。

养血滋阴法，是指运用养血与滋阴的药物所组成的方剂。其目的在于滋阴，通过滋阴达到育精。“阴”实指天癸肾水，是溶于血液的一种水样物质，非肉眼所能见，故治疗上把血、阴、精联系在一起，《傅青主女科》所制养精种玉汤，就是养血滋阴的代表方，陈士铎《辨证奇闻》《辨证录》将本方改名为养阴种玉汤。本方以四物汤为基础，去川芎之温升，加入山萸肉之酸敛养阴，目的虽在于养精种玉，但方药本身仅是养血滋阴的作用，由于前人把阴与精混为一体，故方名养精种玉汤，实际上是养阴种玉。夏桂成教授常取归芍地黄汤（炒当归、白芍、山药、山萸肉、熟地、牡丹皮、茯苓、泽泻等），常规用量。若阴虚程度较重，必须选用较好的补阴方药，可取二甲地黄汤加减（炙龟板、炙鳖甲、山药、熟地、山茱萸、女贞子、怀牛膝、牡丹皮、茯苓等），用量、服法、剂数同上。上述两方既适用于经后初期，也可用于经后中期，因为初期仅是阴长的开始阶段，阴长的水平很低，所以通过血中养阴的方法，达到养精，故选用四物汤合六味地黄丸合剂；但如阴虚明显，肝肾亏损的程度较重，就有必要选用二甲地黄汤，龟板滋阴补肾、鳖甲滋阴养肝，两味均为血肉有情之品，合熟地、山药、山茱萸、牛膝等大补肝肾，较为合拍；如脾胃薄弱者，先调脾胃，或兼调脾胃，视具体情况而定。前人曾有熟地合砂仁同用，即防止熟地滋腻，影响脾运；素有便溏者，当归应去之，当归合熟地更易引起腹胀便溏，非不得已时请勿用之。

养血滋阴佐以助阳法，是指在滋阴方药中，加入少量的助阳药物。张景岳曰："养补阴者，必予阳中求阴"。故在滋阴方药中加入助阳之品，目的仍在于补阴，特别是补养动态之阴，将补阴与阴长的动态结合起来。如不加以助阳，纯以阴药补之，很难达到阴长趋向中高水平的要求，无怪《傅青主女科》中一些补肾方药如定经汤、调肝肠、加减四物汤、益经汤等，均在补阴的同时，加入一定量的助阳药物。因此，夏桂成教授常选用归芍地黄汤合菟蓉散合剂（炒当归、赤白芍、山药、山茱萸、熟地、牡丹皮、茯苓、川续断、菟丝子、肉苁蓉等）。本法适用于经后中期，或阴虚兼阳虚之经后初期，之所以要在滋阴药中加入一定量的助阳药者，有两点用意：一是阴阳互根生化之需要，阳生阴长，阴的提高有赖阳的提高；二是阴阳消长对抗的需要，阴者静也，其动态变化有赖阳的参加，才能维持和推动阴长。

滋阴助阳阴阳并补法，滋阴与助阳并重，其目的仍在补阴，所以在助阳药物选取时，必须选其平和之品，夏桂成教授常用归芍地黄汤合五子补肾丸加减（炒当归、赤白芍、熟地、牡丹皮、茯苓、山药、山茱萸、栀子、川断、菟丝子、覆盆子、肉苁蓉等）。本法适用经后末期，或阴虚兼阳虚的经后中期，之所以要把助阳药增加到几乎与滋阴药同等地位，用意亦有两点：一是阴长的时间需要。一般经后末期，阴长要接近重阴，要上升到较高水平，就阴长本身来说较为困难，同时较高水平的阴，亦要较高水平阳的化生。二是阴长的动力需要。阴长到较高水平，有的甚至要突然冲击达重阴者，非有较高水平的阳参加不可。所谓冲击法，即在上方中加入巴戟天、黄芪、红花量宜小以促之，目的是通过阳的升动使阴长冲击达重阴，暂服即止，过则伤阴。

2. **几种变法** 所谓变法者，异于常法也，是为了适应情况的变化所提出的一种治法。有的从表面上看，与滋阴养血生精无关，但是可从间接或其他方面来达到补血滋阴生精的目的。夏桂成教授将其拟归纳为活血生精法、健脾养精法、宁心敛精法、清肝保精等。

活血生精法，是指由活血化瘀与滋阴养血的药物所组成的方剂，治疗由血滞或血瘀所引起的精卵发育欠佳或排卵功能不良的不孕症。夏桂成教授自拟活血生精汤（炒当归、赤白芍、山药、山茱萸、炙鳖甲、五灵脂、红花、益母草、山楂、甘草等），常规用量，五灵脂、红花用量宜轻，必要时加蜈蚣少量，行经末期即应开始服，直服至经后中期。此方是从生化汤变化而来，但生化汤偏于温化扶正，此则一变而为清化扶正，滋阴活血，双相调节精卵的发育。必须注意到，素体火旺，血流较快，或者血液凝固较差者忌用。

健脾养精法，是指由健脾养阴的药物所组成的方剂，治疗由脾胃失和所致阴血不足不能养精的不孕病证。夏桂成教授常用参苓白术散加减（太子参、白术、山药、山茱萸、广木香、茯苓、薏苡仁、桔梗、陈皮、炒谷芽、建莲子等），经后中末期，尚须加入川续断、菟丝子。健脾滋阴重在健脾，以后天水谷之精以养先天之阴精，因此保证脾胃的正常运化非常重要。凡感觉腹胀，矢气频频，或服滋阴药后，午后入晚腹胀明显，或腹鸣便溏者，需用此法。若心烦寐差者，以资生健脾丸加减为合；若腹泄有冷感者，应去山药、桔梗，加入六神曲、炮姜等止泻之品，使脾运健旺，不补阴而阴自复耳。

宁心敛精法，是指运用宁心安神、收敛阴精的药物所组成的方剂，治疗由于心神妄动所致阴精耗损的失眠、不孕症，经前期紧张综合征等。夏桂成教授自拟宁心敛精汤（龟板、牡蛎、山药、山茱萸、炒枣仁、莲子心、五味子、干地黄、茯苓、夜交藤等），常规用量，经后中末期加入川断、菟丝子等品。此法乃心肾交合之法，不仅能调理阴阳、维持阴阳的动态平衡，还有藏精敛阴、保护精卵健康发育功效。肾藏精，心藏神，神驭精，心神妄动则必泄其精，心火不宁则必耗其精。所以安定心神，才能保精敛精。

清肝保精，是指运用清肝解郁滋阴养血的药物所组成的方剂，治疗肝郁化火所致的月经先期、量多，以及焦虑症、不孕症。夏桂成教授自拟妇孕汤（炒当归、白芍、炒柴胡、广郁金、钩藤、丹皮、炒山栀、山药、山萸肉等），常规用量，经后中末期加入桑寄生、熟地、菟丝子等。此类病人除服药外，尚须进行心理疏导，放下思想包袱，解除紧张恐惧心理，减轻压力，才能获取良效。

3. **调治阳消失常的方法** 阳消太过，或素体阳虚，必然影响阴长，非滋阴养血所能治，当予扶助其阳，才能推动阴长。经后期以阴血为主，故扶助其阳也以平补为法，夏桂成教授常选菟蓉散、五子补肾丸等。若脾胃不和，尤当先调脾胃，方选六君子汤等加入川续断、菟丝子等品；若阳消不及，或禀赋阳盛，嗜食辛辣，以致阳有余，阳有余则易化火，火旺又必耗阴，阴阳对抗，演变为病理性消长，不仅阴长不及，反而倒退为阴消。治当清热抑阳，扶助阴血，常选用两地汤（地骨皮、大生地、玄参、白芍、山药、牡丹皮、茯苓、麦冬、天花粉等）。若阳火过旺，尤当运用泻火坚阴的方法，可选用知柏地黄汤加减，必要时在方中加入大黄、黄连等；若兼有脾胃不和，湿热内阻，当随证加入健脾清利之品。

（四）经间排卵期的治疗

1. **调节心肾子宫轴以促排卵** 经间排卵期的治疗，主要是围绕促进顺利排卵进行，必须建立在调节心肾子宫轴的前提下，既有整体性，又有局部性。整体性者，以心肾阴阳，主要是重阴转阳的失调为主，涉及肝脾冲任血气的活动；局部性者，以冲任厥少等血气活动为主，涉及心肾之重阴，包括诸多的病理物质。

经间排卵期的具体治疗方法，首先在于活血通络，以促进局部的冲任厥少等血气活动，形成氤氲状，排出精卵。临床观察发现，中国育龄女性在经间排卵期时，大多重阴有所不足，因而必须运用补肾促排卵的方法，重在补肾提高属于肾范围内的癸水阴阳水平，才有可能推动正常的排卵活动。

2. **活血通络以促排卵，重在调心**　该法适用于氤氲状血气活动欠佳、排卵有所困难者，或重阴稍有不足、锦丝状带下稍有减少者，或卵泡尚未发育成熟，但排卵势在必行者。夏桂成教授自拟“夏氏促排卵汤”（当归、丹参、赤芍、泽兰叶、红花各 10g，茺蔚子 15g，香附 10g）。本方药具有以下特点：一是立足于血分，所用药物几乎全是血分的活血通络药物，丹参一味，功同四物。赤芍、五灵脂、红花是常用的活血通络药物。心主血，经间排卵期的血气活动与心有着很大的关系，排卵是有形物质从卵巢表层突破，是以从血从心，是活血通络的特点之一；二是注意部位。卵巢、输卵管处在少腹部，而心脑部的较强活动，才有可能导致少腹卵巢输卵管处活动。方中赤芍、五灵脂专为肝经少腹部的活血通络药物，丹参、柏子仁、红花发挥活血通络作用，且与心气阳活动有关，必要时尚需加入川芎以助之；三是注意以升为主的升降特点。方中用荆芥、川芎之升，复用川牛膝、柏子仁之降，且升降药物的归经及作用趋势重点在于心脑。

3. **补肾燮理阴阳，稍佐活血以促排卵**　该法适用于重阴有所不足、锦丝状带下有所减少，或转化时延长、或伴有明显的肾虚症状，或转化过程中阳升缓慢，BBT 示高温相上升缓慢，或迟上升者。夏桂成教授自拟补肾促排卵汤，包括丹参、赤白芍、怀山药、山茱萸、熟地、炒牡丹皮、茯苓、川续断、菟丝子、鹿角片（先煎）各 10g，五灵脂 12g，红花 6g、或加川芎 6g、荆芥 5g。本方药亦具有以下一些特点：一是阴阳并重。就升、动来说，阳起主导作用，特别是上升的冲击状活动，更需阳起主导作用；其次是转化后阳长运动，也需要大量阳药。二是稍加活血通络的药物。经间排卵期是一个非常活跃的时期，故方中加入赤芍、五灵脂促排卵，以应这一时期的需要。三是以升为主的升降运动特点。经间排卵期升降运动的形式是以升为主，故方中加入荆芥，或稍加川芎以符合要求，并照顾到肾阴阳包括癸水阴阳的特性。

4. **五大兼证的处理**　五大兼证，即五大干扰因素，即痰、湿、气、血、寒五者，均有其复杂性和特点，有的兼治照顾到即可；有的急则治标，反客为主，需作主证论治；有的还要从这类干扰因素的根本原因方面着手治疗，才能收效；有的还要从这类干扰因素所致癥瘕积聚方面去治疗；有的尚需配合心理疏导，放下思想包袱，抛弃所存在的一切忧虑，才能获取效果，巩固疗效。

（1）痰脂证的处理：常选用越鞠丸或越鞠二陈汤随证加减。同时由于经间排卵期有重阴和氤氲状活动两大特点，且重阴者与痰脂稍有碍，而血气活动则必须保证，故需加入五灵脂、赤芍、川续断、川芎、荆芥等 1~2 味；若痰脂证显著，当从主因论治，必须考虑到肾肝而顾脾，一面用补肾促排卵汤合越鞠丸，同时加入防己黄芪汤一类药物；若痰脂日久结为癥瘕，当从化痰消癥着手，体质壮实者，当从攻消为主，经间排卵期、行经期均可选用桂枝茯苓丸、防风通圣丸因势利导。

（2）浊证的处理：常于排卵汤或补肾促排卵汤中，适当地加入制苍白术各 10g、薏苡仁 15g、陈皮 6g、车前子 10g、泽泻 9g 等。如偏湿热者，加入黄柏 9g、马鞭草 10g 等；如属湿热偏甚者，当以清利湿热为主，常用红藤败酱散合四妙丸；湿浊偏甚者，带下甚多，当以蠲湿利浊，常用止带方、四苓散等方药，必要时需配合熏洗方药；寒湿明显者，当以温阳利湿，可用五苓散、温经汤加味等。

（3）气郁证的处理：治疗心郁，常用远志菖蒲饮（炙远志 6~9g、石菖蒲 6~10g、丹参 10g、赤白芍各 12g、合欢皮 10g、广郁金 10g、茯苓神各 10g、川芎 6g、川续断 10g、荆芥 10g），舒解心郁，促发排卵；治疗肝郁，常用加减柴胡疏肝饮（柴胡 5g、广郁金 10g、制香附 9g、炒枳壳 6g、当归 10g、赤白芍各 10g、川续断 12g、川芎 6g、陈皮 5g），疏肝解郁，助促排卵。

（4）瘀证的处理：若仅仅是血瘀者，常加重排卵汤的药物用量，或扩充活血通络的药物组成，或者在补肾促排卵汤中加强活血通络的药物组成或用量；如发展为湿性瘀阻者，如盆腔粘连，可选用红藤败酱汤加入利湿通络之品，或健脾助阳之品；如发展为干性血瘀者，如盆腔附件组织机化，则需选用大黄䗪虫丸、银甲散一类方剂。

（5）风寒证的处理：补肾促排卵汤中或兼用荆防桑菊饮，或兼用桂枝汤，根据病情可酌加板蓝根、贯众等品；如风寒证很明显者，当根据急则治标原则，用疏解法先治邪毒外感，或麻黄汤、桂枝汤等，同时适当兼顾排卵期的特点，加入川断、五灵脂、赤芍等品。

（五）经前期的治疗

助阳为主，兼以理气，标本兼治，是经前期的主要治法。前人提出“经前期以理气为先”的治法特点，夏桂成教授认为，理气的目的有二：一是为行经期作准备，调畅血行，使月经来潮，排泄顺畅，所谓经血未动（指行经），理气为先；二是经前期大多伴有心肝气郁的反应，有的还十分严重，理气法能缓解这些反应。但是从调周以及周期运动的规律来看，经前期以阳长阴消，重阳延续为主，才能达到顺利转化，排出经血。故扶助阳长，保持重阳延续，乃是治疗的主要方面。故助阳是主要的，理气是次要的。

经前期病情错杂，本虚标实，既有本质上的不足，又有现象上的热证、实证，以及夹痰、夹脂、夹瘀等。故在助阳为主的治法下，除兼用理气外，有时尚需兼用清热解郁、燥湿化痰、化脂泄浊、活血化瘀等，以适应经前期错杂病变的需要。

1. **常用的助阳方法**　常用的助阳法有阴中求阳、血中补阳、气中扶阳3种：

阴中求阳，水中补火。夏桂成教授常选用右归丸（饮）加减（熟地、当归、赤芍、白芍、山药、山茱萸、干地黄、丹皮、茯苓、续断、菟丝子、鹿角片、巴戟天等），常规用量，服药按BBT高温相时限。若经前末期出现各种不同症状，可随证加减。此法是经前期较为常用的方法，金匮肾气丸虽是最早的代表方，但方中附桂，辛温刚强，用之化气利水则效佳，用之调补阴阳，提高孕激素则效欠佳。因此，临床上大多选用右归，一般去桂附。其中当归、熟地同用，常易导致大便溏稀，故常去当归；熟地是右归中的主要药物之一，有熟地就保留了右归水中补火之意。续断、菟丝子、鹿角片，为温补肾阳之品，其中鹿角片对促BBT上升及维持高温相有重要意义，是治疗功能性不孕症的有效药物。

血中补阳。女子以血为主，子宫冲任以血为用，阴阳消长转化的周期节律亦于血中进行，故阳有所不足，需于血中补之。夏桂成教授常用毓麟珠加减（炒当归、赤芍、白芍、山药、丹皮、茯苓、白术、太子参、续断、菟丝子、鹿角片、枸杞子等）。常规用量，BBT高温相开始服药，至BBT高温相下降，月经来潮停用，经前末期随证加减。此类方剂颇多，艾附暖宫丸、《傅青主女科》的宽带汤、并提汤皆属此，均以四物汤为基础，加入温润助阳之品，治疗肾阳偏虚的不孕症甚合。经前末期有相当部分的患者心肝郁火明显，此时调经种玉丸（当归、川芎、白芍、熟地、杜仲、续断、白术、茯苓、丹参、制香附、紫石英、钩藤、丹皮等）较毓麟珠更为合适。

气中扶阳，脾肾双补。夏桂成常选用《傅青主女科》的健固汤、温土毓麟汤加减（党参、炒白术、怀山药、神曲、茯苓、巴戟天、覆盆子、菟丝子、鹿角片等），常规用量，服法同上，经前末期可随证加减。脾肾不足，气中阳虚，在经前期的一些不孕症患者中颇为常见，流产与滑胎中更为常见，方中重用巴戟天、覆盆子，并加入鹿角片等，意在气中补阳，暖宫种子。凡出现腹胀矢气、大便偏溏、小腹有冷感、行经期腰酸、大便先硬后溏等，均属于脾肾不足，必须温补脾肾。肾虚明显者，加入杜仲、补骨脂等品；脾虚明显者，加入煨木香、炙黄芪、砂仁、白豆蔻等品。

2. **常用的兼治方法**　经前期特别是经前末期，是阳长至重、重阳延续的波动时期，极易导致心肝脾胃失调，由此产生痰脂、湿浊、血瘀、郁火等病理变化和病理物质，不仅增加经前期病变的复杂性，同时也给治疗带来了难度。因此，在扶助阳长的同时，必须针对不同类型的兼证型，兼用疏肝理气、化痰利湿、活血调经、清肝宁心等法，以适应临床病证变化的需要。

疏肝理气。在助阳法的前提下，兼用疏肝理气的方法。夏桂成教授常用越鞠丸加减（制香附、山楂、丹皮、制苍术、青陈皮、广郁金、绿萼梅等），常规用量，服用剂数同上。经前期特别是经前末期，气郁症状颇为多见，因此经前期兼用理气，很有必要，不仅缓解症状，而且有助于调经。在理气并有调经的药物中，香附是首选之品，故有调经圣药之誉，郁金、柴胡等亦为常用。

活血调经。在助阳法的前提下，结合活血调经，调畅经血，使排经顺利。此与行经期调经相似而又有所不同：相似者，均用活血化瘀的方药；不同者，经前期活血调经，是针对月经后期以及量少、痛经者用，用量更轻，方中所占比例较少。夏师常以泽兰叶汤加减（泽兰叶、丹参、赤芍、五灵脂、山楂等），常规用量，一般经前末期服。泽兰叶汤除活血调经外，尚有利湿浊和脾胃的作用，在一定程度上对助阳有益。由于泽兰叶汤中的泽兰叶、丹参，必要时加用牛膝有引经血下行的意义，亦有利于经前期热证的减轻。

利湿祛浊。虽然重阳有分化水湿的作用，但重阳时期，阴消中有长，故经血中仍含有相当量的水湿津液，故前人有经水之称。且排卵之后，败精（未受孕之精卵）化浊，亦需排出和吸收，故经前末期必须佐以利湿祛浊。夏桂成教授常用四苓散加减。若有盆腔或宫颈、阴道等炎症者，尚须加入土茯苓、败酱草、车前子等品。

化痰减脂。痰脂蕴阻者多表现为月经不调和肥胖，在治疗上必须补肾调周以治本，化痰减脂以治标。朱丹溪创制了六郁汤、痰郁方，一反辛香温燥之弊。夏桂成教授常以越鞠二陈汤加减。体质壮健者，常佐以防风通圣丸。

清肝宁心。在助阳法的前提下，兼用清肝宁心的方法，安定心肝神魂，有利于调经。夏桂成教授常用钩藤汤或丹栀逍遥散加减。若偏于肝旺者，以丹栀逍遥散加入钩藤、白蒺藜等；若偏于心火旺者，清心莲子饮加入钩藤、紫贝齿等。

纠正长消过甚的治法

经前期虽以助阳为主法，但亦有少数长消过甚，需用抑制的方法。若阳长有余，重阳偏甚，心肝气火有余，BBT 高温相偏高，烦热口渴便秘，需要用清热泄阳的方法，夏桂成教授常选用芩连四物汤（黄连、黄芩、生地、赤芍、白芍、山药、牡丹皮、茯苓、钩藤、白蒺藜、丹参、炒枳实等）常规用量，经前末期服用。若热盛者，可用三和饮，即四物汤合凉膈散；若阴不消不能转阳，阳长缓慢者，需用滋阴活血促转化的方法，常用活血润燥生津汤（干地黄、当归、赤芍、白芍、桃仁、红花、续断、五灵脂等）。若有湿浊，影响阴转阳，可用助阳利湿，活血促转化的方药，药用丹参、赤芍、白芍、制苍术、白术、续断、巴戟天、紫石英、五灵脂、红花、薏苡仁、茯苓等。

（六）加减原则

燮理阴阳，调节脏腑，调畅气血，分节论治（表 2-4-1）。

表 2-4-1　月经分期证型方药对照表

月经周四期	七期分类	主证型	方剂用药	复合证型	方剂用药	兼夹证型	方剂用药	加减
经后期	经后初期	肾阴虚轻	养血滋阴汤	肝肾阴虚	杞菊地黄汤	阴虚火旺	知柏地黄丸/二至地黄汤	服药后出现腹胀、矢气频作，去当归、熟地、加丹参 10g，砂仁 5g，广木香 6~9g，陈皮 6g，半夏 6g，佛手 6g，炒谷芽 10g 等；胸闷脘痞、时欲嗳逆，加荆芥 6g，娑罗子 10g。头昏头晕、耳鸣者，入钩藤 10g，白蒺藜 10g。心烦失眠、口苦、舌尖作痛者，加莲子心 3~5g，龙齿 10~15g
		肾阴虚中	加减二甲地黄汤	阴虚脾弱	健脾滋阴汤	阴虚心火旺	清心莲子饮	
		肾阴虚重	滋阴奠基汤	气阴不足	麦味地黄汤	阴虚肝火旺	滋水清肝饮/丹栀逍遥散	
	经后中期	肾阴虚	加减滋肾生肝饮	阴虚阳弱	菟蓉散	阴虚阳弱肝郁	加味定经汤	
				阴虚脾弱	健脾滋阴汤			
	经后中末期	肾阴虚	补天种玉丹	肾阴阳不足	无比山药丸			
				脾肾虚弱	加减健固汤			
经间期				阴虚阳弱	补肾促排卵汤	气血活动偏弱	加减排卵汤	两少腹疼痛明显者，加玄胡 10g，全蝎 3~5g，乳香 10g，没药 10g；腹胀矢气、大便溏泄者，加入砂仁 5g，六神曲 10g，广木香 6~9g；心烦失眠、如莲子心 3~5g，合欢皮 10g；烦热口渴、面红痤疮者，入炒山栀 6g，丹皮 10g，六一散 10g。乳房作胀者，入炒柴胡 6g，青皮 6~9g，绿萼梅 6g
				脾肾不足	健脾补肾促排卵汤	血瘀	促排卵汤	
				阴虚火旺	益肾通经汤	湿热	加味红藤败酱散	
						痰湿	温阳化痰促排卵汤	

续表

月经周四期	七期分类	主证型	方剂用药	复合证型	方剂用药	兼夹证型	方剂用药	加减
经前期	经前前半期	肾阴虚及阳	补肾助孕汤	阴中阳虚	右归饮	阳盛有余	加减三和饮	胸闷心烦，夜寐甚差者，入钩藤10g，莲子心3~5g，龙齿10~15g；头痛急躁、乳房胀痛者，入白蒺藜10g，炒柴胡6g，绿萼梅6g；胃脘痞胀、腹胀矢气，加入广木香6~9g，青陈皮9g，香橼皮6g；肠鸣漉漉者，加入炮姜6g，补骨脂10g；午后低热、五心烦热者，加地骨皮10g，知母6~9g，黄柏9g；尿少色黄者，入竹叶心6~9g，泽泻10g，灯心草3g；白带量多、色黄者，入黄柏9g，苍术10g，薏苡仁20~30g，荆芥6g
				血中阳虚	毓麟珠	肾虚火旺	滋水清肝饮	
				脾肾不足	健脾温肾汤	阴长不及阳长过甚	毓麟珠加丹栀逍遥散	
	经前后半期	血虚及阳	加减毓麟珠	脾肾不足	健脾温肾汤	气郁	越鞠丸	
				气虚及阳	加减温胞饮	肝火	药物加减	
						痰浊		
						湿		
						血瘀		
						阳长有余	先期饮或三和饮	
						阴虚火旺	右归饮和丹栀逍遥散	
行经期		瘀血轻症	五味调经汤	气血虚弱	八珍汤	兼阳气虚弱	温经汤	月经量少者，入茜草10g，川牛膝10g，桃仁10g，红花6~9g；月经量多者，入失笑散、大小蓟各10g，血余炭10g；痛经明显者、入全蝎6g，玄胡10g，肉桂6g，天山雪莲花10g
		瘀血中证	加减通瘀煎	肝肾不足	调肝汤	肝郁化火	宣郁通经汤	
		瘀血重证	加减促经汤			肾虚瘀浊	脱膜散/逐瘀脱膜汤	
						气滞血瘀	加味乌药汤	
						寒湿血瘀	少腹逐瘀汤	

五、临床应用要点

辨别分期,女性月经周期大致可分为行经期、经后期、经间期和经前期四期,临床通过问诊和基础体温测定并不困难。对于月经后期患者以及西医多囊卵巢综合征患者,经后期时间较长,可将经后期分为经后初期、经后中期、经后末期三个时期。经前期可再细分为经前前半期和经前后半期两期。依据所处月经周期的时段进行辨识用药。

经后期以滋阴奠基,经间期以补肾活血,经前期补肾助阳,行经期活血祛瘀为治疗原则,结合辨证论治,辨识肾虚、脾虚、肝郁等病理状态,进行周期结合辨证论治。

关键技术是择方用药及时间节点的把握。这在前面治则治法的内涵细节均作了详细的介绍和说明。四期、五期、七期的分节确认。做到准确辨识患者就诊的周期节点,周期用药结合辨证论治来进行治疗。服药时间遵循阴时服阴药,阳时服阳药的原则:经后期服药时间在下午、晚上服用,经间期在晚上、临睡前服用,经前期上午、下午服用,行经期上午、下午服用。

难点是周期疗法和脏腑辨证的有机结合。常法和变法的变通,不同疾病运用周期疗法的差别异同。解决方法是加强临证,掌握夏桂成教授编撰书籍内容,从理论到方药全面掌握理解。

六、科学评价及特色优势

夏桂成教授特色的周期疗法是目前中医妇科界对月经周期节律调节方法中最具特色、理论积淀最为深厚、传播范围最为广泛的特色治则治法。基于其对女性周期生理病理特色的深入研究和把握,制定出符合女性生理病理变化特点的治则治法,因此具有其先进性和独特性,而相应临床较好的疗效即是对其理论、治则治法的印证。

(一)临床应用研究

2006~2011年,开展助孕合剂治疗黄体功能不全性不孕症的机理研究,成功创制了黄体功能不全性不孕的动物模型,采用现代分子细胞生物学技术研究补肾助孕方治疗黄体功能不全性不孕症的机理。结果表明:①补肾助孕方可以促进大鼠胚胎着床期子宫内膜的生长和腺体的发育,使内膜的发育与孕卵发育同步,提高了内膜的容受性,增加了孕卵着床几率;②通过促进卵巢黄体细胞的增生和改善黄体细胞的结构,增加黄体细胞分泌孕激素为主的内分泌激素,从而改善黄体功能,对胚胎着床和发育起到一定的促进作用;③通过下调黄体功能不全性不孕症患者胚胎着床期子宫内膜ER、PR的蛋白水平,同时上调其整合素 $\alpha v\beta 3$ 的蛋白水平表达,改善内膜容受性而提高临床妊娠率;

④通过有效下调胚胎着床期过高的 E2 水平，使 P/E2 值升高到有利于胚胎着床的范围，使胚胎能够顺利着床发育。（江苏省科技厅自然科学基金资助，课题编号：BK2006240；SBK201022463）

2001 年 9 月至 2006 年 12 月，设计了高雄激素作用下的颗粒细胞（GC）培养体系，以模拟卵巢内激素分泌异常或无排卵的病理状态，观察高雄激素状态对 GC 分泌功能的影响。实验结果滋补肾阴方含药血清可明显促进 IGF-1、StAR mRNA 的表达，从而增加颗粒细胞 E2、P 的合成，纠正雌 / 雄比例失调的状态，达到调节卵巢分泌功能的作用。研究结果可以证实：夏桂成教授指导下的“中药调整月经周期法”可以逆转生殖内分泌障碍，重建女性月经周期，达到调经助孕的目的，可以用于月经不调、不孕症的治疗。（国家教育部留学归国基金资助项目“中药调整月经周期节律对生殖轴与卵巢局部因素影响的研究”）

2006 年至 2008 年，拟定滋阴补阳方序贯治疗，二甲双胍为对照组，研究结果证实：①滋阴补阳方序贯治疗胰岛素抵抗型多囊卵巢综合征的月经周期重建率达 66.67%，优于二甲双胍对照组（58.82%）；②血清 IGF-l 水平与 PCOS 发病密切相关，滋阴补阳序贯法具有降调 PCOS 患者血清 IGF-l、HOMA IRI、FINS 的作用，具有类似胰岛素样作用，能有效治疗高 INS 型 PCOS。（江苏省中医药局，编号：H05080，滋阴补阳序贯调节 IGF-1 水平重建青春期多囊卵巢综合征患者月经周期的疗效研究）

（二）应用前景及展望

本治则治法适应优势病种为不孕症、月经失调、痛经等。一般常规治则治法为调理气血，补肾填精等法，虽然大多数医家认识到补肾的重要性，但是对于肾中阴阳的消长转化没有深入的认识和研究。而夏桂成教授提出了经间期是中医妇科疾病的治疗重点时期，将以往针对经期异常问题的治疗，提前到经间期进行主动干预。对不孕症、子宫内膜异位症、功能失调性子宫出血等疑难病症的早期调控创立了新的着眼点，充分体现了中医“治未病”的理念，建立了“治未病”运用于妇科临床的全新治疗模式。“经间期”之所以关键，主要有三方面，一是此期承载经后期气血恢复，阴分物质的积淀，形成“重阴”；二是在于此期发生气血的突破，厚重的阴分转化，排卵是其变化的结果，谓之“必阳”；三是调治，经间期的特点在于动静相合调治未病。这一时期气血处于动态，物质基础和功能发挥处于交接点，阴阳转化将以阳为主，这一时点的干预可以起到加强物质的积累并更好地促进排卵功能的作用，为经前期、行经期生理变化打下良好的基础。是治疗生殖障碍、疼痛等病症治疗良机。

该疾病的优势病种是不孕症、月经失调、痛经等。对于该类疾病，西医往往通过激素治疗，制定西药的人工周期、西药促排卵，夫精人工授精及 IVF-ET，运用药物治疗时月经能够按时来潮，但是停药后会自动返还原状，因此，不能从根本上逆转内分泌失调状态。中医女性月经周期节律疗法，治病求本，调理内在阴阳气血，恢复体内平衡，使得女性恢复原有内在的生殖节律，自然受孕，月经周期节律调复，痛经得到有效缓解，从治病求本的角度来讲，优于西医。因此，夏桂成教授特色的月经周期疗法具有非常好的临床优势和应用前景。

夏桂成教授调周法治疗中医妇科疾病，被国内外多家医疗机构广泛应用。夏桂成教授每年接受进修生、研究生等数十名，这些学生来自全国各地，将夏桂成教授学术思想、临床经验在当地充分运用发挥，很多学生已经很颇名气，产生良好的社会影响。据统计，运用夏桂成教授学术思想、临床经验发表的期刊论文约300余篇。

江苏省中医院中医妇科及生殖医学科年门诊量达40余万人次，具有良好的临床辐射面。一定程度上体现了该治法的优势。在夏桂成教授学术理论影响下，形成了强大的学术团队支持，梯队合理，人才培养到位，是全国中医妇科学术人才培养中心之一，培养了大批的研究生和进修生人才。此外，其特色治则治法在全球多个地区均有辐射推广，影响范围较广。

夏桂成教授学术蜚声海内外，他曾多次赴台湾、日本、英国、意大利、美国等地讲学，其中台湾学者、日本中医药研究会组团多次来访学习。他的学生遍及四海。中外弟子们学有所用，临证均取到较好的效果，日本友人为了感谢夏桂成教授，将用“调周法”治好不孕症后所生宝宝的照片制作成“千子图”，赠与他纪念，同时运用夏桂成教授调周法治疗不孕症日方出版著作四部。澳大利亚 Jane Lyttleton，将在南京跟随夏桂成教授学习的经验介绍到西方，帮助更多的人了解中医治疗不孕症的特色，*Treatment of Infertility with Chinese Medicine* 第2版已于2013年出版。

七、临床验案举例

验案1

初诊（2013年2月5日）：朱某，女，33岁，痛经20年，结婚2年，未避孕6月未孕。月经史：15岁7~10/30天，量少，色鲜红，血块少量，痛经难忍，每次痛经发作疼痛持续10天，需服用止痛药疼痛方能暂缓，伴面色苍白、坐卧不宁、冷汗淋漓、四肢厥冷，需卧床休息，严重影响生活工作。甚至有时候经净后亦有腹痛不适。生育史：0-0-0-0。2012年4月因“子宫内膜异位症”行假绝经疗法，停药后痛经及腺肌症未能缓解。2013年1月24日血查CA125：162IU/L，2013年3月妇科B超示：子宫后壁见一6.1cm×5.4cm低回声区，包膜不清；左附件见一3.4cm×2.9cm包块，内为无回声区，诊断为“左侧巧克力囊肿，子宫腺肌病”。曾行自然周期经阴道卵泡监测示有排卵。患者曾多家医院就诊，深知自己病情较重，怀孕困难，故来求治，一则为缓解痛经，一则为妊娠作准备。LMP：2013年1月13日，刻下经周第24天，经阴道卵泡监测示已排卵，平素怕冷，舌红苔白腻，脉弦细。

病情分析：肾虚偏阳，阴亦不足，心肝气郁，夹有瘀血，日久形成癥瘕。

诊断：中医诊断：痛经，癥瘕。西医诊断：卵巢子宫内膜异位症囊肿，子宫腺肌病，痛经。

治法：从经前期论治，法从补肾助阳，活血消癥，兼以疏肝理气。

方药：右归饮合越鞠丸加减：丹参10g，赤白芍各10g，怀山药10g，钩藤（后下）10g，莲子心5g，茯苓10g，川续断10g，菟丝子10g，杜仲15g，鹿角片（先煎）10g，五灵脂（包煎）10g，制苍术10g，制香附10g，天山雪莲花5g，生山楂10g，10剂，水煎服，每日1剂，于上午、晚饭前分服。

另：鹿血颗粒1g（装胶囊吞服），每日2次，早晚分服，连服10天。

行经期治疗，法从疏肝理气，活血化瘀，温经止痛，方取越鞠丸合痛经汤加减：广木香9g，制香附10g，丹参10g，赤芍10g，生山楂10g，五灵脂10g（包煎），川牛膝10g，益母草15g，泽兰叶10g，茯苓10g，川续断10g，肉桂5g（后下），延胡索10g，天山雪莲花5g，全蝎5g，景天三七10g，5剂，水煎服，每日1剂，于上午、晚饭前分服。

复诊（2013年2月21日）：LMP：2013年2月15日，刻下经周第7天，面部痤疮，胃脘作胀，夜寐欠佳，大便溏泄，舌红苔白腻，脉弦细。

从经后期论治，法从滋养肝肾阴血，健脾和胃理气，方取杞菊地黄汤合香砂六君子汤加减：枸杞子10g，钩藤（后下）10g，怀山药10g，山茱萸9g，莲子心5g，茯苓10g，怀牛膝10g，川续断10g，桑寄生10g，制苍术10g，广木香6g，砂仁（后下）3g，炙龟板（先煎）9g，太子参15g，8剂。

上方服尽后，转入经后中末期治疗，方取补天种玉汤加减：丹参10g，赤白芍各10g，怀山药10g，山茱萸9g，莲子心5g，茯苓10g，川续断10g，菟丝子10g，杜仲10g，鹿血颗粒（另吞服）1g，天山雪莲5g，五灵脂（包煎）10g，钩藤（后下）10g，广木香6g，7剂，水煎服，每日1剂，于下午、晚饭后分服。

三诊（2013年3月7日）：刻下经周第21天，BBT上升6天，乳胀时作，皮肤有细小疹粒，舌质偏红苔白腻，脉细弦。

续予调周法，再次从经前期论治，法从补肾助阳，清心安神，兼以清利湿热，方取右归饮合钩藤汤、四妙丸加减：丹参10g，赤白芍各10g，怀山药10g，茯苓10g，川续断10g，台乌药5g，炒黄柏9g，怀牛膝10g，生苡仁20g，钩藤（后下）10g，莲子心5g，五灵脂（先煎）10g，广木香9g，天山雪莲5g，肉桂（后下）5g，10剂。

另：鹿血颗粒吞服10天，每次1g，早晚分服。上方服尽后，转入行经期治疗，法从疏肝理气，活血调经，温阳止痛，方取越鞠丸合痛经汤加减：制苍术

10g，丹参10g，赤芍10g，益母草15g，五灵脂10g，泽兰10g，肉桂（后下）5g，茯苓10g，钩藤（后下）10g，延胡索10g，广木香9g，广陈皮6g，天山雪莲花5g，景天三七10g，全蝎3g，5剂。

予患者调周法治疗10个月后，痛经明显改善，续予调周法治疗半年，2014年6月10日血查性激素发现妊娠，以养血补肾，清心理气为安胎之法：白芍10g，怀山药10g，山茱萸9g，杜仲10g，桑寄生10g，苎麻根15g，紫苏梗6g，广木香6g，广陈皮6g，茯苓神各10g，莲子心5g，龙齿（先煎）10g，巴戟天6g，7剂，水煎服，每日1剂，早晚分服。

2014年7月7日妇科B超示宫内见一3.0cm×1.5cm孕囊，见胚芽及心芽搏动。

按：近些年来，子宫内膜异位症在育龄期女性的发病率呈上升趋势，其临床表现以痛经、不孕为多见，严重影响了女性的生活质量和家庭稳定。部分子宫内膜异位症合并有子宫腺肌病，痛经的症状尤为显著。不少患者因恐惧手术或担心术后复发来寻求中医治疗。传统中医学没有子宫内膜异位症病名，根据其临床表现当属于痛经、不孕、癥瘕等范畴。考虑到子宫内膜异位症多为有形之邪，临床上和癥瘕积聚有相似之处，如《证治准绳·八瘕》中“血瘕”所云：“血瘕之聚，令人腰痛不可以俯仰……少腹里急苦痛，背膂疼深达腰腹……此病令人无子。”对于该病的治疗，大部分医家临床注重活血化瘀，消癥止痛，取得了一定的效果。

通过长期临床经验积累，夏桂成教授认为本病多因患者素体偏于阳虚，或者平时疏于摄生，经期饮冷贪凉，阳气受损，气血失畅，以致血凝，久而结为癥瘕。该病以阳虚瘀结为病理特点，兼有气虚、气滞、痰湿和湿热等证。运用周期疗法治疗，时间节点重在经间期和经前期，注重温阳化浊，理气止痛，化瘀消癥。

传统治疗痛经的方法为调理气血，见痛止痛。夏桂成教授通过多年临床观察，从长远的角度治愈或者缓解痛经该方法尚有改进之处。运用周期疗法，将痛经的治疗节点从经间期开始，经间期是治疗痛经的关键时点，是重阴必阳的转化时期，此时阴阳气血变化活动较为剧烈，只有阴阳顺利转化，才能使得经前期阳长顺利达到“重”的状态。如果经间期阴阳转化不顺利，势必造成一些病理因素的产生，如瘀血、湿浊、痰脂等，或者素有这些病理因素的存在，但是又有所加重。经前期承接经间期而来，此时重阴转阳过后，阳长逐渐达到“重”的状态，经前期阳的作用时间较长，直至月经来潮，重阳转阴。夏桂成教授在经前期提出气中补阳、水中补火、血中补阳的方法，目的在于多角度使得阳长旺盛，行使其“化气”的作用，消除瘀血、湿浊、痰脂等病理产物，这些病理产物往往阻碍气血流畅，经脉阻滞，不通则痛，从而出现痛经。阳长温煦的作用可以使得瘀浊等病理代谢产物消除，月经来潮时血块及内膜脱落减少甚至消失，痛经明显缓解。临床在一系列补阳方的基础上，可以进一步加强温阳，尤其是下焦温阳的力量，酌情加重紫石英、鹿角片的用量，配合鹿血颗粒，血肉有情之重剂，亦能有效扶助阳气，较快的达到治疗目的。值得提出的是：天山雪莲花亦是一味要药，该药能够助阳化瘀消癥，古医籍中所载较少，主要涵盖除寒壮阳、强筋舒络，治腰膝酸软等作用。其对于缓解子宫内膜异位症痛经有一定的疗效。

内异症若伴有比较严重的痛经症状，除了着眼经间期和经前期外，经期痛时急则治标也非常重要。夏桂成教授在治疗子宫内膜异位症性痛经时，注重温阳化瘀、解痉止痛，一般以夏氏内异止痛汤基础上加减，方入：钩藤 15g，紫贝齿 10g，丹参、赤芍、五灵脂各 10g，延胡索 12g，肉桂 3~5g，广木香 6~9g，川续断 12g，茯苓 12g，全蝎 3~5g。膜样痛经较著，下较多内膜样组织者，则入逐瘀脱膜汤，在前方基础上加入三棱、莪术、三七等化瘀攻结消癥之品，温阳化瘀消癥，使得宫内瘀结性内膜顺利脱落，冷痛甚者可入制附片 6~9g，炙桂枝 9g，艾叶 10g 等，进一步加强温阳的力量。经云：“诸痛痒疮，皆属于心。”治疗痛经在止痛的同时不忘从心论治，一般入钩藤、合欢皮等，起到镇静、宁心、止痛的作用。

该例患者痛经较著，CA125：162IU/L，子宫后壁见一 6.1cm×5.4cm 低回声区，包膜不清；左附件见一 3.4cm×2.9cm 包块，病情也较为严重，因此，治疗较为棘手。我们通过四诊，患者面色㿠白，平素畏寒怕冷，但脸两侧却很容易生长痤疮，且易于烦躁多虑，因此，不能单纯注重补肾助阳，应当佐以清心肝之火的方法。通过月经周期疗法，经前期注重助阳化瘀止痛消癥，经期运用活血化瘀解痉止痛之法，经后期滋阴养血，佐以化瘀止痛，痛经明显缓解，经过 1 年半的调治方能妊娠。

验案 2

朱某，女，30 岁，公司职员。初诊日期：2011 年 12 月 19 日。

主诉：月经后期，结婚 4 年未孕。既往月经规则，2007 年 3 月人工流产术后月经落后，周期 4~5/30~60 天，现未避孕 4 年余未孕。月经史：初潮 14 岁，4~5/30~32 天，量中渐少，时有血块，痛经常作。婚育史：0-0-1-0。B 超：双侧卵巢多囊样改变。糖耐量试验提示胰岛素抵抗。LMP：2011 年 10 月 9 日。现症：停经 73 天，白带略有，偶夹血丝，寐欠安时有失眠，便软。检查血 T 53.25ng/dL，E_2 263ng/L，LH 27.20mIU/ml，FSH 5.88mIU/ml，P 0.7ng/ml，PRL16.13ng/ml，β-HCG0.2ng/ml。

以经后中期论治，滋肾生肝饮合木香六君汤。处方：丹参 10g，赤芍 10g，白芍 12g，怀山药 10g，山茱萸 9g，牡丹皮 10g，茯苓 10g，川续断 10g，菟丝子

10g，柴胡 6g，广木香 6g，砂仁（后）3g，炒白术 10g，陈皮 6g。7 剂。

二诊（2011 年 12 月 26 日）：LMP2011 年 10 月 9 日，停经 80 余天，见拉丝带下 3~4 天，BBT 高温相，药后腹胀矢气频，大便偏稀，纳寐可，易疲劳，脉细滑，舌红苔腻。经前期予以健脾补肾，疏肝化痰论治，健固汤合越鞠丸。

处方：党参 15g，白术 10g，茯苓 10g，广木香 6g，砂仁（后下）3g，白芍 10g，川断 10g，菟丝子 10g，杜仲 10g，补骨脂 10g，制苍术 10g，香附 10g，炮姜 3g，玫瑰花 6g。7 剂。

经期选用五味调经散加越鞠丸，处方：苍术 10g，香附 10g，生山楂 10g，丹参 10g，赤芍 10g，泽兰叶 10g，益母草 15g，五灵脂 10g，川续断 10g，茯苓 10g，川牛膝 10g，肉桂（后下）5g。5 剂。

四诊（2012 年 1 月 30 日）：LMP2012 年 1 月 4 日，月经周期第 27 天，BBT 上升 2 天，有拉丝样白带，夜寐安，大便偏干，手足不温，脉弦细，舌红苔腻。

经间期用补肾促排卵汤，加入疏肝和胃之品，处方：丹参 10g，赤芍 10g，白芍 10g，怀山药 10g，山茱萸 9g，牡丹皮 10g，茯苓 10g，川续断 10g，菟丝子 10g，杜仲 15g，紫石英（先煎）10g，五灵脂 10g，荆芥 6g，陈皮 6g，广木香 9g，红藤 15g。11 剂。

五诊（2012 年 2 月 17 日）：LMP2012 年 2 月 11 日，月经周期第 7 天，因工作紧张，夜间易醒或多梦，舌红苔薄黄，按经后期论治，方用归芍地黄汤。

处方：丹参 10g，赤芍 10g，白芍 10g，怀山药 10g，山茱萸 9g，莲子心 5g，茯苓神（各）10g，川续断 10g，桑寄生 10g，怀牛膝 10g，苍术 10g，广郁金 10g，合欢皮 10g，炙龟板（先煎）10g，陈皮 6g。14 剂。

其后按上法调治 10 个月，终得一子。

按：现代医学认为 PCOS 的发生系诸因素使下丘脑 - 垂体 - 卵巢轴反馈机制失衡，进而表现生殖障碍和代谢异常。夏桂成教授从太极阴阳圆运动的角度认为，PCOS 主要的病理是经后期“阴长运动失常”，肾阴、癸水不足，精卵子不能发育成熟；阴长运动不及，肾阴癸水难以达到“重阴”，以致“必阳”未能实现，阴虚日久及阳，阳虚则痰瘀蕴阻，卵巢呈多囊样改变，月经周期紊乱，冲任气血失常，缠绵日久，形成顽疾，难以治愈。夏老临证潜心研究，注重 PCOS 病变的核心，从周期重建着手，以燮理阴阳为关键，志在攻克难治之疾。

月经周期中经后期是一个重要的奠定基础阶段，可以分经后初、中、末 3 个阶段，属于阴长演进的过程，夏桂成教授常以带下的分泌来衡量阴分水平的增长程度。经后初期，尚无带下，在整个经后期的初、中期，是比较长的，甚至很长，PCOS 患者由于阴精的不足，阴虚及阳，阳亦不足，使经后期不得演进，始终停留在经后初期，或中期阶段。经后初期的治疗中心是养血滋阴，以阴药滋阴，但需血中养阴，养阴的目的尤在于养精卵。肝肾同居下焦，乙癸同源，一般补阴在于滋肾生肝，临床上养阴可选用二至丸、四物汤、六味地黄汤等，均为常规滋阴方药。对于 PCOS 这类疾病，滋阴要兼顾诸脏，夏桂成教授常选择用滋肾生肝饮、补天五子种玉丹、归芍地黄汤，冀“静能生水”，用滋阴养阴填精之品，奠定基础，使阴精得以恢复。

该患者 PCOS 的同时还兼有胰岛素抵抗，复加人工流产术后冲任损伤，耗伤阴精，累及肝肾，故月经后期并伴月经量少，肾阴虚为其根本。在治疗上夏桂成教授启用滋肾生肝饮、归芍地黄汤，顾护阴精。患者常有失眠之症亦即肾阴不足，无法上乘以济心火，心肝火旺，上扰心神，则多辅以宁心安神、滋阴养血以求阴长顺利。静能生水的主要意义，就在于心神的安定，心静则肾亦静，肾静才能有助肾阴癸水的提高，所以夏桂成教授经常教导我们：“欲补肾者先宁心，心宁则肾自实”。故凡见有烦热火动者，必加莲子心、青龙齿，或黄连、枣仁等品。该患者按调整月经周期节律法治疗近 1 年，月经后期逐渐改善，经间期可见带下呈透明状拉丝，提示有排卵，夏老坚持调治，注重顾护其脾胃功能，在调周之法中常以温中、和胃、理气以顾护后天生化之源。3 个月后顺利妊娠，转以补肾清心益气养胎之法，虑及患者有封闭抗体全部阴性之病史，故全程保胎中以养血补肾，清心和胃为原则，重视益气升提之法，因此得以顺利度过妊娠早期。夏桂成教授运用调周之法以巩固生殖之本，再辅以补气以提升免疫力，人参与黄芪合用，但选用太子参则取之气阴双补又不助长气火上扰的平和之性，而黄芪的药理实验证明具有免疫功能促进作用。治疗中如需要合四物汤者，他常去川芎，甚则还要去当归，防其动而耗阴。如肾虚癸水过低者，或阴虚有火者，强调“静能生水”的治疗意义。

八、传承体会

全面继承国医大师的学术思想和临床经验，需要从各个角度来发掘名老中医的独特性，正是名老中医独特的学术“个性”，彰显出其独特的学术魅力和临床特色。以国医大师夏桂成教授中医妇科学术思想和临床经验为例，夏桂成教授调周法同其他月经调理的方法有何异同和区别，是我们首先要认识和把握到的首要内容；夏桂成教授调周法的源流是什么，是如何自我发展和完善以及升华的？夏桂成教授调周法的一套理法方药如何自成体系？很多内容通过文献梳理、临证体悟、师生互答等等才能得以清晰，这样，我们对于名老中医的学术体系的理解将不局限于平面，而是更有深度，更加立体。

总结“十二五”名老中医传承课题，我们有幸担任对国医大师夏桂成教授的调周法的治则治法进行研究。当我们和夏桂成教授讲授交流该治则治法的时候，他提出了一些意见和想法。主要认为，他所倡导的调周法，不仅仅是一种治则治法，更是一套理论，融入了他对女性月经周期的深刻认识，也是天人相应的体现。有感于此，回想这多年来，夏桂成教授学术体系建立的点点滴滴，临床识病识证、用药用方，我觉得非常有必要认真的将传承的心得体会仔细的写出来供大家参考，让大家更好的传承好，应用好，进而有所创新。

（一）以经间期为着眼点，把握周期各期特点

调周法里最重要的字当属“周”字，这里的周是女性的月经周期。夏桂成教授通过对女性经间期出血的疾病认识，加上古人所描述的“氤氲乐孕”时期，逐步加深了对周期分期的认识。经间期无疑填补了月经周期认识的空白，也是一个阴阳转换，重阴必阳的重要时期，认识到该期的重要性，犹如拿到了夏桂成教授月经周期疗法的一把钥匙。总的来说，经间期是连接经后期和经前期的一个关键时期，在经后期重在养阴，物质奠定的基础上，达到孕育精卵，使之成熟的目的。排卵的顺畅成功与否，是决定能否受孕的关键因素。经间期重阴必阳，只有阴阳顺利转化，才能使得经前期阳长顺利达到“重”的状态。如果经间期阴阳转化不顺利，势必造成一些病理因素的产生，如瘀血、湿浊、痰脂集聚，或者素有这些病理因素存在，又有所加重。经前期承接经间期而来，此时重阴转阳过后，阳长逐渐达到“重”的状态，经前期阳的作用时间较长，直至月经来潮，重阳转阴。如此循环往复，构成完整的月经周期。对月经周期的各个时期的生理病理特点，是我们首先要全面认识的。认识到经间期的重要性，从而能够逐步体会到运用调周法治疗痛经、子宫内膜异位症、卵巢囊肿、经行前后诸证等疾病的优势所在。

（二）周期结合辨证，辨病结合辨证

中医妇科疾病，以月经不调、不孕症等为例，很多情况下，患者除了月经来潮时间发生变化外，毫无它证，不孕症甚至身体各个方面没有异常。这种情况下给临床辨证论治带来了困难。夏桂成教授的调周法，深刻认识到女性脏腑、气血对于月经来潮的作用，又能够对周期各个时期的生理病理特点加以研究。调周法中的一系列治则治法，比如经后期复阴以养精，经间期助阳活血以促精卵排出，经前期补肾助阳以助阳长达重等，适用于无证可辨的月经失调、不孕症等疾病的论治，是对中医妇科辨证论治的一个丰富。

当然，过度强调周期疗法的用药而忘却了疾病本身的特点是行不通的，我们需要辨病结合辨证，融合周期，疗效才能更佳明显。以治疗痛经病为例，夏桂成教授既让我们知道，既要急则治标，认识到痛经疾病本身的发病特点及病机：不通则痛，不荣则痛的普遍规律，更进一步指出控制疼痛的六个特点：止痛、通畅、治心、调肝、温经、解痉。同时，又要缓则治本，补肾促转化，重在助阳。运用周期疗法，重在经间期促进转化，经前期阳长旺盛，消融瘀浊等病理产物，从而消除痛经。

（三）心-肾-子宫轴的认识

夏桂成教授经过几十年临床观察实践，不断认识到心、肾、子宫三者在月经调控中的重要性，指出心、肾、子宫的具体关联，认为子宫与心肾相连，受心肾所主宰。因此，子宫的藏泻功能亦与心肾有关，子宫之藏，实乃肾之封藏也，故经后期、经前期阴阳消长的活动亦与肾之阴阳有关。子宫之泻，实乃心气之动，故行经期经间排卵期阴阳转化活动亦与心神心气有关也。子宫之藏，肾主之；子宫之开（即泻），心主之。子宫之藏泻（即开合），虽由心肾所主，但根本上还是由于阴阳消长转化的月节律所致，而阴阳消长转化的月节律运动，又必须建立在心肾交合的基础上，心肾交合，才能推动阴阳消长的正常活动。

“心 - 肾 - 子宫轴”的提出，意在认为心肾的交济是作为人体上下交互运动的最主要形式，而脾升胃降、肝主疏泄等传统运动的形式及调节作用，都是为心肾相交运动所服务，并且受之影响的。人体上下升降运动过程也是一个基本的生命运动形式，以此为着眼点，充分研究了人体月经周期运动的动静升降形式，并且将该观点运用到治疗中去，细化加深了对中药动静升降的认识，具象了“心 - 肾 - 子宫轴”的调控形式。

以心肾子宫轴理论为指导，夏桂成教授创立化裁了一些验方，比如清心滋肾汤、益肾通经汤、补肾促排卵汤等等，均从不同角度体现了心肾子宫轴理论再治疗疾病中的指导作用。

（四）把握源流，立体继承

我们学习时强调知其然而要知其所以然，大到理论发展进步，小到一方组成，皆有其源头，我们不应泛泛涉猎，而应深切领会。以夏桂成教授调周法为例，早年运用阴阳盛衰的观念来理解月经周期中的阴阳变化，随着临床认识的深入，又逐步运用阴阳消长的观点来诠释，重阴转阳、重阳转阴等，显示了认识的进步。再比如其心 - 肾 - 子宫轴理论指导下的清心滋肾汤，其源流也颇耐寻味，清心滋肾汤从创始至今，从方名到选药，有较多地改变，每一步改变，体现了名老中医在临床中不断摸索，细致推敲，临证思维不断转换，辨证准确，择药精当，终而收取良效。任何一则良方的产生离不开临床实践的检验和历练，临床对疾病的辨证，以及对病机的准确把握都会影响方剂的疗效。通过这一则验方的不断研究改进，夏桂成教授理清了对更年期综合征病机的认识，从单纯笼统的阴虚火旺，到阴虚心肝火旺，再到更加注重心肾失交在发病中的作用。传统治疗更年期综合征往往单纯分为阴虚型、阳虚型、阴阳两虚型 3 种证型，没有对其内在心、肝、肾的发病机制作更加细致的阐释。而同时代医家对该病的认识仍然建立在以肾阴虚为主的基础上，治疗以杞菊地黄汤、左归丸等滋阴类方结合逍遥散之属为主，对于心的发病的重视并不太多。

以上从四个方面对夏桂成教授调周学术的继承心得做了总结，我们需要多途径、多角度的去深入挖掘名老中医的学术思想和临床经验，不放过一些蛛丝马迹，才能窥探到名老中医的独特的学术特质，最大限度的做到全面立体的继承。

第三章

特色诊疗技术篇

第一节 "司气海，调血压"针刺技术治疗高血压病传承应用规范

一、术语和定义

"司气海，调血压"针刺技术：是石学敏院士提出的包括了高血压病理机制（气海失司）和针刺治则（司气海，调血压）治法（司理气海、活血散风、调和肝脾）的治疗高血压的针刺组方治疗方案。

气海：指中医经络学说中四海理论（气海、血海、髓海、水谷之海）中的气海。

司：病机中提到"气海失司"、治则治法提到"司气海"和"司理气海"的"司"，以上均指主管、掌管、控制、承担、处理的意思。

二、学术思想阐释

石学敏院士提出，"气海失司"是高血压病的主要病机。气海理论认为，血液在脉管中运行不息，流布于全身，环周不休，自成体系，而气、血、脉则构成了其最基本的物质结构和基础。气主要包括元气、宗气、营气、卫气。元气指先天之气，是人体生命活动的原动力。宗气是由水谷之气与自然界清气相结合而积聚于胸中的气，属后天之气，其所聚之处称为"气海"，《灵枢·邪客》说："宗气积于胸中，出于喉咙，以贯心脉，而行呼吸。"说明宗气可以贯注于心脉之中，促进心脏推动血液运行，形成血压。营气者，泌其津液，注之于脉，化以为血，乃阴精之气。卫气者，阳精之气也，亦宗气之所统。营气行于脉中，卫气行于脉外，如《灵枢·动输》云："营卫之行也，上下相贯，如环之无端。"二者皆为宗气所统，宗气聚于胸中而为气海。《灵枢·海论》言："膻中，为气之海。"又曰："膻中，胸中也，肺之所居，诸气者，皆属于肺，是为真气，亦曰宗气"以及"此宗气者，当与卫气并称，以见三焦上中下皆此气而为之统宗也"。

可以看出，气海理论囊括了人体卫气血脉等重要体系，与现代医学中血压的形成、维持及调节高度吻合，所以说气海理论是中医学认识、分析及治疗高血压病的根本理论基础。

由此可以看出在高血压形成的病理过程中，“气”无疑是处于主导地位，其在内外等诸种因素的影响下，表现为过度亢奋，导致气血平衡的失调；“血”虽处于较为被动的地位，但其质与量的变化却影响到其能否随时适应于“气”的变动，使气血间的动态平衡处于“冲和”状态。因此，在调气的治疗基础上，兼顾理血，如活血、行气、化瘀等治则，临床实验研究证实，活血化瘀治疗确能改善血液流变性、黏稠度、凝滞度等质的问题；而随着血液质的改变，高血压患者脏腑组织血流供求不平衡的量的问题也可随之得到改善。从某种意义上说，高血压病的论治中，治标重在调气，而理血则是意图治本，即《素问·至真要大论》所谓“谨守病机，各司其属……疏其气血，令其调达，而致和平”。“司气海，调血压”针刺处方以人迎穴为主，配以阳明经和厥阴经的穴位，原穴与合穴共用。这组处方气血兼顾，标本同治，使机体自身调节功能正常化，从而使阴阳平秘，最终使高血压病患者的降压疗效得到维持。

“司气海，调血压”针刺技术的主穴人迎穴，从现代解剖学可知在其深层有颈动脉体和颈动脉窦，最深层有交感神经干，其外侧还有舌下神经降支和迷走神经。颈动脉窦是一种牵张压力感受器，在血管壁外膜下有丰富的感觉神经纤维，是血压调节系统的重要组成部分。当动脉压升高，牵拉动脉壁使感受器电位增大，感觉神经将冲动从颈动脉窦传至舌咽神经，最后抵达孤束核，进一步降低交感神经的输出，激活副交感神经，并减少抗利尿激素和肾素的释放，最终使血压下降至正常范围。颈动脉窦这种压力感受器因压力而产生传入兴奋的机制，使其具备了下线压力感受阈值，当高血压患者的压力感受器敏感性降低，活化阈值升高，就使血压居高不下，并对靶器官有严重损害。针刺人迎可直接或间接的刺激机体降压反射而达到调节血压的目的，并且在一定程度上对靶器官起到保护作用。由此可见，即使根源于现代医学理论，通过针刺人迎穴来降低升高的血压，也是完全可行的。

三、临床应用技术规范

（一）技术操作流程

1. 针具的选择　一般选择规格为0.25mm×40mm的毫针，即长1.5寸、直径为0.25mm的一次性针灸针。

2. 穴位的选择

（1）降压主穴：人迎、曲池、合谷、足三里、太冲。

（2）主要相关症状取穴

头痛：风池、头维、率谷。

眩晕：百会、风池。

心悸：内关、神门、大陵。

胸闷：内关、膻中。

失眠：神门、印堂、风池。

耳鸣：翳风、耳门、听宫、听会。

3. **针刺方法**　患者取平卧位，用圆枕垫起项部，充分暴露颈部。体位舒适安稳，暴露各个待针刺部位，肌肉充分放松（见图 3-1-1）。

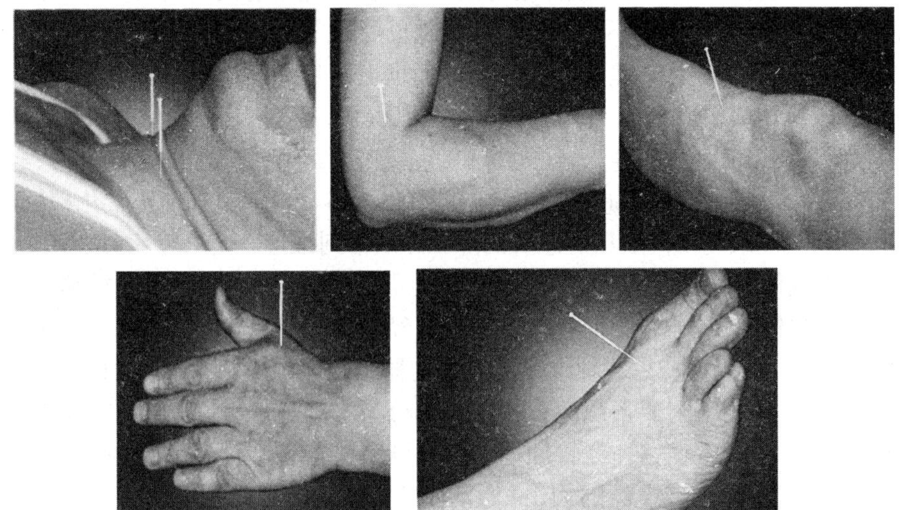

图 3-1-1　“司气海，调血压”主穴

（1）主穴针刺方法

1）人迎穴：是“司气海，调血压”针刺技术的关键穴位。了解局部解剖，有助于达到操作要求，也可避免针刺局部损伤。

解剖结构从外到内分别是：皮肤→皮下组织、颈阔肌→颈固有筋膜浅层及胸锁乳突肌前缘→颈固有筋膜深层及肩胛舌骨肌后缘→咽缩肌（见图 3-1-2）。周围重要神经及血管从浅到深分别是：外层——舌下神经降支、迷走神经；浅层——颈前浅静脉、颈内静脉、颈皮神经、面神经颈支；深层——颈动脉体、颈动脉窦；最深层——交感神经干。

针刺部位及操作要领：喉结旁，胸锁乳突肌前缘，颈总动脉搏动处垂直进针（见图 3-1-3），缓缓刺入 0.5~1.0 寸，见针体随动脉搏动而摆动，施以捻转手法，即医者采用面向病人的体位，以任脉为中心，拇指捻转作用力为向心方向，施以小幅度（＜90°）、高频率（＞120r/min）捻转手法 1 分钟，留针 30 分钟。

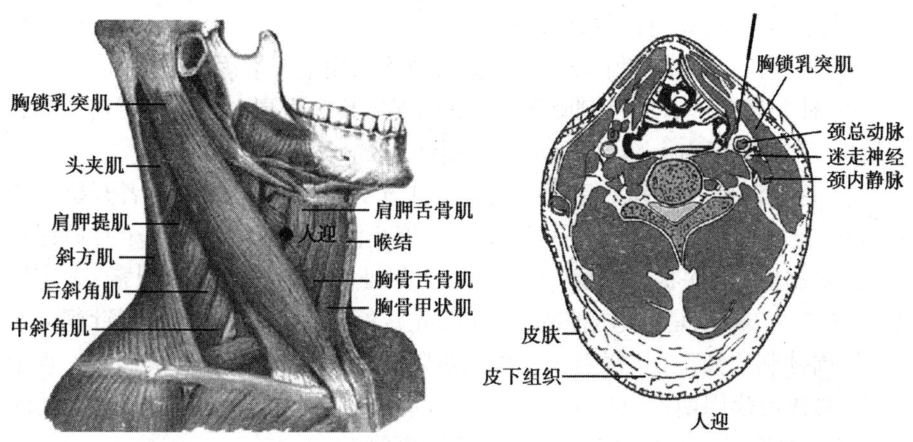

图 3-1-2 人迎穴局部解剖图　　图 3-1-3 人迎穴垂直进针示意图

2）合谷、太冲：垂直进针 0.8~1.0 寸，施以捻转手法，即医者采用面向病人的体位，以任脉为中心，拇指捻转作用力为离心方向，施以大幅度（＞120°）、低频率（50~60r/min）捻转手法 1 分钟，留针 30 分钟。

曲池、足三里：垂直进针 0.8~1.0 寸，施以捻转手法，即医者采用面向病人的体位，以任脉为中心，拇指捻转作用力为向心方向，施以小幅度（＜90°）、高频率（＞120r/min）捻转手法 1 分钟，留针 30 分钟。

注：在行以上基本补泻手法的同时，每捻转 4~5r 后予以凤凰展翅手法行针，以达到催气和增强针感的作用。操作时以两手拇、食二指持针呈环状，中指、无名指、小指散开呈扇形或展翅形，在基本补泻手法的操作后顺势以飞快的动作放手，放手时食指、中指、无名指和小指自然张开，如飞鸟展翅之状。

（2）主要相关症状取穴的针刺方法

风池，针尖微下，向鼻尖方向斜刺 0.5~0.8 寸。

头维，向后平刺 0.5~0.8 寸。

率谷，平刺 0.5~1.0 寸。

百会，平刺 0.5~0.8 寸。

内关，直刺 0.5~1 寸。

神门，直刺 0.3~0.4 寸。

大陵，直刺 0.3~0.5 寸。

膻中，平刺 0.3~0.5 寸。

印堂，提捏起局部皮肤，向下平刺 0.3~0.5 寸。

翳风，直刺 0.8~1.2 寸。

耳门，张口取穴，直刺 0.5~1 寸。

听宫，张口取穴，直刺0.5~1寸。

听会，张口取穴，直刺0.5寸；以上穴位均采用平补平泻手法。

4. 针刺顺序 首先针刺降压治疗的主穴，其次为高血压病主要相关症状的取穴，针刺顺序由上部到下部，由左侧到右侧。

5. 治疗时间及疗程 患者每日针刺1次，留针30分钟。患者开始治疗后应规律性针刺，治疗初期不可随意自行停止治疗。连续针刺1个月后评价疗效，根据血压、症状、用药以及病人能否保证针刺时间等综合因素，确定后期针刺方案。原则是：血压控制达标后，先减停降压药，再降低每周针刺的频次；每周针刺的频次，从每周5~7次逐步降为每周3~5次、2~3次、1次，直至停针，总体治疗周期不应少于3个月；每周针刺频次越少，则持续该方案的时间越长。血压未达标时，应继续原针刺方案治疗。

（二）处方释义

“司气海，调血压”针刺技术选用的穴位为：双侧人迎穴、合谷穴、曲池穴、足三里穴和太冲穴。

人迎穴是足阳明胃经穴，位于颈部喉结旁，当胸锁乳突肌的前缘，颈总动脉搏动处。人迎穴与气海理论密不可分。气海位于膻中穴。《灵枢·海论》中有“膻中者，为气之海，其输上在于柱骨之上下，前在于人迎”的记载。气海中集聚着宗气，宗气可“贯心脉、行呼吸”。人迎穴为气海的门户，是气海之输，亦是头气街与胸气街的连接处，更是气海失司、气逆于上至颈部的关键部位。针刺之可以直接作用于气街，使气海与各经脉之间的“通路”顺畅，从而调和气机，将上逆之气有效缓冲。宗气对一身之气血起统帅作用，而人迎穴行使着宗气的职责，是宗气输布的枢纽。因此，人迎穴是调节一身之气血的要穴。

足三里穴是足阳明胃经的合穴，六腑的下合穴。位于外膝眼下3寸，距胫骨前嵴1横指，当胫骨前肌上。足三里具有健益脾胃、补中益气的作用。《灵枢·小针解》曰：“针中脉则浊气出者，取之阳明合也”。《针灸大全》里收录了《灵光赋》，其中记载“治气上壅足三里”，《太平圣惠方》中言：“凡人三十岁以上，若不灸三里，令气上眼暗，所以三里下气也。”因此，足三里还有导气下行的作用。曲池穴是手阳明大肠经的合穴。位于肘横纹外侧端，尺泽与肱骨外上髁连线的中点。曲池穴可治气逆诸症，摄纳阳明气血。“合主逆气而泄”，通过针刺作用，加强经气的运行，使营卫之气如环循行通畅，避免由于气逆病因导致高血压的出现。

合谷穴与太冲穴合称为四关穴，四关穴是一组阴阳相配、上下相配、气血同调的处方。合谷穴，位于手阳明大肠经上，为大肠经之原穴；属阳经之穴，主气，清轻升散，主升。阳明经为“多气多血”之经，而且大肠与肺相表里，肺主一身之气、朝百脉，故合谷能理气补气，偏调气。再者，手阳明大肠经的循行“出髃骨之前廉，上出于柱骨之会上，下入缺盆”，这与气海膻中“其输上在于柱骨之上下”相交汇，故合谷穴在调气理血的同时也会对全身宗气的运行产生调节作用。太冲穴，位于足厥阴肝经上，为肝经之输穴、原穴；属阴经之穴，主血，重浊下行，主降。厥阴经为“少气多血”之经，而且肝主藏血，故太冲能补血活血，偏调血。合谷、太冲均为原穴，原穴是脏腑原气输注、经过和留止的部位，皆以四肢末端为本为根，向上结聚于胸中气街、气海为标为结。“四末解则气从合”，只有从根、本入手，使经气在末端循行通畅，胸中气海之气才会调和。二者一气一血的配穴也有活血化瘀、宽胸理气的作用，有助于消除气街中有形的瘀血病理产物，从而配合了对高血压的治疗，是中医治病求于本的体现。

“司气海，调血压”针刺技术处方以人迎穴为主，配以阳明经和厥阴经的穴位，原穴与合穴共用。人迎穴可调节宗气及营气的运行，起到“贯心脉”的作用；合谷穴、太冲穴一上一下、一阴一阳、一气一血，有通经化瘀，平肝降逆的功效；足三里穴、曲池穴清肠胃、降逆气，使中焦升清降浊，水谷之气运化输布得当，气血调和。诸穴合用，通过调节气街之气，根本之气，进而调节气海之气，标结之气从而共筑降压良效。

石学敏院士创立针刺手法量学理论，确定针刺手法量学的四大要素——作用力的方向、捻转补泻与作用力的大小、施行手法的持续时间及两次施术的间隔时间。规定了对不同的穴位采用不同的、具体的操作手法，使针刺治疗更具有规范性、可重复性、可操作性。“司气海，调血压”针刺技术采用了针刺手法量学理论来规范针刺操作。

四、临床应用要点

（一）高血压病的诊断标准

参照世界卫生组织（WHO）/ 国际高血压联盟（ISH）2003 年颁布的《高血压指南》与 2014 年 JNC 美国预防监测评估与治疗高血压全国联合委员会第八次报告（JNC-8）颁布的高血压诊断标准，并参照原卫生部颁布的《高血压防治指南（2010 版）》。

1. **体征** 血压升高是诊断高血压病的主要依据。中国高血压防治指南标准为：测量前 30 分钟不要吸烟进餐，饮咖啡，剧烈运动。成人排空膀胱，在静息状态下被测量者安静休息 5 分钟，应间隔 2 分钟重复测量，取 2 次读数的平均值记录。如果收缩压或舒张压 2 次读数相差 5mmHg 以上，应再次测量，以 3 次读数的平均值作为测量结果。

2. 在未使用降压药物的情况下，一周内非同日 3 次测量血压，收缩压≥ 140mmHg 和 / 或舒张压≥ 90mmHg。

高血压分级：

1级高血压（轻度）：收缩压140~159mmHg或舒张压90~99mmHg；

2级高血压（中度）：收缩压160~179mmHg或舒张压100~109mmHg；

3级高血压（重度）：收缩压≥180mmHg或舒张压≥110mmHg单纯收缩期高血压：收缩压≥140mmHg并且舒张压＜90mmHg。

注：若患者的收缩压与舒张压分属不同级别时，则以较高的分级为准。

单纯收缩期高血压也可按照收缩压水平分为1、2、3级。

（二）适应证

原则上，"司气海，调血压"针刺技术可用于任何引起血压异常的相关症状、体征和疾病。但是，由于多数是基于临床，尚无足量的临床试验证据，因此，在此主要讨论轻中度原发性高血压以及高血压引起的相关症状：

1. 从高血压患者的年龄来看，年轻人的针刺降压疗效优于老年人。

2. 从病程的长短来讲，病程短者的针刺效应优于病程长者。

3. 从血压的级别来看，针刺更适用于轻中度高血压患者。

4. 对于有合并症的高血压患者，针刺以降低日间血压水平为主，且降压效应能持续到随访第3个月；对于无合并症的患者，针刺可以全面降低血压水平，降压效应的两个月随访期略有波动，但整体降压效应可持续到随访第3个月，可见无论是否有合并症，针刺均可降低血压水平，但对无合并症患者的降压效应更全面。

5. 对于不同证型的高血压患者，针刺更容易改善痰湿壅盛型和阴阳两虚型患者的即刻收缩压；对于痰湿壅盛型和阴阳两虚型高血压患者，更容易体现针刺降压累积效应。总之，从目前的研究结果，针刺降压对痰湿壅盛和阴阳两虚型高血压患者的效应相对较为突出。

6. 对于是否服用降压药患者，针刺可平稳降低两类患者即刻和累积血压水平，未服药患者的累积收缩压降幅更大，且远期效应更突出。（这可能与患者自身因素有关，比如：未服药患者高血压相对较轻，服药患者服药后血压控制不理想，血压相对难以降低）。

7. 对于服药种类而言，观察服用CCB和/或ARB类降压药物的患者：a. 服用CCB和/或ARB类降压药的原发性高血压患者，针刺降低收缩压的即刻效应优于舒张压；b. 对于服用CCB类药物的患者，针刺起效时间相对较快且容易稳定疗效；c. 对于服用ARB类药物的患者，需针刺较长时间才可取得持续降压效果。对于联合用药患者，在针刺疗程中呈逐渐下降趋势。由此可见，联合用药的患者针刺的持续效果更好，下降趋势更平稳。

总之，"司气海，调血压"针刺技术，对于尚未有合并症、病程相对较短、未服药的轻中度高血压的年轻患者的降压疗效更确切。

五、特色优势

“司气海，调血压”针刺技术治疗高血压病具有以下特点：

1. 针刺降压效果确切。尤以即刻降低收缩压效应明显，能够促进血压达标，此外，持续针刺，降低收缩压和舒张压的累积效应均显现，针刺后降压效果还可以维持2个月左右；

2. 能够改善晨间高血压，有利于恢复血压的正常昼夜节律；

3. 能够减药或部分停药；

4. 对收缩压和舒张压均有影响，但对收缩压的调整幅度优于舒张压；

5. 降压的近期及远期疗效，年轻人均明显优于老年人；

6. 针刺降压存在明显的量效性，不仅存在刺激量的大小，而且与治疗次数的蓄积有关；

7. 从治疗的时机看，血压波峰前的进行针刺，降压效应明显优于波峰及波峰后针刺；

8. 针刺对于肝火亢盛、阴虚阳亢、痰湿壅盛、阴阳两虚等证型降压特点各异。肝火亢盛型和阴虚阳亢型的即刻降压效应较好，而痰湿壅盛型、阴阳两虚型患者收缩压的累积效应较好。针刺对痰湿壅盛证和阴阳两虚型患者的降压幅度及后期血压水平维持方面，效应优势更明显。总之，从目前的统计结果来看，不同证型患者针刺降压效应不同，针刺降压的优势证型为痰湿壅盛型，以改善其晨间、日间血压及日间血压负荷的效果明显。

针刺对高血压的治疗可能存在“下降 - 波动 - 稳定”的平衡调节趋势。因此不应过度重视当天治疗后的即刻血压下降幅度，针刺的累积效应、远期疗效更值得给予更多的关注，对所有的高血压患者，均建议针刺降压治疗必须坚持一定疗程。

临床中应用降压的技术还有耳穴疗法、放血疗法、穴位埋线等。然而，耳穴治疗高血压病大多是在服用降压药的基础上开展的；耳尖放血有即刻、明显降压的优势，但若要平稳降压，还需配合耳穴贴压，其降压效果更适用于肝火亢盛或肝阳上亢的患者；穴位埋线操作相对复杂，病人主观体验不舒适，部分病人出现过敏反应，以及对羊肠线吸收不良，导致皮下出现硬节或肿块不散的情况。经过大量的临床研究和实验研究已经证实，石学敏院士“司气海，调血压”针刺技术能够气血兼顾，标本同治，使机体自身调节功能正常化，通过多层次、多环节、多靶点的综合调理，使阴阳协调，针刺降压效果确切。石学敏院士对针刺作用力的方向、大小、施术时间等针刺手法要素进行了科学界定，改变了以往忽视针刺剂量的状况，使针刺疗法更具有规范性、可重复性、可操作性，从而使针刺治疗由定性的补泻上升到定量的水平。

传承石学敏院士"司气海，调血压"针刺技术的关键是操作手法的表达。石学敏院士对针刺作用力的方向、大小、施术时间等针刺手法要素进行了科学界定，并且要求左右两手同时进行，两手作用力的方向，大小，施术时间均保持一致。普通人由于对穴位的理解不深，其定位，操作的角度会存在一定的偏差。再者，非优势手锻炼极少，导致行针过程中两只手的作用力方向、大小均有不同程度的差别，从而影响针刺的效应。石学敏院士有着50多年的临床经验，对穴位的理解、施术手法的精妙自有其过人之处，看似简单易懂的操作流程是在其长期扎实基本功基础上灵活运用的结果。只有不断加强基本功训练、学习中医经典理论、学习现代疾病相关知识并融会贯通，才能更好地传承名老中医特色诊疗技术。

六、注意事项

（一）注意事项

1. 针刺前嘱患者平躺5分钟，并向患者说明针刺的安全性，让患者充分放松。

2. 针刺后，嘱患者平时饮食应以清淡为主，少盐、少油，忌食辛辣肥甘厚味；忌烟酒；平时适当运动，保持足够的睡眠。让患者知晓一个健康的生活方式是提高治疗效率的关键，同时也是防止心脑血管意外及靶器官损害的重要因素。

3. 对于经过针刺治疗后血压控制较理想，有减药或停药倾向的患者，应确保其血压已经持续稳定在达标水平，且减药剂量应从小剂量开始，切不可盲目减药或停药。

4. 患者过度劳累、饥饿、精神紧张时，不宜立即针刺，待其恢复后再行针刺治疗。

5. 避开血管针刺，以防出血（特别是人迎穴）。有自发性出血倾向或因损伤后出血不止的患者，不宜针刺。

6. 进针时有触电感，疼痛明显或针尖触及坚硬组织时，应退针而不宜继续进针。

7. 注意避免刺中甲状腺。

8. 有合并症的患者应适当注意了解其合并症的控制情况。

9. 要严格遵守量效关系，行针手法要熟练，行针时间要控制在1分钟。

（二）可能发生的意外

1. 患者因体虚等原因在针刺过程中出现晕针的情况；如出现此类情况，应立即起针，轻者让患者平躺，予以温开水或糖水，片刻休息即可恢复；重者在给予以上治疗的同时，可刺人中、内关，灸百会、关元等穴，即可恢复；如患者仍不省人事，应进行急救。

2. 患者针刺穴位处出现出血，瘀斑甚至血肿；一般不需特别处理，可自行消退，不必停止治疗。如血肿疼痛较剧烈，影响到活动时可先冷敷止血后，再做热敷；患者也可自行涂抹活络油等以促进瘀血消散吸收，应停止针刺治疗一段时间。

3. 针刺过程中患者出现心悸、眩晕、咳嗽等症状；一般不需特别处理，可起针让患者休息片刻再行治疗。

4. 患者不耐受针刺刺激致血压应激性升高；此时应停止治疗，立即起针，若血压上升过高可给予患者降压药，以降低应激性升高的瞬时血压。

七、科学评价

从本课题目前的数据，得出初步的结论：

1. “司气海，调血压”针刺技术治疗收缩压疗效优于舒张压，更适宜于收缩压高的患者。

2. 本技术在治疗中发现根据其主证评价出不同类型的病人在收缩压，舒张压疗效上均具有累积效应，但其起效时间、下降幅度及平稳性均有不同程度的差异。在运用此技术时还应评估病人所属证型，从而预估病人的疗效。

3. 服用 CCB 和 / 或 ARB 类降压药的原发性高血压患者，针刺降低收缩压即刻效应均明显优于舒张压，因此对于服用这两类药物的患者，本降压技术更适用于收缩压偏高者。

4. 无论患者是否服用降压西药，通过针刺治疗均有不同程度的改善，而且即使停止针刺治疗后也不会出现西药的“反弹”效应。

5. 对于服用降压西药的患者，在针刺治疗结束后，晨峰血压有所改善，针刺与药物协同降压作用可持续 1~2 个月；对于未服用降压药物的患者，针刺后日间血压、日间血压负荷及晨间血压有所改善，针刺治疗结束后有 1~2 个月的远期效应。

6. 针刺可改善高血压相关症状。各证型患者，无论服药与否其高血压相关症状均改善较明显，在针刺治疗结束后高血压相关症状可持续改善 2~3 个月。

7. 目前的结果结论，主要源于国家重点基础发展计划课题（“973”课题）和国家“十二五”科技支撑计划课题的研究结果，由于高血压病的复杂性以及受课题研究目标、研究周期、纳入病例数的限制，距离真正揭示“司气海，调血压”针刺技术的效应特点，还有很多工作要做。传承推广的过程可促进其效应特点的展现。

八、临床验案举例

验案 1

杨某，女，59 岁，2014 年 5 月 27 日就诊于天津中医药大学第一附属医院。

主诉：间断头晕头胀2个月。

现病史：患者近2年来血压波动在140~180/100~105mmHg（1mmHg=0.133kPa），一直拒绝降压药物等西医治疗，未曾有过心悸多汗、耳鸣、恶心呕吐、后颈部发紧及手指麻木等不适。患者近2月来无明显诱因出现间断头晕昏胀，曾就诊于外院，具体诊疗不详。今为求进一步治疗，遂就诊于我院门诊。

刻下症：精神好，形体偏胖，诉平素四肢怕冷，小便清长夜尿多，纳可，寐安，大便正常。查体：神志清楚，声音洪亮，口唇紫暗，面部、前颈部以及前臂外侧皮肤色泽晦暗、肌肤甲错，腹大松软。测身高：159cm，体质量：74kg，腰围：90cm，体质量指数：30kg/m^2。舌质暗淡，正中有裂痕，边缘颜色稍红，略有紫瘀斑，苔白腻，舌下络脉青紫而粗，脉沉弦。24小时动态血压检测显示：血压平均值偏高，白昼血压平均值174/109mmHg，夜间血压平均值184/99mmHg；昼夜血压节律异常。

既往史：高血压病史两年，否认颈椎病、耳源性眩晕等疾病。否认手术、外伤、输血史。

过敏史：否认药物及食物过敏。

中医诊断：眩晕；肥胖（痰湿瘀阻型）。

西医诊断：原发性高血压；肥胖。

治疗原则：司理气海，兼以化瘀行气、祛痰除湿消浊。

针刺处方：取穴以手足阳明经、足厥阴经为主。降压主穴：人迎、合谷、太冲、曲池、足三里。配穴：中脘、天枢、丰隆、阴陵泉、期门、膻中、血海、三阴交。

操作方法：人迎直刺0.5~1.0寸，见针体随动脉搏动而摆动，面向病人，以任脉为中心，拇指捻转作用力为向心方向，施以小幅度（< 90°）、高频率（> 120r/min）捻转手法1分钟；合谷、太冲垂直进针0.8~1.0寸，面向病人，以任脉为中心，拇指捻转作用力为离心方向，施以捻转手法1分钟；曲池、足三里：垂直进针0.8~1.0寸，面向病人，以任脉为中心，拇指捻转作用力为向心方向，施以小幅度（< 90°）、高频率（> 120r/min）捻转手法1分钟；其余配穴均直刺，行平补平泻手法。留针30分钟，每日1次。

治疗过程：治疗3天后，患者诉间断头晕、头胀症状已明显好转。治疗10天后上述症状未再复发，且针刺后即刻血压降至132/81mmHg左右。治疗1个月后，患者除头晕、头胀症状全无外，四肢畏寒怕冷亦较前不明显，面部、颈部、前臂皮肤晦暗度明显减轻，体质量降至70kg，腰围减至87cm。24小时动态血压检测显示：血压平均值均正常，白昼135/84mmHg，夜间123/76mmHg；昼夜血压节律异常。随访1个月后：患者头晕、头胀症状未再复发，精神状态良好，面部、颈部、前臂皮肤晦暗色消退，现明亮色泽，体质量降至68kg，腰围减至85cm。家中自测血压均在正常范围，偶因情绪激动、气候变化而有血压波动。24小时动态血压检测显示：昼夜血压平均值均正常，白昼135/85mmHg，夜间127/75mmHg；昼夜血压节律：收缩压仍呈不正常的非勺型分布，而舒张压呈正常的勺型分布。

按：经过20次的针刺治疗，患者的血压得到了有效控制，并且一些兼症也得到了很好的改善，而且无不良反应。停止针刺治疗一个月后患者的血压仍能大体维持在正常范围，仅仅是偶因情绪激动、气候变化而有血压波动，可见“司气海，调血压”针刺技术还具有远期疗效。在配伍其他穴位时，也大大扩展了“司气海，调血压”针刺技术的治疗面，如本案例配合中脘、天枢、丰隆、阴陵泉、期门、膻中、血海、三阴交等穴位，以起到化瘀行气、祛痰除湿消浊的功效，不仅降低了血压，还改善了患者的脾胃功能，减轻了体重，从而更有利于血压的控制。

验案2

李某某，男，64岁。2014年5月10日就诊于天津中医药大学第一附属医院针研所门诊。

主诉：头晕头痛半年，加重半月。

现病史：患者高血压病史30余年，2009年起口服拜新同，每次剂量30mg，1次/日，服药后血压水平并不十分理想，平素血压维持在155/90mmHg（1mmHg=0.133kPa）。近半月来头痛头晕加重，在家自行服用拜新同，未见明显改善，为求进一步治疗遂就诊于我院针研所门诊。

刻下症：即刻血压150/90mmHg，头痛如裹，眩晕，寐差（每晚睡眠时间仅为3~4小时），夜尿频（3~4次/晚），心率92次/分，呼吸23次/分，舌红，苔薄黄，脉弦。

既往史：高血压病史30余年，平时服用拜新同30mg Qd。无心脑血管病史，无吸烟、饮酒史。否认手术、外伤、输血史。

中医诊断：眩晕，痰湿壅盛证。

西医诊断：原发性高血压病。

治疗原则：司气海、调血压。

针刺取穴：主穴为人迎、合谷、曲池、足三里、太冲；配穴为风池、头维、率谷、百会。

操作方法：患者取平卧位，项部垫起，充分暴露颈部。体位舒适安稳，肌肉充分放松，暴露待针刺部位。人迎直刺0.5~1.0寸，见针体随动脉搏动而摆动，面向病人，以任脉为中心，拇指捻转作用力为向心方向，施以小幅度（＜90°）、高频率（＞120r/min）捻转手法1分钟；合谷、太冲垂直进针0.8~1.0

寸，面向病人，以任脉为中心，拇指捻转作用力为离心方向，施以捻转手法1分钟；曲池、足三里：垂直进针0.8~1.0寸，面向病人，以任脉为中心，拇指捻转作用力为向心方向，施以小幅度（＜90°）、高频率（＞120r/min）捻转手法1分钟；风池穴，针尖微下，向鼻尖方向斜刺0.5~0.8寸；头维，向后平刺0.5~0.8寸；率谷，平刺0.5~1.0寸；百会，平刺0.5~0.8寸。针刺后留针30分钟，起针后卧位再次测量即刻血压，1次/天，共治疗20次。

治疗结果：①针刺即刻血压下降：针刺对收缩压和心率影响较明显，针刺后平均血压为141/88mmHg，心率80次/分。针刺前后平均收缩压下降均值为12mmHg，心率下降均值为5次/分。②24小时动态血压监测：于治疗前、针刺治疗1个月后、治疗结束随访第1个月、随访第2个月和随访第3个月，5个时间点分别监测24h动态血压，可见平均血压水平降低，分别为142/99mmHg、132/86mmHg和132/90mmHg、123/85mmHg、141/95mmHg，针刺1个月后，降压药物不变。③进行家庭血压日记监测：取6：00~8：00、10：00~12：00、16：00~18：00和20：00~22：00这4个时间段，以收缩压和舒张压的平均值作趋势图，可见血压趋势较为平稳，在随访第3个月稍有所上升。④相关症状有所改善：头痛减轻，眩晕消失，针刺10天后睡眠情况有所改善，睡眠时间延长，每晚约6小时；夜尿减少，不起夜或偶有1次。

按：该患者高血压30余年，虽然坚持服药，但血压的控制并不理想。在进行“司气海，调血压”针刺技术治疗后，患者的血压得到了很好的控制，无论是治疗期的即刻血压，还是随访期的平均血压，都较针刺前有较大的改善。虽没让患者达到减药停药的目标，但在针刺的配合下血压的波动也更加稳定。对于患者头痛，眩晕，失眠，夜尿频等症状的改善，直接提高了患者的生活质量，这是降压西药所不具备的。因此在临床上我们不应仅仅着眼于血压的降低，更应该注重患者整体生活质量的提高。

九、传承体会

针刺降压是石学敏院士继醒脑开窍治疗中风后又一里程碑式贡献。与醒脑开窍针刺法比较起来，传承“司气海，调血压”针刺技术，更加明确传承不同技术时“传承者”会有不同的“体会”。

（一）“认可”技术是可传承的基础

高血压病作为复杂性疾病，现代医学治疗它的两个主要观点：一是改善生活方式；二是需要终身治疗。这种观点对医患来说，都可能从两方面质疑针灸能否治疗高血压：①如果血压下降，很可能是生活方式改善而发挥的降压作用；②针刺怎么能治好这种需终身治疗的疾病。这正是石学敏院士在

2008年开始大规模进行针刺降压研究时所面临的问题。如果是患者质疑，则招募患者困难；如果是医生质疑，则缺乏临床和研究的动力。

虽然石学敏院士当年已经有很多针刺成功降压的案例，比如，我院针灸特需病房中，专程来治疗中风后遗症的美国患者，以及这位患者的陪伴亲属，经过针刺后减少降压药种类和剂量后，血压仍控制平稳……但是，在传承“司气海，调血压”针刺技术时，还是能听到各类质疑针刺治疗高血压的声音，包括临床医生、研究人员、患者甚至是上级科研领导。

传承，是继承和发扬的联合体。任何一个有生命力的事物，都会经历发生、发展、完善的过程，名老中医特色诊疗技术也同样经历从简单到全面，从传承者少到传承者众的过程。作为继承者，对那些相对“年轻”的技术，要有敏锐的洞察力，具有识别和判断技术优势特色的能力，只有从内心真正接受和认可技术，才能在学习掌握的基础上，完善和发扬技术，做一个真正的传承者。

（二）“阐释”技术是传承的保障

虽然，“认可”是技术传承的基础，但是不加分析地盲目跟从，也是幼稚可笑的。真正有优势的技术，一定是具有理论和方法全方位的特色优势。我们现在所处的医疗背景时代，中医技术面向的是接受现代科学浸染的大众，中医理论完美阐释现代疾病病理基础，是传承推广中医技术的保障。

目前中医临床对高血压病因病机的认识呈现百花齐放之势，尚无一种学说能囊括高血压病的病因、病位、病机和治则。“司气海，调血压”针刺技术，其理论基础是“气海”，被称为气海“营运之输”的人迎穴是行使气海功能的真正所在。

现代医学认为血压的形成是心脏的泵血能力、血管的外周阻力、血容量以及神经内分泌的反馈调节等综合作用的结果。而气海理论可用中医概念比较完美阐释心脏泵血、血管、血液质量、血液容量等影响血压的相关因素。

气海理论认为，血液在脉管中运行不息，流布于全身，环周不休，自成体系，涉及气、血、脉多种物质结构基础，气推动使血液在脉内运行，形成了血压，而人迎穴是其调控的司职所在。

营气、卫气、宗气，是构成“气海”的基本要素，也是人迎穴司职气海“营运之输”的基本环节，其中“营气”行于脉中有化生血液的作用，“卫气”行于脉外有保护脉管的作用，营卫调和可使机体保持正常的生物节律；“宗气”积于胸中，有助心行血作用的。

人迎穴位于咽喉，穴属多气多血的足阳明胃经、是头气街与胸气街的连接处，气街是调节营卫运行的核心所在；从解剖位置来看，人迎穴的解剖部位恰在颈动脉窦附近，具有动脉压力感受器以及交感神经迷走神经。反射是中枢神经系统调节外周心血管功能的主要机制之一，其中动脉压力感受器对维持机体血压的稳定性起重要作用；交感神经系统是唯一有短暂（几秒至几分钟）和持久（几天至几年）血压调节能力的系统，也是唯一能够调节动脉管径的系统。

“气海”理论与现代医学对循环系统的认识高度吻合，“气海失司，营运失调”是高血压病的核心病机；人迎穴穴意与现代解剖基础与血压的调节高度吻合，因此以气海“营运之输”的人迎穴为主穴的针刺法一定会在调节、维持正常血压方面发挥关键作用。

（三）“细化”技术是传承的关键

我们都知道没有一种方法可以治愈所有的病人，那么对于针刺高血压我们也要给予同样的耐心和宽容。针刺降压，虽然即刻降压效应很重要，但是对于这种现代医学认为需要终生治疗的复杂性疾病，更要重视远期疗效。也就是说，鼓励患者耐下心来坚持一定的针刺治疗疗程，是可能获得良好远期疗效的关键。

针刺治疗高血压，临床中有的病人针刺后血压立即下降；有的当时没下降但是逐渐会下降；有的当时不降反升，以后又下降；有的就从来没有下降过，等等。各种情况不一而足。重要的是，明确对哪种病人会有效，什么时候有效，有效程度是什么，有效会持续多长时间，等等。这样无论是医生还是患者都能相对明确地面对可能的预期结果，会根据自身的时间、精力、经济、甚至是生活态度价值观等多种因素，综合判断是否应用“司气海，调血压”针刺技术。石学敏院士针刺降压团队，已经开展疗程、针刺量和不同程度高血压相关研究，也初步了解针刺在不同中医证型、降压药种类、高血压类型（舒张压/收缩压高为主）的疗效趋势，为提供高级别临床证据奠定基础。

总之，对于针刺治疗高血压这种“年轻”的技术，传承就是要面对并理解它的“年轻”，帮助并和它一起成长。石学敏院士对他的研究团队不止一次强调：针刺治疗高血压要长期研究，要有30年、50年研究的计划目标。这是造福人类的有意义的工作。石学敏院士在说到针刺能够降压的时候是有一种不容置疑的坚定认可的气势，这种气势不是妄自尊大，是建立在对中医针灸治病机理的深刻理解之上，也是见证了前期临床良好疗效的基础上。石学敏院士在临床中对病人的体贴安慰、幽默和高超的针刺技术都是让患者信任、卸下紧张和坚持治疗的“绝技”。

所以我们传承石学敏院士的“司气海，调血压”针刺技术，不仅是学习技术，更要学习仁心医德，和治病救人的使命感。

第二节　贺普仁贺氏三通法治疗中风病技术传承应用规范

一、术语和定义

贺氏三通法

贺普仁教授将以毫针刺法为主的“微通法”，以火针、艾灸疗法为主的“温通法”、以三棱针刺络放血疗法为主的“强通法”，有机结合，或三法结合应用，或独取一法、二法，随证选取，称作“贺氏三通法”。

微通法是贺氏三通法中以毫针针刺为主的针法。

温通法是贺氏三通法中以火针和艾灸为主的治疗方法。因火针临床应用范围更广，故温通法以火针疗法为主。

强通法是贺氏三通法中以放血疗法为主的治疗方法。

二、学术思想阐释

贺普仁教授22岁（1948年）悬壶应诊，救治病人无数，早年间治病主要以毫针为主，且在临床之余，细细研读中医古籍，仔细体会毫针的微妙，深得其精华。毫针疗法以后逐渐发展为三通法之微通法，以毫针为主的微通法应用范围广泛，在当时和现在一直是针灸临床的主要工具。然而临症之时，贺普仁教授渐渐发现单一毫针治疗并不能满足临床所需，如何提高疗效，扩大适应证已是当时迫在眉睫的问题。20世纪60年代初，贺普仁教授在临床实践中逐渐引入了放血疗法，多用于治疗血瘀络阻之证，方法简捷，效如桴鼓。放血疗法这一古老的治疗方法后来演变为三通法之强通法。与此同时，贺普仁教授开始了对火针疗法的研究和探讨。这一疗法虽自古有之，历代医家重视，但临床应用很少，濒于灭绝。贺普仁教授在实践中体会到，火针疗法恰能弥补毫针和放血之不足，如获至宝，遂潜心研究，总结发挥，治愈了大量的病例，消除了病人对火针的偏见。通过多年的临床实践，证明其应用范围广泛，疗效可靠，他对火针的认识提升到与毫针同等高度，不但扩大了火针的适应证，而且使操作技术大有改进。使火针为主的疗法后来演变为三通法之温通法。贺普仁教授将毫针、火针、放血三法联用，有机结合，或三法结合应用，或独取一法、二法，随证选取，得心应手。对一些疑难杂症、陈疾旧疴，主张毫针、火针、三棱相配合，力求改变以前单针治病的思路，使针灸临床的适应证及疗效有了大幅度的提高。至20世纪80年代，贺普仁教授才将这3种针灸方法归纳总结，正式提出“贺氏三通法”概念，同时提出“病多气滞，法则三通”的独特学术思想。

不同疾病的病因有内伤、外感、七情、六淫、还有饮食劳倦、跌打损伤等。但在任何疾病的发生过程中，气滞是非常重要的病机之一。当人体正虚或邪实之时，致病因素干扰了人体脏腑和经络的正常功能，出现了经络不调，气血郁滞。经络是病邪由外入内的通道，具体表现为相应经络不调，气血运行不畅。如外邪侵袭，邪入经络，则使经络中的气血运行不畅，病邪通过经络由表入里，则出现脏腑病变，又因气血是脏腑功能活动的基础，气血不和则出现脏腑病变，脏腑病变也可反映在相应的经络上，表现为经络中的气血运行不利。故疾病的产生，皆由于气血不通，即“病多气滞”。

“三通法”的关键在于“通”和“调”，“通”是方法，“调”是目的。“通”和“调”表达了“三通法”的理论基础，反映了针刺治疗疾病的基本原理为通经络，调气血。“气血不通”是各种疾病的共同机制，选择适当的针灸方法，通过不同的渠道疏通经络、调节气血，三种方法有机结合，对症使用，称为“法用三通”。疾病不论虚实，皆可用三通法，多种不同的治疗方法结合应用是针灸治疗疾病的重要途径。

因此，无论疾病发展的不同阶段，无论外感、内伤、寒、热、虚、实，仔细把握病机的演变，将三种方法有机结合使用，运用更加丰富完备的针刺治疗技术，以获得更好的疗效。

三、临床应用技术规范

（一）中风病急性期（发病14天以内）

1. 中风病中经络

（1）主穴：首先酌情采用强通法，三棱针点刺百会、四神聪放血。继以微通法：曲池，通里，外关，合谷，足三里，阳陵泉，三阴交，照海、太冲。对称穴位均取双侧。补泻手法：平补平泻。留针30分钟，每周治疗五次。

（2）配穴（酌情选用）：眩晕实证四神聪放血，挟虚灸神庭；目失灵动、视物成双加臂臑；上肢不遂加条口；下肢不遂加环跳；足内翻加丘墟；手足麻木加十二井放血；舌强语謇：金津、玉液放血；吞咽困难加廉泉；便秘加支沟、天枢、丰隆。

2. 中风病中脏腑

（1）闭证

取穴：首先酌情采用强通法，三棱针点刺百会、四神聪放血或手足十二井放血；继以微通法针刺人中，承浆，风池，风府，合谷，劳宫，太冲，涌泉。补泻手法：以泻法为主，或平补平泻。酌情留针10~30分钟，每周治疗五次。

(2)脱证

取穴：首先酌情采用温通法(隔盐隔姜灸)：用炒盐将肚脐填平，上盖姜片，用大艾柱灸数十壮，并灸气海，关元；继以微通法针刺百会，内关，足三里，涌泉。补泻手法：以补法为主。留针30分钟，每周治疗五次。

(二)中风病恢复早期(发病15天至1个月)

主穴：微通法针刺曲池，通里，外关，合谷，足三里，阳陵泉，三阴交，照海、太冲。对称穴位均取双侧。补泻手法：平补平泻。留针30分钟，每周治疗五次。

配穴(酌情选用)：眩晕实证四神聪放血，挟虚灸神庭；目失灵动、视物成双加臂臑；上肢不遂加条口；下肢不遂加环跳；足内翻加丘墟；手足麻木加十二井放血；舌强语謇：金津、玉液放血；吞咽困难加廉泉；便秘加支沟、天枢、丰隆。

(三)中风病恢复期(发病1个月至6个月)

主穴：微通法针刺曲池，通里，外关，合谷，足三里，阳陵泉，三阴交，照海、太冲。对称穴位均取双侧。补泻手法：平补平泻。留针30分钟，每周治疗五次。

配穴(酌情选用)

1. 若肌张力增高、肢体挛急难伸者

(1)可采用温通法(火针)：取穴以局部阿是穴为主。如肩关节、肘关节疼痛僵硬，可用火针速刺局部阳明经循行部位；指关节肿胀僵硬不能伸屈，可用火针速刺掌侧掌指关节、指关节；膝关节拘挛者，可用火针速刺犊鼻及局部穴。根据应刺部位选择粗细适当的火针，将火针烧红烧透，迅速刺入皮肤肌肉，随即拔出不留针。

(2)可采用微通法透刺：肩髃透臂臑，曲池透少海，外关透内关，合谷透劳宫，阳池透大陵，环跳透风市，阳关透曲泉，阳陵泉透阴陵泉，绝谷透三阴交，丘墟透申脉，太冲透涌泉。操作方法：以毫针刺入一穴，得气后将针卧倒再刺向另一穴位；亦可用两针双手同时从两穴进针，得气后，将两侧针尖相对而刺。补泻手法：平补平泻，留针30分钟，每周治疗五次。

注：以上两种治疗方法可单独使用，也可二者合用。若二者合用，则先进行温通法火针点刺，再予微通法针刺治疗。

2. 若兼见口眼㖞斜　可采用微通法透刺：阳白透鱼腰，攒竹透丝竹空，四白透承泣，风池透风府，太阳透颧髎，禾髎透巨髎，地仓透颊车。操作方法：以毫针刺入一穴，得气后将针卧倒再刺向另一穴位；亦可用两针双手同时从两穴进针，得气后，将两侧针尖相对而刺。补泻手法：平补平泻，留针30分钟，每周治疗五次。

3. 若兼见食少纳呆，脘腹胀满等脾胃失调症状　可采用微通法针刺：上脘，中脘，下脘，气海，天枢，内关。补泻手法：平补平泻，留针30分钟，每周治疗五次。

4. 若见肢体痿软无力，肢凉畏寒等阳虚症状　可采用微通法针刺：百会，风府，大椎，陶道，身柱，神道，至阳，筋缩，脊中，悬枢，命门，腰阳关，长强。补泻手法：补法或平补平泻，留针30分钟，每周治疗五次。

5. 若见语音低怯，精神萎靡、面色苍白等气血不足症状　可采用微通法针刺：肺俞，心俞，肝俞，脾俞，肾俞，膈俞。补泻手法：补法，留针30分钟，每周治疗五次。

（四）中风病后遗症期（发病6个月以上）

取穴及操作方法同中风病恢复期。

（五）中风病并发症治疗

1. 中风后排尿障碍

（1）可采用微通法：毫针刺中极、水道、归来。应斜刺或平刺，进针深度为0.5~1寸。进针后及第5分钟、第10分钟时给予30秒钟捻转刺激。平补平泻，留针15分钟。拔针后仍不能排尿应立即留置尿管导尿。导尿后仍可按此操作方法针刺，每周治疗五次。

（2）辨证为脾肾阳虚证者可加用温通法（隔盐隔姜灸）：取神阙穴。把生姜切成厚度约0.6~0.7cm、直径约4~5cm的近圆形的姜片，用牙签扎若干个眼。将艾绒捏成直径3cm、高3cm的圆锥形，置于姜片之上。用食用盐填满神阙穴，再将姜片置于填满食盐的神阙穴上。点燃艾绒，待其全部烧尽。每次连续灸3壮，每日1次，每周5次。

2. 中风后焦虑抑郁状态

主穴：微通法针刺：百会，印堂，肺俞，心俞，肝俞，脾俞，肾俞，膈俞。补泻手法：平补平泻，留针30分钟，每周五次。

配穴：夹痰者，加中脘，丰隆；夹瘀者，加合谷、三阴交；夹湿者，加阴陵泉；失眠者，加神门，大陵；烦躁者，加膻中，内关；脘痞者，加中脘，内关；便秘者，加天枢，支沟。

（六）贺氏三通法针具选择

1. 微通法针具　参照国家标准GB 2024—1994《针灸针》及GB/T 21709.20—2009《针灸技术操作规范第20部分：毫针基本刺法》。选择直径为0.25~0.40mm，长短规格为0.5~4寸（即13~100mm）的不锈钢灭菌针灸针或一次性无菌针灸针。

2. 温通法针具　通过临床反复实践试用，以钨锰合金作为贺氏火针的制作材料。用这种材料冷拔成30号合金钢丝，再加工成火针。制作时，首先将钨锰合金钢丝按不同粗细截成长6~12cm的针条，然后用小砂轮将针条的一端磨光，再用细油石将针条打磨光滑。其后加工针柄。注意针柄不宜太短，一般3~4cm，以免烧灼时烫手。其方法是将细铜丝卷成螺旋形细卷，再把卷好的铜丝缠在针条的另一端，铜丝的两端用502黏合剂固定于针条上。以上是火针制作的基本过程。

临床上根据不同症状，不同穴位，选择不同粗细的火针。火针的粗细直接与疗效有密切关系。故此，有必要将火针按粗细不同进行分类，以便于临床治疗时选用。根据临床的需要，将贺氏火针分为粗、中粗、细、平头、多头、三棱火针六类。

细火针：直径为0.5mm的火针，属细火针。细火针主要用于下列几种情况，如面部的穴位，由于面部神经、血管比较丰富，痛觉敏感，使用细火针可以减少痛苦，另外由于面部直接影响美观，使用粗火针如处理不当，易留有疤痕；肌肉较薄的部位；老人、儿童以及体质虚弱的患者，均宜用细火针（图3-2-1）。

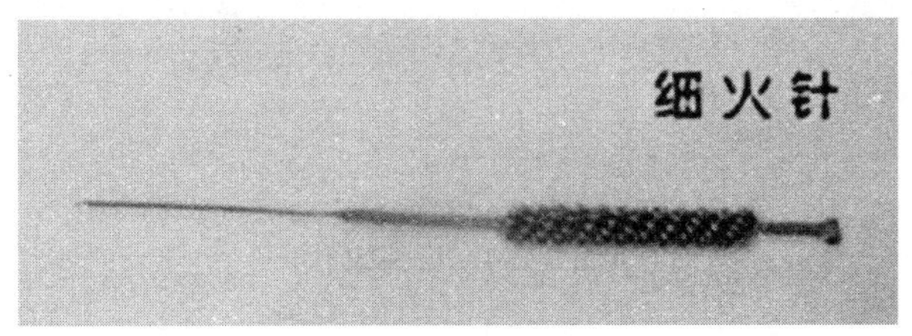

图3-2-1 细火针

中粗火针：直径0.8mm，适用范围较广泛，除面部穴位及肌肉菲薄的部位外，其他部位包括四肢、躯干、所有压痛点和病灶周围均可应用（图3-2-2）。

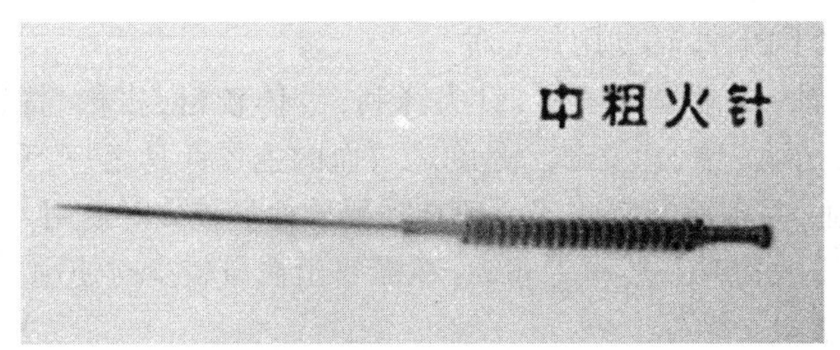

图3-2-2 中粗火针

粗火针：直径1.1mm或更粗的火针，主要用于针刺病灶部位，如窦道、痔漏、淋巴结核、痈疽、乳痈、臁疮、腱鞘囊肿、皮肤病变等（图3-2-3）。

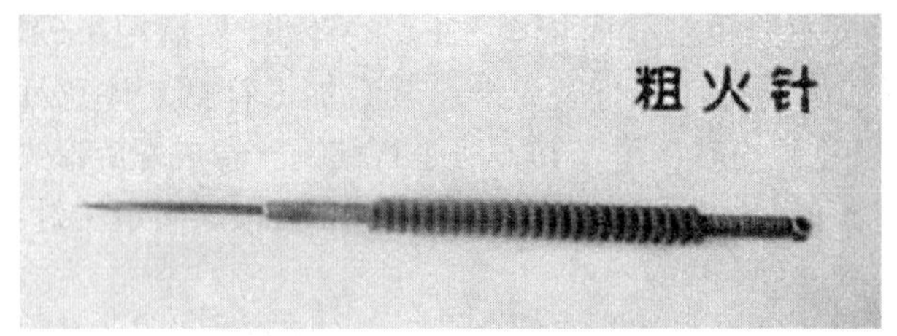

图 3-2-3 粗火针

平头火针：主要用于灼烙浅表组织。如胬肉攀睛、雀斑等。

多头火针：以三头火针多见。刺激面积较大，可免除普通火针反复点刺的繁琐。多用于面部扁平疣、皮肤斑点、黏膜溃疡等（图 3-2-4）。

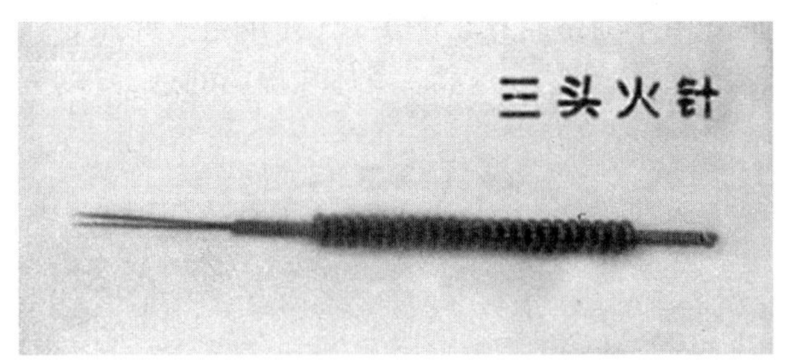

图 3-2-4 三头火针

三棱火针：具有火针与三棱针的双重特点。主要用于外痔、高凸的疣、瘤等，有切割灼烙之功。

火针疗法除火针外，还需要酒精灯或酒精棉火把，以及打火机、酒精和消毒棉球等辅助用具。这些工具齐备后，就可以进行施术治疗。

3. **强通法针具** 强通法依据不同的需要和条件选择不同的针具。临床上常用的有以下四种，辅助用具二种。

（1）三棱针：尖端呈三棱形，针尖锋利，针体较粗，古称"锋针"。一般用不锈钢制成，分大、中、小三号。是临床放血的主要针具之一。《针灸摘英集》曰："泻热出血，发泄痼疾宜此。"一般在需要放血量较多时使用。

（2）毫针：放血时一般用 1 寸针，在需要出血量较少时使用。小儿及虚性患者较为适宜。

（3）梅花针：即皮肤针、七星针，由 5~7 枚不锈钢针集成一束，或如莲蓬形固定在针柄的一端而成，是在古代镵针的基础上演变而成。适用于浅刺皮肤出血，具有刺激面广、刺激量均匀、使用方便等优点。

（4）火针：同毫针一样，由针尖、针身、针根、针柄、针尾组成。经烧灼针身后使用。既需使用火针又需放血时最宜。

（5）罐具：可作为放血时的辅助用具。罐具有陶罐、玻璃罐、抽气罐等。拔罐法是以罐为工具，利用燃烧、抽吸、蒸汽等方法排除罐内空气造成负压，使罐具吸附于腧穴或体表的一定部位，使其被拔部位充血、瘀血，产生良性刺激，以达到调整机体功能、防治疾病的治疗方法。刺络后拔罐可加强放血治疗的作用。玻璃罐较为常用。目前临床上也有医师使用真空抽气罐。

（6）橡皮止血带：四肢、肘窝、腘窝等处放血时常作为辅助工具使用。将此带系在穴位的上端或下端，使静脉努起，然后刺血而出。

此外，注射器针头、采血针、手术刀片等也可作为放血用具。

（七）贺氏三通法技术操作流程

1. 微通法操作流程

（1）施术前的准备

1）针具的选择：根据患者的体质、年龄、病情和腧穴部位的不同，选用不同规格的毫针。短毫针主要用于皮肉浅薄部位的腧穴，作浅刺之用；长毫针多用于肌肉丰厚部位的腧穴，作深刺、透刺之用；平柄针和管柄针主要在进针器或进针管的辅助下使用。为防止针刺意外事故的发生，多次使用的毫针与一次性毫针，在每次使用前，均应严格检查，如发现有损坏等不合格者，应予剔除。针刺操作者在进行针刺治疗前，应经过指力和指感的训练。

2）部位选择：腧穴定位应符合 GB/T 12346 腧穴名称与定位的规定。

3）体位选择：针刺时对患者体位的选择，应以术者能够正确取穴、施术方便，患者在留针和行针时感到舒适为原则，患者常用的体位有卧位和坐位。

①卧位

仰卧位：适用于胸腹部的腧穴。

俯卧位：适用于腰背部的腧穴。

侧卧位：适用于身体侧面的腧穴。

②坐位

仰靠坐位：适用于前额、颜面、上肢、颈前和上胸部的腧穴。

俯伏坐位：适用于头顶、枕项、肩背部的腧穴。

侧伏坐位：适用于头颞、面颊、颈侧、耳部的腧穴。

③特殊体位：视取穴的位置而定，以患者舒适、术者易于操作为原则。

④环境要求：应注意环境清洁卫生，避免污染，环境温度应保持 26℃左右，并注意避风。

⑤消毒

A. 医者消毒：医者双手应先用肥皂水清洗干净，再用75%乙醇擦拭。

B. 针刺部位消毒：应选用75%乙醇的棉球在施术部位由中心向外环形擦拭。强刺激部位宜用0.5%~1%碘伏棉球消毒。

C. 针具消毒：可选择压力蒸汽灭菌，压力蒸汽灭菌应符合WS 310.2–2009的规定。建议选择一次性无菌针具。

（2）施术方法

1）持针法

①两指持针法：用拇、食指指腹捏住针柄，或用拇指指腹与食指桡侧指端捏住针柄。

②三指持针法：用拇指、食指、中指指腹捏拿针柄，拇指在内，食指、中指在外，应三指协同。

③持针体法：用拇、食两指拿一消毒干棉球，裹针体近针尖的部位，并用力捏住。

2）进针法

①爪切进针法：押手拇指或食指的指甲掐切腧穴皮肤，刺手持针，针尖紧靠押手指甲缘迅速刺入。

②舒张进针法：押手食、中指或拇、中指将所刺腧穴部位皮肤撑开绷紧，刺手持针刺入。用于皮肤较松软处进针。

③提捏进针法：押手拇、食指将欲刺腧穴两旁的皮肤提捏起，刺手持针从提捏的腧穴上刺入。用于皮肉浅薄处进针。

④夹持进针法：押手拇、食二指持消毒干棉球，裹于针体下端，露出针尖，使针尖接触腧穴，刺手持针柄，刺手、押手同时用力，将针刺入。用于较长毫针进针。

⑤捻转进针法：刺手持针，均匀捻转针柄，边捻转，边进针，捻转角度应小于90° 角。

3）针刺候气与得气

①针刺得气的判断方法：针刺针下是否得气，可以从两方面来判断。一是患者对针刺的感觉和反应；另一是医者对针刺手指下的感觉。当针刺入腧穴得气时，患者有酸、麻、胀、重等感觉，有时还可出现热、凉、痒、痛、抽搐、蚁行等感觉，或呈现沿着一定的方向和部位传导和扩散现象；医者的刺手可体会到针下沉紧、涩滞或针体颤动等反应。

②候气法

弹指法：手离针柄，以指弹动针柄，使针体振动。食指向外弹为泻法，拇指向内弹为补法。

刮针法：以食指按压针柄，拇指指甲缓缓刮滑针柄。拇指沿针柄向上刮为泻法，拇指沿针柄向下刮为补法，也是一种候气法。

飞针法：以刺手拇、食两指持针，拇指与食指呈交互状，要拇指头向前，食指头向后，将两指弯曲。用拇指肚及食指第一节桡侧由针根部轻贴针柄，由下而上呈螺旋式搓摩。两指一搓一放，如飞鸟展翅之象，力度要均匀一致，使针感有如转针，但针体不能上提。

捣针法：用右手腕部抖动，使针穴在原部位上下作小幅度频繁提插。

4）基本补泻手法

①补法：针刺形式以轻、柔、徐为主；刺激量以小、渐、久为主；对机体产生作用的性质以酸、柔、热为好；对机体的影响以舒适、轻快、精神振奋为目的。

操作方法：进针后，采用“探索式”刺入地部，所谓“探索式”，就是徐徐渐进而轻巧地把针尖纳入地部，要求得气过程由小渐大，行气时如履薄冰，如待贵人，以小角度的捻转法或微弱的雀啄法，要求感传面慢慢扩大，感传线细而缓，在这个基础上，以柔和的单向持续捻转，角度一般 180° 为宜，同时再送针深入 1~2 分，然后留针。在留针过程中，针感缓缓增加至起针时仍存在。要求留针过程中，针感继续存在，甚至较前略加明显，然后慢慢减弱消失。一般重补时用此手法。如需要轻补时，操作手法为进针得气时不再继续操作。此时患者穴位处无明显感觉，但留针过程中患者常感到局部酸麻胀或沿经线向某一方向感传，产生欣快感、舒适感等，而且这种感觉逐渐加大。

②泻法：针刺形式以重、刚、疾为主；刺激量以大、迅、短为主；对机体的影响以明显的、触电性的麻酥感为佳，从而达到祛邪的目的。

操作方法：进针后，迅速将针尖插入地部，要求得气过程要快、大，行气时较频捻针柄或快而大为度的提插针体，要求感传面大并且迅速，感传线粗而疾，在这个基础上，以快速的左右角度相等的捻转，同时辅以快的提插动作，使针感显而著，达到最大的感传面和最远的感传距离。如此反复操作 3~5 次后，把针提起 1~2 分，然后留针 10 分钟左右。一般重泻法采用此术。

5）留针：针刺施用补泻法后，将针置于穴位上的停留阶段。可根据病情来确定留针时间，留针时间多为 20~30 分钟，在此期间可行针。

6）出针：押手持消毒干棉球轻压针刺部位，刺手拇、食指持针柄，将针退出皮肤后，立即用棉球按压针孔，以防止出血。如穴位局部血管多，组织疏松，如头部的太阳穴、听宫、睛明、翳风、下关等穴处，起针时如不马上按压，很容易引起血肿，这些穴位应当特别注意。在运用补泻手法时，主张补法起针宜缓，不应在出针时再施以刺激，特别在留针短，针下仍有沉、紧的感觉时，应把针体“顺”至松动后，再徐徐出针，揉按针孔；泻法起针宜速，轻轻覆盖针孔即可，不必揉按。

2. 温通法（火针）操作流程

（1）施术前准备

1）针具选择

①火针针具选择：针尖应圆利、无倒钩；针体应光滑、无锈蚀；针柄与针体缠绕应牢固，无松动。

②烧针工具选择：点燃酒精灯，用于针体加热；或用其他安全方式（如酒精棉火把等）加热针体。

2）部位选择：根据适应证及病情可选取腧穴、血络、体表病灶或病灶周围等部位，并在选定的针刺部位加以标记（如用拇指指甲掐个“十”字），以确保针刺的准确性。

3）体位选择：根据病情及针刺部位，可选择患者舒适安全，医者便于操作的体位。

4）环境要求：应注意环境清洁卫生，避免污染，环境温度应保持 26℃左右，并注意避风。

5）消毒

①医者消毒：医者双手应先用肥皂水清洗干净，再用 75% 乙醇擦拭。

②针刺部位消毒：2.5% 碘酒棉球以穴位为中心由内向外环形擦拭消毒，然后用 75% 的酒精棉球以同样的方法脱碘，待酒精干后即可施术。也可直接使用 0.5%~1% 碘伏棉球消毒。

③火针针体消毒：点燃酒精灯或酒精棉火把，从针根沿针体到针尖连续移动烧红，对施术前针体消毒。

（2）施术方法

1）针体加热：用火焰外焰烧红针尖及针体，根据针刺深度，决定针体烧红长度，以烧红针体为度。

2）进针：针体烧红后，应迅速、准确地刺入针刺部位。

3）火针常用刺法

①经穴刺法：根据临床表现辨证辨经，在经穴上施以火针，以温通经络、行气活血、扶正祛邪、调整脏腑功能，主要适于内科疾病，针具以细火针、中粗火针为主。进针的深度较毫针要相对浅一些。

②痛点刺法：在病灶部位寻找最明显的压痛点，施以火针的刺法，使局部经脉通畅，气血运行，适于肌肉、关节、各种神经痛，针具以中粗火针为主，进针可适当深些。

③密刺法：用火针密集刺激病灶局部，密集程度取决于病变的轻重，病情重趋于密，以每针相隔 1cm 为宜。以足够的热力改变局部气血运行，促进

病损组织新陈代谢，适于增生、角化性皮肤，如神经性皮炎。一般选用中粗火针，针刺深浅要掌握适度，以火针针尖透过皮肤病变组织，而又刚接触到正常组织的深度为宜。

④围刺法：用火针围绕病灶周围进行针刺，进针点多落在病灶与正常组织交界处。主要适用于皮肤科、外科疾患，以中粗火针为宜，进针的间隔距离1~1.5cm为宜。针刺的深度应视病灶深浅而定，病灶深则针刺亦深，病灶浅则针刺亦浅。有时可直接刺络脉出血，以祛淤滞，对治疗局部红肿有益。

⑤散刺法：是以火针疏散地刺在病灶部位的一种火针刺法。多用于治疗麻木、瘙痒、拘挛和痛证。一般每隔1.5cm刺一针。针具最好选用细火针，刺激以较浅为度。

⑥快针法：是进针后迅速出针的一种最常用的火针针刺法。火针疗法以快针法为主。一般进针后即迅速出针，整个过程只需0.1秒，具有省时、痛苦短暂的优点。借助烧红的针体带来的热力，激发经气，推动气血，温通经络。

⑦慢针法：火针刺入穴位或病灶部位后，逗留较短的时间，然后再出针。留针时间多为1~5分钟。留针期间可行各种补泻手法。慢针法具有祛腐排脓、化瘀散结之功。主要适于淋巴结核、肿瘤、囊肿等，以及各种坏死组织和异常增生一类的疾病。

4）出针：出针时，备好消毒干棉球，用于出血、出脓处擦拭或揉按。当火针进到一定深度时，应迅速出针，不扩大针孔，以免形成小瘢痕或增加患者痛苦。

（3）施术后处理

1）消毒针具：为避免由针体产生的交叉感染，应重新用酒精灯从针根沿针体到针尖连续移动烧红，并用75%酒精棉球擦拭消毒备用。

2）处置针孔：为减轻疼痛，促进愈合，应妥善处置针孔。

①可用无菌棉球或棉签按压针孔；

②针孔如有出血或渗出物，可用无菌棉球擦拭按压；

③火针刺络出血后，可用敞口器皿承接，待出血停止后，再用无菌棉球擦拭按压。

3. 强通法操作流程

（1）施术前准备

1）针具选择：根据病情需要和操作部位选择不同型号的三棱针、一次性采血针或一次性注射器针头。针身应光滑、无锈蚀，针尖应锐利、无倒钩。

2）部位选择：根据适应证及病情可选取腧穴、血络、体表病灶或病灶周围等部位。

3）体位选择：根据病情及针刺部位，选择患者舒适安全，医者便于操作的体位。

4）环境要求：应注意环境清洁卫生，避免污染，环境温度应保持 26℃左右，并注意避风。

5）消毒

①医者消毒：医者双手应先用肥皂水清洗干净，再用 75% 乙醇擦拭。

②针刺部位消毒：2.5% 碘酒棉球以穴位为中心由内向外环形擦拭消毒，然后用 75% 的酒精棉球以同样的方法脱碘，待酒精干后即可施术。也可直接使用 0.5%~1% 碘伏棉球消毒。

③针具消毒：三棱针可选择压力蒸汽灭菌，压力蒸汽灭菌应符合 WS 310.2–2009 的规定。建议选择一次性三棱针、一次性采血针或一次性注射器针头。

（2）施术方法

1）缓刺法：操作时用橡皮止血带系在所刺部位的上端或下端，施术者右手拇食中三指持三棱针，露出针尖 3~5mm，对准穴位或静脉努起充血处，徐徐刺入 1~4mm 深，然后将针缓缓退出，血即随针流出。停止放血时，解开止血带，用消毒干棉球揉按针孔，血即可自止。适用于浅表静脉放血，如肘窝、腘窝等部位。

2）速刺法：操作时先用左手拇、食、中三指捏起应刺的穴位皮肤，右手持三棱针或毫针快速刺入 1~4mm 深，即刻将针退出，然后用手挤压局部，使血液流出。用于十宣穴、十二井穴等。

3）挑刺法：操作时用一手固定被刺部位，另一手持针以 15°~30° 角刺入一定深度后，上挑针尖，挑破皮肤或皮下组织。适用于胸部、腹部、背部、头面部穴位及肌肉浅薄处。

4）围刺法：操作时用三棱针对红肿患处周围点刺数针或数十针，然后用两手指轻轻挤压局部或拔火罐，使恶血流出，以消肿痛。此法适于痈肿、痹症及大头瘟、丹毒等症。

5）密刺法：操作时用梅花针叩打患处，使局部少量出血。适用于局部皮肤病，如顽癣等。

（3）强通法放血量

微量：出血量在 1.0ml 以下（含 1.0ml）。

少量：出血量在 1.0~5.0ml（含 5.0ml）。

中等量：出血量在 5.1~10.0ml（含 10.0ml）。

大量：出血量在 10.0ml 以上。

放血后如发现血色暗红，可不予特殊压迫止血，令其瘀血流尽，待血色逐渐转为鲜红时出血可自止。若发现血色鲜红，一般穴位点刺出血时，微量放血即可，予以压迫止血。

（4）施术后处理

1）消毒针具：为避免由针体产生的交叉感染，应对非一次性三棱针进行消毒。对三棱针进行清水冲洗，洗掉表面附着的血液或渗出液，选择压力蒸汽灭菌法进行消毒灭菌备用。

2）处置针孔：为减轻疼痛，促进愈合，应妥善处置针孔。

①可用无菌干棉球或棉签按压针孔；

②针孔如有出血或渗出物，可用无菌干棉球擦拭按压；

③中等量或大量刺络出血后，可用敞口器皿承接，待出血停止后，再用无菌干棉球擦拭按压。所出血液应作无害化处理。

四、临床应用要点

（一）疾病诊断标准

1. 西医诊断标准 缺血性脑卒中参照中华医学会神经病学分会制定的《中国急性缺血性脑卒中诊治指南 2014》的诊断标准。

出血性脑卒中参照国家卫生计生委脑卒中防治工程委员会制定的《2015 中国脑出血诊疗指导规范》。

2. 中医诊断标准 参照 1996 年国家中医药管理局脑病急症协作组《中风病诊断与疗效评定标准》中风病的诊断标准。

（二）临床表现及辨证分型

1. 根据临床症状可分为中脏腑和中经络，二者以是否有神志障碍而区分，中脏腑表现为昏仆，不省人事等，病情急重；中经络者神志尚清，表现为肢体或语言障碍，病情较轻缓。

2. 辨证分型

（1）中脏腑

1）痰蒙清窍证：意识障碍、半身不遂，口舌歪斜，言语謇涩或不语，痰鸣漉漉，面白唇暗，肢体瘫软，手足不温，静卧不烦，二便自遗，舌质紫暗，苔白腻，脉沉滑缓。

2）痰热内闭证：意识障碍、半身不遂，口舌歪斜，言语謇涩或不语，鼻鼾痰鸣，或肢体拘急，或躁扰不宁，或身热，或口臭，或抽搐，或呕血，舌质红、舌苔黄腻，脉弦滑数。

3）元气败脱证：昏愦不知，目合口开，四肢松懈瘫软，肢冷汗多，二便自遗，舌卷缩，舌质紫暗，苔白腻，脉微欲绝。

（2）中经络

1）风火上扰证：眩晕头痛，面红耳赤，口苦咽干，心烦易怒，尿赤便干，舌质红绛，舌苔黄腻而干，脉弦数。

2）风痰阻络证：头晕目眩，痰多而黏，舌质暗淡，舌苔薄白或白腻，脉弦滑。

3）痰热腑实证：腹胀便干便秘，头痛目眩，咯痰或痰多，舌质暗红，苔黄腻，脉弦滑或偏瘫侧弦滑而大。

4）阴虚风动证：眩晕耳鸣，手足心热，咽干口燥，舌质红而体瘦，少苔或无苔，脉弦细数。

5）气虚血瘀证：面色皖白，气短乏力，口角流涎，自汗出，心悸便溏，手足肿胀，舌质暗淡，舌苔白腻，有齿痕，脉沉细。

6）痰瘀滞络证：半身不遂，口舌歪斜，言语不利，肢麻臂痛，咯痰或痰多，舌质暗、或有瘀斑，苔白腻，脉弦滑或涩。

3. 分期标准

（1）急性期：发病2周以内。

（2）恢复早期：发病15天至1个月。

（3）恢复期：发病1个月至6个月以内。

（4）后遗症期：发病6个月以上。

（三）贺氏三通法治疗中风病适应证

1. 微通法 广泛用于中风急性期、恢复早期、恢复期、后遗症期的各证型中经络、中脏腑患者。

2. 温通法 适用于中风恢复期和后遗症期。先使用火针疗法温通经脉，加强行气活血之功，再行“微通法”调气行血，治疗恢复期半身不遂、手指屈曲不伸、患肢肿胀、麻木等常见症状。

3. 强通法 主要用于治疗急性期神昏、烦躁、头痛、发热、呕吐及恢复期肢体麻木、舌强语謇，甚至舌体挛缩不出等方面，同时配合“微通法”以畅气机、行气血。

（四）贺氏三通法治疗中风病禁忌证

1. 微通法

（1）饥饿、疲劳、精神高度紧张者。

（2）常有自发性出血或损伤后出血不止者。

（3）皮肤有感染、溃疡、瘢痕或肿瘤的部位。

（4）背部等邻近重要脏器的部位注意针刺深度。

2. 温通法 除“微通法”禁忌外，糖尿病患者以及人体的大血管、内脏、主要器官亦禁用温通法。火针治疗期间应忌房事，忌食生冷食物。火针治疗后还应禁止当天沐浴，以防针孔感染。

3. 强通法 除“微通法”禁忌外，还包括贫血，阴虚，体力过于衰竭者，脉象虚弱者，不宜放血（除外突然昏厥者）；出凝血功能障碍者不宜放血；大劳、大饥、大渴、大醉、大怒，此五大症暂时不宜放血。在临近重要内脏的部位，切忌深刺。

（五）贺氏三通法治疗中风病针刺操作顺序

1. **刺法操作顺序**　如贺氏三通法三法合用，则以强通法为先，温通法随后，最后进行微通法操作。如强通法或温通法与微通法合用，则以强通法或温通法为先，随后进行微通法操作。

2. **针刺取穴顺序**　首先针刺治疗中风病的主穴，其次针刺中风病的配穴或并发症相关的取穴。针刺顺序由上部（头面部）到下部（足趾部），由患肢侧到健侧。

五、特色优势

1. 本技术特点之一在于首次提出了“病多气滞”的病机学说，“法用三通”的治疗法则，以“通”体现了针灸治病的根本原理。

2. 特点之二在于重视多种疗法有机结合。贺普仁教授将众多的针灸疗法概括总结为“三通法”。强调对不同疗法的重视，而非独用毫针，体现了针灸治疗方式的灵活性。针对不同的疾病和病变的不同阶段将三法有机组合应用，才能提高疗效，扩大针灸治疗适应证。

3. 特点之三在于概括现代常用的针具。“贺氏针灸三通法”所选的毫针、火针、三棱针为主的针具也是现代常用针具的高度概括，是针灸诸法的代表，吸收了其他各法的精髓。

六、注意事项

（一）注意事项

1. 废针处理参照中华人民共和国卫生部令第36号《医疗垃圾管理办法》。

2. 严格掌握贺氏三通法适应证与禁忌证。

3. 施术过程中，如某些刺法需要触及针体时，应当用消毒棉球作间隔物，术者手指不宜直接接触针体。

4. 行针时，提插幅度和捻转角度的大小、频率的快慢、时间的长短等，应根据患者的具体情况和术者所要达到的目的而灵活掌握。体质虚弱，气血亏损者，其针感不宜过重，应尽量采取卧位行针。

5. 注意安全，防止烧伤或火灾等事故发生。

6. 针刺要避开动脉及神经干，勿损伤内脏和重要器官。

7. 面部应用火针需慎重。为避免留瘢痕，宜选用细火针浅刺。

8. 使用火针疗法时，须向患者交代如下内容：

（1）针后当天针孔可能会发红，或有小红点高出皮肤，甚至部分患者有发痒现象，均属正常反应，不必担心。针孔属于轻度小烧伤，一般不需处理，数天后可自行消失。

（2）当针孔瘙痒时，勿用指甲搔抓，否则红点范围扩大，影响下次治疗。

（3）火针治疗后注意卫生，当天禁止沐浴，以防针孔感染。

（二）可能的意外情况及处理措施

1. **晕针**　患者体质虚弱，或在饥饿、疲劳、精神紧张、体位不当等情况下易发生晕针。表现为面白汗出，头晕目眩，心悸欲呕，严重者可发生休克。处理：卧床，轻者饮白开水，重者则需针刺人中，中冲等穴，再针或灸百会、足三里穴，可使其苏醒。病情严重者，应积极监测生命体征变化，并按照休克进行抢救。

2. **滞针**　患者精神紧张，或捻针不当使肌肉缠针，或进针后患者体位挪动，局部肌肉挛缩，会导致滞针。滞针时切忌强力捻转、提插和出针，以防意外折针。处理：发生滞针后，应适当延长留针时间，嘱患者身心放松，并在针体周围轻柔按摩。若因患者精神紧张，或肌肉痉挛而引起的滞针，可安抚患者令其放松，术者在滞针之邻近部位予以循按，或弹动针柄，或在附近再刺1针，即可缓解。

3. **弯针**　进针时，指力不匀，用力过猛，或强烈针感引起肌肉急骤收缩，或患者体位的移动导致弯针。处理：出现弯针后，不可再行提插、捻转。如系轻度弯曲，可按一般拔针法，将针慢慢地退出。若针体弯曲较大，则应顺着弯曲方向将针退出。如弯曲不止一处，须视针柄扭转倾斜的方向，逐渐分段退出，切勿急拔猛抽，以防断针。

4. **折针**　针体弯曲，针柄松动损坏，或进针用力过猛，针刺过深，加上体位的移动均可导致折针。处理：术者应沉着，安抚患者不要恐惧，一定保持原有体位，以防残端隐陷。如皮肤外尚露有残端，可用镊子钳出。若残端与皮肤相平，折面仍可看见，可用押手拇、食两指在针旁按压皮肤，使之下陷，以使残端露出皮肤，再用镊子将针拔出。如残端没于皮内，应在X线下定位、采用外科手术方法取出。

5. **出血及皮下血肿**　出针时出血或出现小血肿者，可用干棉球按压出血部位，切忌揉动。若微量的皮下出血而出现局部小块青紫时，一般不必处理，可自行消退。若局部肿胀较重，青紫面积较大者，可先作冷敷以止血，24小时后再做热敷，以促使局部瘀血消散吸收。刺中动脉应立即用消毒干棉球按压针孔，压迫止血。

6. **后遗针感**　出针后局部遗留酸重不适的感觉，甚或影响局部肢体的活动，为针刺手法过重所致。处理：轻者可局部进行轻柔的按压，重者除局部按压外，还可以用灸法。

七、科学评价

（一）贺氏三通法研究现状

贺普仁教授一生致力于“贺氏针灸三通法”的推广和研究，先后发表三通法研究的论文 4 篇：“温通法治疗子宫肌瘤”（1985 年）、“火针疗法的机理研究及临床应用”（1986 年）、“针灸三通法”（1993 年）、“针灸三通法的临床应用”（1999 年），出版论著 11 部：《针灸治痛》（1987 年）、《针具针法》（1989 年）、《针灸歌赋的临床应用》（1992 年）、《贺氏针灸三通法》（1995 年）、《贺氏针灸三通法附图解（一、二、三册）》（1998 年）、《针灸三通法临床应用》（1999 年）、《灸具灸法》（2003 年）、《针灸三通法操作图解》（2006 年）、《贺普仁（中国现代百名中医临床家）》（2008 年）。首都医科大学附属北京中医医院针灸中心临床医师通过师承学习，全面继承贺普仁教授学术思想并更加深入临床实践，在贺普仁教授研究的基础上，“贺氏针灸三通法”的研究不断深入，研究论文层出不穷，有临床疗效的总结，也有多中心大样本的临床对照研究，有中医理论范畴的三通法机制探讨，也有以现代医学角度从临床机理和动物实验方面对三通法作用机制的深入研究，如“贺氏三通法对缺血性中风患者神经功能缺损的影响：多中心随机对照研究”“贺氏三通法治疗痰瘀阻络型中风临床研究”“贺氏三通法对急性脑梗死患者血浆 t-PA 和 PAI-1 的影响”“三通法针刺对急性缺血性脑血管病患者血清 TNF-α 及 IL-1β 的影响”“贺氏三通法对脑缺血再灌注大鼠模型血浆 β-EP、ACTH 的影响”等。据统计有 40 余部专著相继出版，数百篇“贺氏针灸三通法”理论及应用研究学术论文被发表。

（二）火针针具研究

本研究是国内首个针对针灸针具的材质、物理特性、化学成分等方面开展的研究。通过运用实际测量和数学模型研究相结合等方法，对贺氏火针的材质、化学成分、常温力学性能、高温性能等方面进行较为系统的测定。同时对火针温度的定量测量及分析，加热方式的稳定性，火针温度与医师手法、患者情况及常见病火针应用之间的关系研究，对火针操作过程进行一定量化。本研究为贺氏火针在材料的传承、保护、规范化和标准化方面提供技术基础，并对该方面材料的进一步优化和改进提出建议。

1. **火针针具材质检测**　通过对北京贺氏三通中医专科门诊制作的正宗贺氏火针，市面上销售的贺氏火针以及师怀堂等其他火针进行成分分析，通过国家钢铁材料测试中心进行成分检测，结果示正宗贺氏火针为钨 - 铝合金制成，其主要材质为金属钨，其含量达到 99.55%，其余元素含量较少。市面上销售的两种贺氏火针材质与正宗贺氏火针接近，钨含量达到 99.68%

和 99.74%，两种师氏火针材质也与正宗贺氏火针相当接近，钨含量分别为 99.56% 和 99.52%。另外，市场上销售的钨钢针和钨锰针材质与其名称不甚相符，钨钢针材质为 Fe-Cr-Al 合金 0Cr24Al6，是一种高电阻电热合金，常用于加热用的电阻丝，其中钨含量非常少；而钨锰针材质与正宗贺氏火针相似，钨含量为 99.60%，锰含量为微量。（见表 3-2-1）

表 3-2-1　火针针具成分检测结果

正宗贺氏火针	W	As	Pb	Sn	P	Mo	Al
	99.55	< 0.005	< 0.0005	< 0.0005	< 0.005	< 0.005	< 0.10
	Cr	Mn	Fe	Ni	C	S	
	< 0.10	< 0.10	< 0.10	< 0.10	0.0039	0.0002	
贺氏火针（产地：不详）	W	As	Pb	Sn	P	Mo	Al
	99.68	< 0.005	< 0.0005	< 0.0005	< 0.005	< 0.005	< 0.005
	Cr	Mn	Fe	Ni	C	S	
	< 0.005	< 0.005	< 0.005	< 0.005	0.010	0.0006	
贺氏火针(产地：北京）	W	As	Pb	Sn	P	Mo	Al
	99.74	< 0.005	< 0.0005	< 0.0005	< 0.005	< 0.005	< 0.005
	Cr	Mn	Fe	Ni	C	S	
	< 0.005	< 0.005	< 0.005	< 0.005	0.0024	0.0006	
师怀堂火针（产地：山西）	W	As	Pb	Sn	P	Mo	Al
	99.56	< 0.005	< 0.0005	< 0.0005	< 0.005	< 0.005	< 0.005
	Cr	Mn	Fe	Ni	C	S	
	< 0.005	< 0.005	< 0.005	< 0.005	0.0016	0.0005	
师怀堂火针（产地：江苏）	W	As	Pb	Sn	P	Mo	Al
	99.52	< 0.005	< 0.0005	< 0.0005	< 0.005	< 0.005	< 0.005
	Cr	Mn	Fe	Ni	C	S	
	< 0.005	< 0.005	< 0.005	< 0.005	0.0050	0.0006	
钨钢针	W	As	Pb	Sn	P	Mo	Al
	< 0.10	0.0018	0.0011	0.0014	0.011	< 0.005	5.50
	Cr	Mn	Fe	Ni	C	S	
	23.99	0.18	69.00	0.095	0.035	0.0010	
钨锰针	W	As	Pb	Sn	P	Mo	Al
	99.60	< 0.005	< 0.0005	< 0.0005	< 0.005	< 0.005	< 0.005
	Cr	Mn	Fe	Ni	C	S	
	< 0.005	< 0.005	< 0.005	< 0.005	0.0030	0.0006	

2. 贺氏火针电镜研究结果 对贺氏火针进行初步处理切割之后，使用电子扫描显微镜和能谱仪对火针的表面以及断口中心和边缘部位的成分进行了一定的研究，并得出了以下结论：

(1)贺氏火针主要由金属钨制成，且纯度比较高。

(2)使用后的火针断口中心部位为纯度较高的钨，在边缘部位处存在一定含量的碳元素，这可能是由于在使用过程中，需反复用酒精灯烧红，并刺入人体，火针表面会生成一层碳化层。

(3)直接对使用后的火针表面进行测定发现，除了含有钨和碳以外，还有一定量的氧元素，这可能是由于在使用和储存过程中，在火针表面不仅存在着一层碳化层，还有可能黏附着一些氧化物。

(4)通过贺氏火针断面的直径处的线扫描结果的分析，由于钨元素和碳元素波动较大，只能定性的分析出火针表面存在着一层碳化层，但无法定量的确定碳化层的厚度。

(三)贺氏三通法技术治疗中风病临床研究结果

本传承研究项目临床研究结果表明，贺氏三通法组与普通针刺组的受试者在基线期的日常生活能力 Barthel 量表、卒中专门生存质量量表(SS-QOL)、Rankin 修订量表(MRS)等方面，无统计学差异，两组具有可比性。入组 4 周及 24 周时，贺氏针灸三通法对缺血性脑卒中恢复早期及恢复期患者 Barthel 指数、SS-QOL 量表、MRS 量表改善程度显著优于常规针刺疗法；贺氏针灸三通法对缺血性脑卒中急性期患者疗效较常规针刺疗法无显著性差异。

八、临床验案举例

验案 1

李某某，男，35 岁。

主诉：左侧偏瘫，语言不畅 3 天。

现病史：患者 3 天前夜间从坐位起立时突感头晕目眩，仆倒在地，随即语言謇涩，口角歪斜，流涎不止。左侧肢体活动不能，送外院急诊，诊为“脑出血”，以脱水药及止血药等治疗，症状未减来诊，大小便正常。

既往史：高血压病数年，血压控制不稳，最高 180/120mmHg，最低 120/80mmHg。

望诊：左侧肢体瘫痪，舌尖红、苔黄燥。

切诊：脉弦滑数。

查体：神志意识清楚，语言不清，口角歪斜，左侧上下肢肌力Ⅲ°。伸舌左偏，左上下肢锥体束征(+)，BP220/120mmHg。

诊断：中风病，中经络。

辨证：阴虚阳亢、肝风内动。

治则：滋阴潜阳，平肝息风。

取穴：四神聪、合谷、太冲、太溪。

刺法：四神聪点刺放血，合谷、太冲施以泻法，太溪施用补法，留针30分钟。每日治疗1次。

二诊时患者头晕好转，语言不清似见好转，流涎明显好转，BP200/120mmHg，肢体活动未见好转。脉象趋于和缓，舌苔仍黄，燥象已解，舌尖红。三诊以四神聪点刺放血，合谷、太溪、太冲、曲池、阳陵泉、足三里、环跳并用。其中环跳以泻法不留针，要求针感串至下肢为好。金津、玉液放血，要求出血以色鲜不黯为度。四诊时语言不清大有好转，已能令人听懂，唯吐字仍不清晰。流涎基本消失。肢体活动好转，肌力Ⅲ°。脉和缓，黄苔已减，BP160/110mmHg，以上穴加颊车、地仓。五诊时患者精神好、神清，语言较流畅。口歪明显好转，已止流涎。伸舌仍左偏，左上下肢肌力Ⅳ°。自觉有力，灵巧度较前好转，搀扶下已可行走。脉弦已减，舌苔由黄转白，仍腻。BP150/100mmHg。针刺治疗减金津、玉液放血，余治同前。七诊时语言流畅清晰。患侧上下肢肌力已达V°，伸舌大致居中，BP120/80mmHg，治疗同前。

经10余诊治疗，患者自我感觉良好，查体语言流畅，肌力V°，临床痊愈。

按：中风病急性期之实证以气血上逆、痰火内闭、瘀血阻痹等为表现，危、急、重是其病症特点，根据贺氏针灸三通法理论，必须用局部放血疗法以治血调气。此期应用放血疗法目的主要是针对其病机发挥强通法，以起清热泻火、救急危症等作用。同时配合微通法以畅气机、行气血。

心属火，心阳过亢则出现心烦不安，甚至神昏谵语，心主血，故放血可以直接减轻心阳过盛的病理状态；肝藏血，放血亦可治疗肝火妄动之病证。根据以上思路，针对急性期因颅压增高、高血压等因素出现的神昏、烦躁、甚至昏迷，伴呼吸粗、脉实、舌红、苔厚者，给予三棱针放血疗法。阳气盛必然导致血热，放血可消减血热，以减轻脉中的热邪，因而退热。人身之气以血为本，同时又随血出入，迫血外出能泻出过盛的阳气，从而改善了阳盛的状态，使机体的气血趋于平衡，热而自平。根据以上思路，将针对急性期因感染或其他因素导致的身热、脉实、舌红、苔厚之实热者，给予三棱针放血疗法。如对中风病兼见高血压患者用三棱针速刺四神聪，深度为1~2分，挤出血液数滴。四神聪位于头顶部，其功效《太平圣惠方》云："理头风目眩，狂乱风痫。"《类经图翼》云："主治中风，风痫。"该穴具有平肝息风潜阳之用，故对中风病兼有高血压患者用之有效。

强通法针具主要包括三棱针、毫针、梅花针等。根据贺氏针灸三通法理论，放血手法根据不同症状，施术部位的不同分别采用5种，包括缓刺、速刺、挑刺、围刺、密刺。缓刺法适用于浅表静脉放血，如尺泽、委中、太阳等处；速刺法，临床常用于十二井放血及头面部穴位等；挑刺法是用于胸部、腹部、背部、头面部穴位及肌肉浅薄的部位；围刺法是用于痈肿、痹证、丹毒等；密刺法适用于皮肤病，如顽癣等。本病主要使用三棱针，将强通手法之速刺法、缓刺法应用于中风急性期治疗中。

验案2

王某某，男，53岁。

主诉：左上肢活动不能2个月。

现病史：患者两个月前因呕吐，头痛头晕，腹泻导致言语不利，左上肢活动不能。曾用中西药物治疗。语言欠流畅，纳可，便调。

望诊：左上肢瘫痪，舌苔白，中间色黄。

切诊：脉弦沉。

查体：语言欠流畅，口角右偏，左上肢肌力Ⅲ°，肌张力高。患侧手指关节僵硬不能张开，肿胀明显伴疼痛。BP160/110mmHg。

诊断：中风病，中经络。

辨证：素体阴虚阳亢，肝风内动导致气血失和，血脉不畅，经筋不利。

治则：疏通经气，调和气血。

取穴：听宫、八邪、阿是穴。

刺法：听宫予毫针施用补法，八邪及关节阿是穴予火针速刺，均刺患侧。

二诊后患者自觉肢体轻松。三诊后患者自觉患肢疼痛减轻，肿胀稍减，手指感觉稍见灵巧。五诊后手指疼痛消失，肿胀消退明显，上肢及腕部活动灵巧度增加，活动稍有力。八诊后患侧肌张力开始逐渐降低，手指能张开，肿胀消失，前法不变。十余诊后病人患肢疼痛、肿胀消失，肌张力趋于正常，肌力增至Ⅴ°，再巩固治疗数次，治疗结束。

按：中风病恢复期以血瘀、痰凝、气机不畅致经脉失养为主证，主要用微通法以通调经脉，并根据需要配以温通之火针疗法；后遗症期多气虚血瘀、脉络痹阻而肢体废而不举或拘挛不伸，主要用火针疗法温通经脉、行气活血。根据贺氏针灸三通法理论，火针疗法应用于恢复期、后遗症期，主要发挥其消癥散结、益肾壮阳、温中和胃、升阳举陷、止痛、除麻、定抽、息风等作用。

人体疾病不论外感内伤，其致病原因虽有各种各样，但病机所在，不外气血不通、上下不达、表里不和，火针因其有针有热，故集中了针刺与艾灸双重优势，可借助针力与火力，无邪则温补，有邪则祛邪。故火针有借火助阳、温通经络、以热引热等作用外，还具有疏导气血的作用。其所消之癥结包括气、血、痰、湿等积聚凝结而成的肿物、包块、硬结等。瘀血、痰浊、痈脓、水湿等均为致病性病理产物，它们有形、属阴、善凝聚、一旦形成就会停滞于局部经络，致气血瘀滞，脏腑功能低下，引起各种病症，日久形成痼疾、顽症。火针借助火力焯烙病处，可治本排邪，同时借火助阳鼓舞血气运行，促使脏腑功能恢复，有事半功倍之效。此时若以毫针，功效则微；若以三棱针，只有刺络排邪而不能温经助阳、鼓舞气血运行。根据以上思路，将针对出现于恢复期及后遗症的肌张力明显增高、关节活动度差甚至拘挛变形者，给予关节周围局部火针疗法，以降低肌张力，缓解挛缩。针对出现于恢复期气虚血瘀、脉络痹阻而肢体废而不举，以散结开滞，借火助阳鼓舞血气运行。肌肉抽搐乃筋失血养所致，细火针烧红后点刺抽搐、拘挛之局部，可促使其血运行，加强局部血液供给，筋得血则筋柔而不拘急，抽搐自定。根据以上思路，将针对出现于恢复期及后遗症期的肌肉痉挛用局部火针疗法。

九、传承体会

治学，历来是历史大家人物事业成功的基本要素。贺普仁教授集当代国医大师和国家级非物质文化遗产项目代表性传承人于一身，是具有传统文化和传统中医针灸典型的代表性人物。其传承内容之一是中国传统的典型的人文理念和治学精神。从针灸角度看，针灸学的传承从一定意义上直接决定着其针灸学术及承载文化的生死存亡。其中治学精神和方法决定着能否将传统针灸学术传承下去。国医大师贺普仁教授的治学精神和方法作为学习的基础内容，是成为较有成就的中医人士的必备条件之一。

（一）自强不息，立足务实

贺普仁教授出生于河北省涞水县石圭村的一个普通的农民家庭。为谋生计，14 岁投身北京负有盛名的针灸医生牛泽华门下为徒。22 岁独立悬壶应诊。贺老并无正规的现代学历教育，只经历传统的私塾教育，不占有接受现代教育的优势，但其学习方式方法却符合中医的传统教育传承方式，这是贺普仁教授事业成功的正确起始。在私塾教育和牛泽华先生的教育指导下，贺普仁教授深知取得成就就要比别人付出更多的努力。自强不息是中国传统文化教育中的人生境界，“不为良相，愿为良医”是诸多立志于为社会做出贡献的人们的信条，也成为学习贺普仁教授和工作的终身的座右铭。贺普仁教授通学儒家经典四书五经，熟知内难到精读甲乙，博览历代针灸各家书籍。在老师、家庭、社会的激励下，在中国传统人文教育下，治病救人，关爱众生成为贺老人生终极志向。贺普仁教授认为，欲要成才必先立志，欲要立志，必先自强。“天行健，君子以自强不息”，“自强”是有志者人生的精神基础。

贺普仁教授常说，职业对于任何人都是谋生的手段，但不是唯一的目的，对于有志者来说，职业就是一个平台，前人总应该给后人留下一些东西，治病救人的行业并非人人都可干好，唯有胸中立志，兢兢业业，善彻善悟者方可得道。“善彻善悟”内涵丰富，回味无穷。贺普仁教授常说，人生一世，生活丰富多彩，若要成就事业必要有得有失，若要成就事业必要有“如痴”的钻研心态和行动。少说多做，立足务实。正如《墨子·修身》中说：“士虽有学，而行为本焉”。做，重于说。

（二）存疑善思，继承创新

学习传统针灸的理论和实践，溯本寻源，必然要从灵素开始，并需博览历代针灸各家书籍。凡是对中医学术有重大成就者，无不从研读经典着手，在参悟通彻，存疑善思，知常达变上下功夫，从经典中汲取丰富的营养和受到深刻的启迪。远至晋唐元明，近到近代当代，针灸学术理论和临床实践，层出不穷，或墨守陈规，或推陈出新，或繁或简。大凡成功者，多从“思”“疑”二字出发。由知常而存疑，由善思而达变。《论语·为政》：“学而不思则罔，思而不学则殆。”明代思想家、教育家陈献章在《白沙子全集》中则说：“前辈谓学贵知疑。小疑则小进，大疑则大进。疑者，觉悟之机也。一番觉悟，一番长进。”其中“思”“疑”二字，道出学者的基本治学要点。贺普仁教授古而不泥，善从“思”“疑”出发，找出先人或论点或实践需改进之处，进行实践和理论的修正，以期提高临床疗效，继而理论创新，推动中医针灸事业的发展。

贺普仁教授常说，圣贤之书，不可不读，但要会读。既要泛泛浏览，更需精读、研读。读出疑处就是第一个进步，读出疑处就意味着长进。

所疑所思是创新学习的基础。先人的小疑小进，大疑大进，无疑不进的读书方法实是意义深远。在读书结合临床实践中，贺普仁教授从“疑”开始，继而“思”之，其诸多所“疑”，所“思”细微之处，如涓涓细流汇成江河大川，奔向创新发展的彼岸。例如古代火针的操作方法：“焠针者……烧至通红用方有功。若不红者，反损于人”，“凡行火针，一针之后，疾速便去，不可久留”。其中“焠针者……烧至通红用方有功”，“疾速便去，不可久留”是传统火针的操作方法的要点。对此，贺普仁教授从实践中探索揣摩，认为上述的结论是不全面的，从而创造出“火针留针操作”，“温热火针操作”等操作方法，以治疗相应的病种，使火针疗法由古代火针疗法仅治的数个病种，扩大到目前几乎可涵盖内、外、妇、儿、骨、神经科等疾病的治疗，从而极大地拓展了火针治疗的临床范围。

（三）由博返约，自成一家

自古以来诸多中医历史名家创立各家学派，推动中医学的发展，无一不是以师古而不泥，以继承而创新为基本出发点。中医学流派众多，各家著书无数，治疗方法颇多，个人学术上的造诣必潜心研究经典，发现发挥经典之秘，结合临床玩味体验，方能将历史、理论、学术、临床方技和个人的立意创新融会贯通，从而达到自成一家之体系，推动中医针灸学的发展。张仲景、金元四大家、吴鞠通、叶天士等诸多的历史名家所创立的各家学说都证明，只有创新中医学术才能发展。事物发展是亘古不变的真理，变是事物趋于完美的必然过程，如何变则是需要认真思考的。

灵素谓之中医鼻祖，其理论庞杂，并非完美无缺。同时，由于漫长的医史，庞杂的理论，诸多的古籍，无形之中成为中医学子们的包袱，针灸的学术理论和技术操作同样如此，庞杂多样的理论和实践使学子们或思路茫然，或无从下手。

对此，贺普仁教授认为，学习中医针灸首要博学。只有博学广通，才能将经典理论、各家学说、历代针灸理论及临床实践等进行必要的互为融通。但其融通并非水乳相交，却如枯树之根盘根错节，只有博学方能知其短长，方能抽丝剥茧，取出症结所在。大凡庞杂的事物，庞杂是表象，其中必有核心之处。因此，必须抓住核心本质，由此或将其扩展以点带面，或深入究竟以寻根求本，此为简约，如此方能得心应手，以取理论和临床疗效之桴鼓相应。由博返约成为贺老治学的重要思维方式。如《孟子·离娄》："博学而详说之，将以反说约也。"在"由博返约"的观点上，贺普仁教授将诸多庞杂的理论认识和实践进行深化而简约的整理提高。实践证明有博有约的治学思路是学习针灸的必然之路。

例如，关于针灸手法等内容，历来针刺手法颇多，尤其在明代，手法发展形成许多流派，各家流派的操作方法各有特色，然而众多医家各执一词，众说纷纭。尤其是各种复合操作手法的操作，令学子茫然不知所措，在临床操作中左盼右顾，无从下手。对此，贺普仁教授认为，历代手法多样，各有其长，但繁杂多样，不易全部掌握，临床应用也非全部实用，必须抓住针刺实质核心，删繁就简。从操作角度讲，其核心就是针感的质和量，不同的质与量产生不同的效应，用于治疗不同的病症。贺普仁教授的针灸基本手法以九六捻转补泻手法为主。强调手法的灵巧和力度，强调针感不同的质和量，使临床的针灸手法操作简约化，既符合传统"由博返约"的哲学观点，又在临床得到充分验证。在这个观点支持下，贺老将针灸理论和实践既深化又简约，从而构成自成一家的理论体系，即针灸三通法。

在当前回归传统师承的学习中医的方法中，治学仍然是值得大力提倡的内容。通过领悟针灸前辈们的治学思想可使我们建立信心，培养情操，开阔思路，继而发挥各自的特长和优势，为中医针灸的振兴作出贡献。

第三节 崔公让观手指诊痛风技术传承应用规范

一、术语和定义

"崔氏观手指诊痛风"技术，是崔公让教授在"色即是空、空即是色"的学术思想指导下，通过观察手指背侧皮肤形态变化，判断人体内是否存在尿酸盐结晶沉积，是早期诊断痛风的一种独特方法。

“痛风”是嘌呤代谢紊乱和（或）尿素排泄障碍，所致使尿酸盐结晶在组织内沉积，诱发炎症反应的一种蛋白代谢紊乱性疾病。临床多表现为痛风性关节炎，关节红肿、剧烈疼痛和功能障碍等，长期反复发作；尿酸盐结晶沉积在肾脏部位引起的痛风肾等疾病。

“崔氏”特指崔公让教授，崔公让教授是河南中医药大学第一附属医院主任医师，教授，硕士生导师，全国第二批及第四批名老中医继承工作带徒指导老师，“河南省中医事业终身成就奖”获得者，享受国务院特殊津贴。历任中国中西医结合学会学术部委员，中国中西医结合学会周围血管疾病专业委员会主任委员、中华中医药学会外科分会顾问、中华中医药学会脉管病专业委员会副主任委员、河南省中医外科学会名誉会长、《中国中西医结合外科杂志》编辑部副主任、河南省中西医结合学会周围血管病专委会顾问、河南省医师学会理事、河南省文史馆馆员等。

“观手指”，特指观察除拇指外，双手食指、中指、无名指、小指，自甲根至第一节关节背侧皮肤形态，即皮纹、皮色、结节的变化。

二、学术思想阐释

（一）望诊在临床诊断中的价值

诊断是疾病治疗、预后、预防的前提和依据，善治者必善诊断。祖国医学主张“望闻问切”四诊合参，其中望诊以其相对较高的客观性及易于掌握的特点居于四诊之首。所谓望诊，就是医生运用视觉，对人体全身和局部的神、色、形、态及其排泄物等进行有目的地观察，以了解人体健康或疾病进展状况。在漫长的中医学发展过程中，古人在不断地临床实践中丰富了望诊的经验和思想。《千金翼方·色脉》载：“上医察色、次医听声、下医脉候……所以善为医者，必须明于五色，乃可决生死、定狐疑。”《难经·六十一难》曰：“经言，望而知之谓之神，闻而知之谓之圣，问而知之谓之工，切脉而知之谓之巧。”《外科大成》载：“凡阅人之病，必先视其形色，而后于相参，诚识于始，以决其终，百无失矣。”此外，经典史料中“扁鹊诊齐候之色”“仲景色诊王仲宣”等也说明了望诊的价值及在中医诊断学中举足轻重的地位。

望诊的实现，有赖于人体内细胞通过经络、神经等系统传递至人体体表的信息，而“诊”的实现则有赖于人感官器官获取的信息量。望诊所获得的信息大体是通过光在人的整体或局部（含目、舌、面、鼻、耳、唇、咽、皮肤、毛发、排出物）等的反射、散射而作用于医者的眼睛及由此产生的思维判断而获得的。科学研究表明，人视觉器官所获得的信息量约占人全部器官获得信息量的 80%。而视觉获取的，首先是物体的形与色。就能量角度描述，形是载体，色是表现形式。比如，传统中医学认为，色为气血所荣，气血变幻，色即应之，《素问·五脏生成》曰："五色微诊，可以目察"。说明传统中医传统望诊的合理性。

崔公让教授手指望诊检查方法，内容应包括色、形、态三个方面，只有明确了正常标准才可能对患者的情况进行详细的描述。如主色的判定，首先明确统一其概念，即正常人生来就有的基本色泽，以及各个年龄段群体正常色泽的变化。正常人手指背侧皮肤呈黄色，与周边手背皮肤无明显差异，明润有光泽，气色调和。一旦颜色加深或者呈现其他颜色如红色、暗红等，司外揣内则健康必定出现异常。形态是气色在手指背侧显现出来的，包括横状皮纹及结节等。对于形态异常的判定，依据人的手指正常体表组织，确立观察的范围，如横状皮纹的多少，病理状态下的结节肿块等。经过反复对正常机体与异常机体外在表现的对比，发现痛风患者手指局部的特异性变化。此法简便易行，不受现代设备和条件限制，但需要制定一个全面的、可靠的手指望诊的标准，才能更有利于临床医生对痛风早期的筛查。

（二）传统中医辨证思维方法

中医望诊立足于祖国医学的整体观念，以人体五脏为中心，通过经络贯通机体内外上下。当人体内受到某种刺激使脏腑功能发生病变时，便可通过经络的传导作用而反映于相应的体表局部的部位。由于受自然条件的各种限制，古人只能宏观地研究人体的病变，以特有的系统观察法，将人体表现于外的色泽特征与疾病的病变本质联系起来，做出正确的诊断。通过不断的临床反复实践与总结，常用的中医思维方法主要有司外揣内、知常达变、见微知著。

司外揣内，即以表知里，通过诊察人体外部病理现象，来测度内在脏腑病变情况。如《灵枢·本脏》曰："视其外应，以知其内脏，则知所病矣。"所谓"有诸内必形诸外"，说明人体内部的病理变化与外在症状的相互关系，机体外在的表现亦可反映其疾病的内在本质。知常达变，又名揆度奇恒，即运用对比的方法测度事物的一般规律和特殊变化。类似现代控制学中的"黑箱理论"。知常达变的诊断思维在望诊中体现地尤为突出，如以色诊病时，常色为恒，病色为奇；善色为恒，恶色为奇。此外，随体质季节气候的变化、地理环境与生活习惯的不同，常色也会表现出不同的特征。《韩非子·说林上》："圣人见微以知萌，见端以知末，故见象箸而怖，知天下不足也。"微，指细微的或局部的变化；著，指明显的或整体的变化。见微知著，意指通过观察局部细微的变化，就可以推知整体的情况。运用到中医学，即见到人体发病前的细微变化，就能推测出疾病的发生发展方向。医学史上"扁鹊诊齐候之色"故事生动的说明了人体局部细微的变化，可以预测疾病发生发展的预后好坏。通过“见微知著”可以使人们早期发现疾病，进而干预疾病、扼杀疾病于萌芽之中。如清代医家程钟龄《医学心悟·卷一·医中百误歌》言：“病至思治，末也；见微知著，弥患于未萌，是为上工。”

（三）崔氏“色即是空、空即是色”学术思想

崔公让教授灵活运用中医的思维诊断观点，认为疾病变化的病理本质虽然藏之于“内”，但必有一定的症状、体征反映于“外”，局部的表现常可反映出整体的状况。通过审察患者的手指背侧皮肤皮色、形态变化，进行分析、综合、对比、思考，认为手指局部变化与痛风存在明确的关联性。《素问·阴阳应象大论》曰：“以我知彼，以表知里，以观过与不及之理，见微得过，用之不殆。”通过“望诊”手指的异常变化来预测痛风，是符合中医传统的诊断思维方法，并总结出“色即是空，空即是色”的诊断学术思想。

“色即是空，空即是色”名词源于佛教，取自大乘空宗经典《摩诃般若波罗蜜多心经》：“色不异空，空不异色，色即是空，空即是色，受想行识，亦复如是。”这句佛经名言，包含着很深的哲学思想。简单而论，“色”是指一切能见到或不能见到的事物现象，“空”是事物的本质，色与空相对而又统一；“色不异空”，一切事物都不离“空”性的存在，从外在可以看见的最具体的物质来说，它是由众多因缘条件造成而存在的；“空不异色”是说明空性的显现，是不能离开一切法而有的，当它宛然存在的当下，就要觉察到无我，无常的道理，才能彻悟其空性、本质。整句意境说明“色”之物质现象皆依事物“空”之本质的各种条件下而产生的，也可依于不同的条件而消失。

运用在临床诊断中，通过“色不异空”，可以有效推测出生命现象与生命状态的关系，透过现象抓住生命和疾病的本质规律。“空不异色”提示我们，患者机体脏腑组织结构与功能层面的变化，外在一定有所表现。在“崔氏观手指诊痛风”检查方法中，手指形态的各种表现，就是我们望诊见到的事物现象“色”。

三、临床应用技术规范

（一）技术操作规范

设备要求：诊疗室一间，具备诊察台一座，桌椅两张，脉诊包一个，自然光源充足，光线柔和。

操作流程及要求：

1. 检查前准备　患者应清洁双手，修剪指甲，常温下静坐休息 15 分钟后检查。

2. 检查时，患者面向自然光源，端坐姿态，将双手平放于脉诊包上，掌心向下，与左心呈水平位。检查者端坐，与患者相距 40cm 左右，双眼与患者手指呈 45 度，由正前方观察除拇指外，双手食指、中指、无名指、小指，自甲根至第一节关节手指背侧皮肤形态。见附 1。

3. 观察手指皮纹、皮色、结节，正常手指形态为：手指背侧皮肤有多条浅而明显的横状皮纹，无结节及压痛（图 3-3-1~ 图 3-3-4)。

手指皮色：皮肤光滑菲薄，皮色潮红、红绛或暗红。

手指皮纹：横状皮纹减少或者消失。

皮肤结节：有隆起结节，甚者有压痛。

4. **诊断结果**　若出现以上观察内容≥ 2 项阳性者，可诊断为痛风。

5. **验证方法**　对“崔氏观手指诊痛风”检查诊断为阳性者，可行双源 64 排 CT(DECT) 尿酸盐结晶沉积影像检查验证。见附 2（图 3-3-5~ 图 3-3-8）。

附 1　“崔氏观手指诊痛风”检查技术

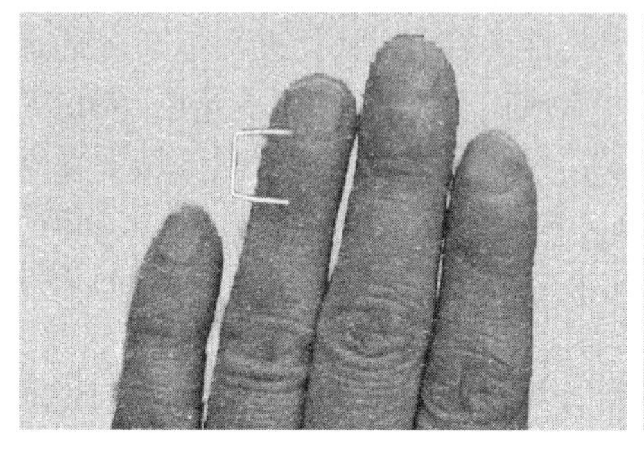

图 3-3-1　观察部位

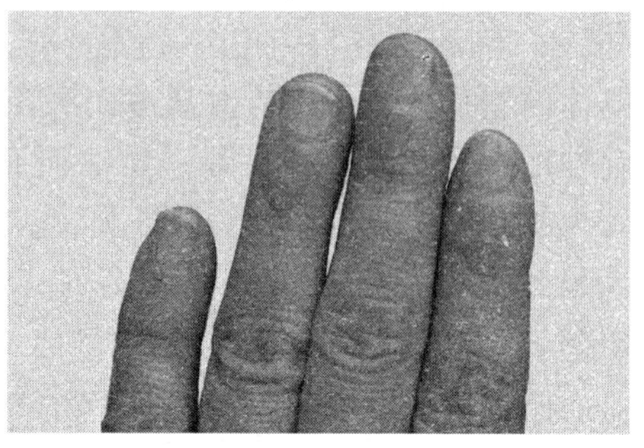

图 3-3-2　观察皮色 - 潮红

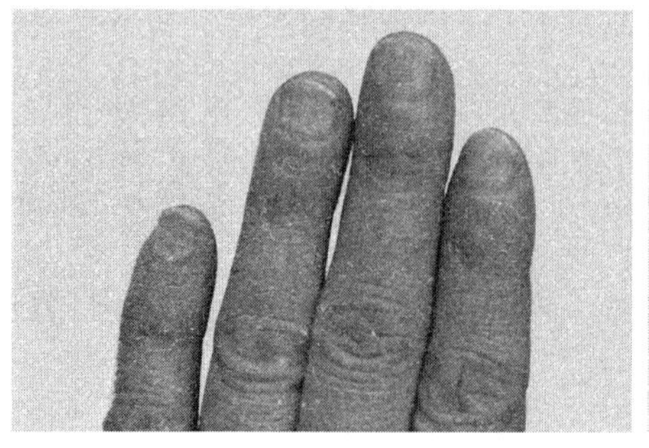

图 3-3-3　观察横状皮纹 - 减少

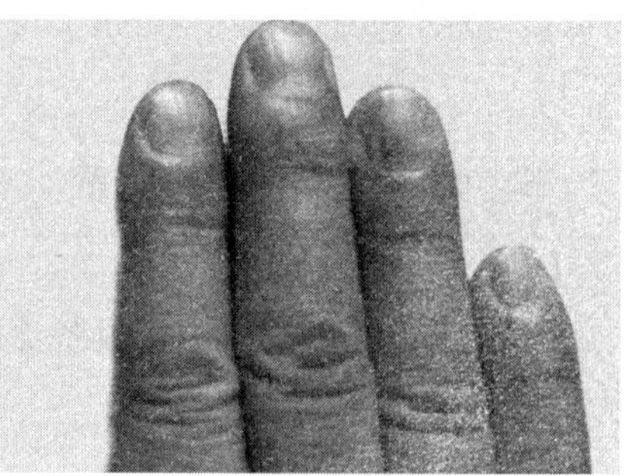

图 3-3-4　观察结节(＋)

附 2 DECT 尿酸盐结晶沉积影像

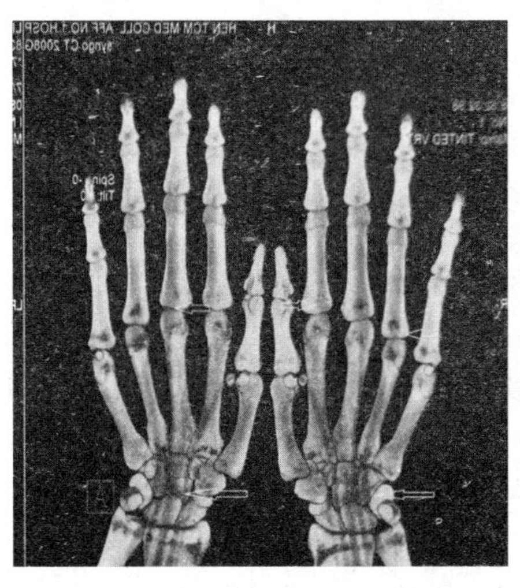

图 3-3-5 DECT 尿酸盐结晶沉积影像——手部

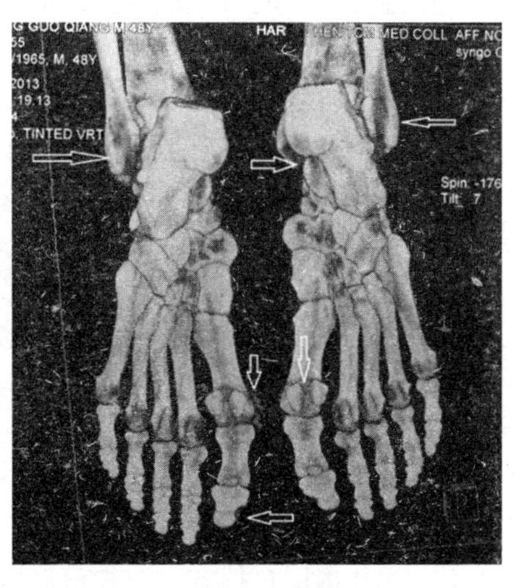

图 3-3-6 DECT 尿酸盐结晶沉积影像——足部

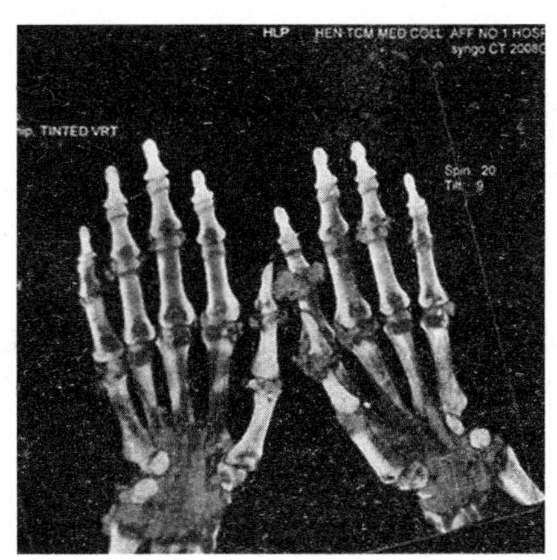

图 3-3-7 DECT 尿酸盐结晶沉积影像——手部

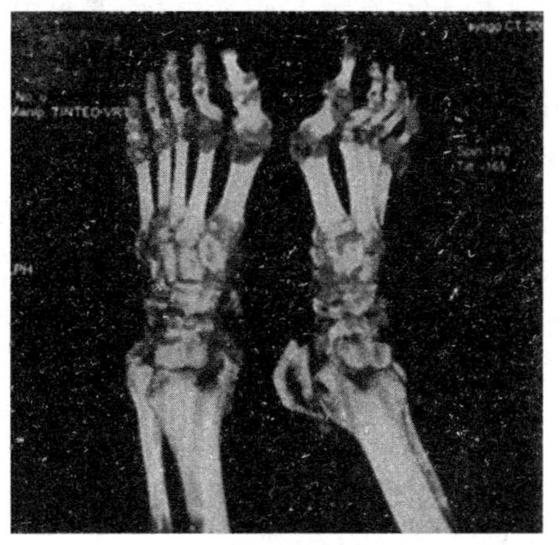

图 3-3-8 DECT 尿酸盐结晶沉积影像——足部

（二）临床诊疗指导

1. **病因病机** 崔老认为痛风多因先天禀赋不足，肾阳虚、脾气虚，过食膏粱厚味，湿热内蕴，兼外感风寒湿热之邪，血脉瘀阻，经络凝闭，气血运行不畅，痰、瘀、湿、热交结关节、骨骼，而致关节肿痛红热、皮下结节形成。概况病机为："虚"为病之本，"痰""瘀"为病之变，"湿""热"为病之现。

2. **手指形态分型**

（1）湿热血瘀证：以皮肤潮红、暗红为主者。

（2）血瘀型：横状皮纹减少，伴有结节压痛明显者。

（3）脾虚血瘀证：皮肤颜色变化较轻，无横状皮纹，有隆起结节者。

3. **临床症状分型**

（1）湿热血瘀证，痛风性关节炎发作期。症见：关节红肿、疼痛，皮温偏高，痛剧者影响患者的睡眠，大便秘结，舌质红，苔黄腻，脉滑数或弦数。

（2）血瘀证，痛风性关节炎慢性迁延期。症见：关节发紫发暗，疼痛肿胀减轻，组织发硬加重，舌质紫暗，脉弦数。

（3）脾虚血瘀证，痛风性关节炎间歇期，多见于久病反复发作的病人。症见：面色黄白，形体虚弱，关节疼痛较轻，肌肉僵硬较重，脉多细数，舌质淡，苔薄白。

4. **治疗方法**

（1）方药选用自拟方——祛痹痛风饮加减，该方以疏肝解郁、清热化瘀为治疗大法，配伍严谨，临床应用30余年，疗效显著。

（2）基础方药组成：葛根30g、柴胡9g、黄芩12g、山慈菇12g、两头尖12g、金果榄12g、木贼15g、大黄6g、甘草10g。

（3）加减化裁如下：在病变早期，以关节红肿疼痛为主者，在原方中酌加生石膏，并加重大黄用量，组成清热祛痹痛风饮，使热毒从下而解。待剧烈疼痛消退后或仅留关节运动障碍，血瘀之象明显时，在原方中去金果榄、黄芩加白芍、桃仁、刘寄奴等，组成化瘀祛痹痛风饮。若出现痛风结石应着重化痰软坚，在化痰药物中，崔公让教授注重用陈皮、蛤蛎、浙贝母等软坚散结之品。痛风后期，多出现脾肾两虚之象，崔老师以健脾阳固肾气为法，加用黄芪、党参、熟地、生首乌等组成健脾固肾痛风饮，促使机体运化，巩固治疗效果，以达到标本兼治的目的。崔老师结合临床实践认为，本病急性期应重在泄浊解毒，祛邪外出，以终止疾病的发作。在缓解期则应配合疏肝理气、益气健脾、助肾化气药物以治疗疾病之源。

四、临床应用要点

本诊断技术适宜于年龄在18岁至80岁之间者，近期及既往出现一处以上关节红肿疼痛者；既往高尿酸血症或者伴有代谢性疾病者；排除外伤、手术等明确诱因者。

不宜人群：年龄＜18岁，或大于80岁；外伤致手指皮损或截肢者；已确诊由风湿、类风湿造成的骨关节改变者；合并心/肝/肾等危重疾病者，精神病患者。

五、特色优势

目前对痛风的明确诊断，主要依据于尿酸盐结晶的检出。常采用关节腔穿刺术、痛风石内容物检查，对穿刺物在带偏振补偿的光学显微镜下发现尿酸单钠结晶。但是，关节穿刺操作取材困难，加之有创性检查、患者的协同性差等诸多因素，限制了该方法的应用。

临床常根据症状，血、尿尿酸盐水平的测定及常规的影像学检查（如X线、CT、MRL、B超等）协助诊断，由于痛风的早期症状多不典型，而高尿酸血症并非痛风的确诊依据，仅有少部分的高尿酸血症患者才发展为痛风，且部分患者急性发作期血尿酸浓度可为正常水平。此外，痛风的常规影像学表现并不典型，X线、常规CT仅能显示关节结构的改变，首发及早期急性痛风性关节炎仅表现为软组织肿胀，多数长期痛风患者只有软组织结节，一般不影响正常骨结构或关节周围密度以及关节间隙。B超及MRI虽然能够较好地显示滑膜改变、关节受损状况及痛风石大小，但其显示的痛风石特征不能提供足够特异性的诊断。这些都造成了临床上痛风诊断的困难。

新近应用的双源CT（DECT）成像技术是目前唯一一种可以对化学成分进行成像的医学影像检查手段，为尿酸盐结晶的检测提供了可能。DECT利用相互垂直的2个球管，发出2种不同能量射线进行同步螺旋扫描，通过探测器接收后对不同能量级下所采集到的物质密度的衰减信息进行分析。通过彩色编码技术，可以显示痛风结石大小、部位及分布。其优点是，在痛风的无症状期就能探测到尿酸盐沉积的影像，从而可以指导临床防治疾病早期的关节和骨质破坏。缺点是设备价格昂贵，目前未能在国内普及。

“崔氏观手指诊痛风”检查技术，一种简便价廉、敏感性高、无创的特色诊查方法，是符合中医“望诊”及传统诊断思维的原创性诊断检查方法。《黄帝内经》曰：“圣人不治已病治未病，不治已乱治未乱，此之谓也。夫病已成而后药之，乱已成而后治之，譬犹渴而穿井，斗而铸锥，不亦晚乎？”这种“上工救其萌芽”、防微杜渐的预防思想对当今医学有深远的影响。“未病”不等于“无病”，早期痛风患者在长期高嘌呤饮食下，尿酸盐结晶已悄然在身体内逐渐沉积，而未出现典型临床症状以致难以确诊。而便捷的“崔氏观手指诊痛风”检查方法，可以为以后的早期痛风患者开展普查工作发挥其诊断价值。

六、注意事项

1. 自然光源充足，光线柔和，患者心理平静，诊疗室须安静，温度在20~30℃为宜。

2. 患者手部无创伤、冻疮及烧伤史，无畸形。

3. 观察部位无药膏、药液污染或残存，无颜料涂抹，改变色泽。

4. 检查前应详细告知患者该诊疗技术特点，充分取得患者的理解及信任，使患者心理放松，在精神愉悦状态下接受检查。

七、科学评价

通过设计前瞻盲法比较诊断性试验，观察 300 例疑似痛风患者，其中经双源 CT 明确诊断为痛风患者 200 例，非痛风患者 100 例。采用“崔氏观手指诊痛风”检查技术在诊断痛风方面，其诊断效率为 88%。具有较高的敏感度（92.5%）和特异度（79%），即正确诊断了 92.5% 的痛风患者（185 例），排除了 79% 的非痛风患者（79 例）。对于手指形态变化与痛风的理论依据，在既往手指形态变化与急性痛风性关节炎临床症状等相关性研究中，发现急性痛风性关节炎患者手指变化量化积分与临床症状量化积分呈正相关，并且随人体内尿酸盐结晶的增多，手指形态变化越明显。

针对观察中出现的假阳性、假阴性病例，经统计分析认为部分患者手指形态的变化，与长期握笔、外伤、冻疮、类风湿性关节炎等造成的损失有一定的关系。如长期握笔者通常第三或第四指第一关节受压处出现茧皮，质硬类似结节，外伤亦如此；轻度冻疮者除具有局部皮肤发绀潮红、横状皮纹减少，手指常多处肿胀；类风湿型关节炎患者手指出现结节，但常伴有晨僵现象，临床上需详细询问病史以做鉴别。但仍不能排除以上鉴别诊断病种并发痛风的存在。

“崔氏观手指诊痛风”检查方法按照研究方案设计，观察传承弟子运用该检查技术的可靠性。结果显示传承弟子运用“崔氏观手指诊痛风”技术诊断，正确诊断了 91.67% 的手指阳性患者，排除了 70% 的手指阴性患者。经统计学分析，同崔公让教授诊断结果观察符合率达 86%，一致性 Kappa 值为 0.677，统计学认为诊断符合一致性程度为好。该数据充分显示出“崔氏观手指诊痛风”检查技术的操作规范性，提示在传承及推广应用中具有较高的稳定性。

八、临床验案举例

验案 1

孙某，女，60 岁，2012 年 10 月 19 日。

主诉：左拇指关节伴双膝关节疼痛 2 个月

现病史：2 月前，患者无明显诱因先后出现左拇指关节疼痛，伴活动僵硬不利；双膝关节肿胀疼痛，活动加剧。先后在当地社区医院按“关节炎”诊治，给予药物治疗，具体药物不明，症状无明显缓解。今为系统治疗，来我门诊。

刻下症：左拇指关节疼痛、僵硬，无红肿；双膝关节疼痛，自觉肿胀不适，活动时疼痛加剧。无发热寒战，无咳嗽咳痰，无胸闷胸痛，纳眠可，小便黄，舌质红，苔黄厚腻，脉滑数。

既往史：患者肺结核病史，肺结节病2年，曾服用吡嗪酰胺、盐酸乙胺丁醇、异烟肼、葡醛内酯治疗。否认手术、外伤、输血史。

过敏史：否认药物及食物过敏。

崔公让教授观手指诊痛风检查：左手第2、3、4指第一节关节背侧可见皮肤光滑菲薄，自甲根至第一节横状皮纹明显减少，第4指背侧有轻度隆起结节（图3-3-9）。诊断为尿酸盐结晶沉积阳性。

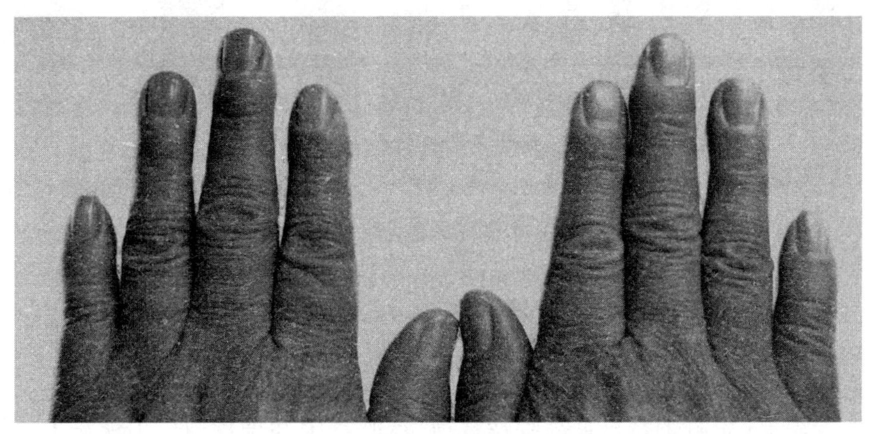

图3-3-9 观手指诊痛风检查

理化检查：血尿酸：635mmol/L，余肾功正常。

双源64排CT尿酸盐结晶成像分析回示：左侧第2~4掌指关节周围、双足胫骨内侧、腓骨外侧、右侧第1跖趾关节肌腱周围可见颗粒样等密度影，提示：左手及双足尿酸盐结晶形成（图3-3-10）。

诊断：痛风。

按：急性期痛风性关节炎典型发作，常于深夜因关节痛而惊醒，疼痛进行性加剧，呈撕裂样、刀割样或咬噬样，难以忍受。且受累关节多为足部第一趾跖关节处及周围组织红、肿、热、痛和功能受限。本例患者为绝经后女性，发作部位左拇指关节及双膝关节，临床症状为关节处的肿胀疼痛，发作期痛风的临床症状并不典型，在当地社区医院条件有限的情况下，误诊为"关节炎"并依此治疗，症状改善并不明显。我们研究团队在采用双源CT尿酸盐结晶影像检查中发现，尿酸盐结晶在手足沉积部位依次为跖趾关节、腕骨韧带、跖趾骨肌腱、掌指关节、胫腓骨肌腱、指浅屈肌腱、踝关节、跗关节、腕关节。因尿酸盐结晶分布涉及多个部位，因此临床症状具有多样性，不仅仅局限于跖趾关节的红肿疼痛，临床诊疗上应注意鉴别，避免误诊及漏诊。

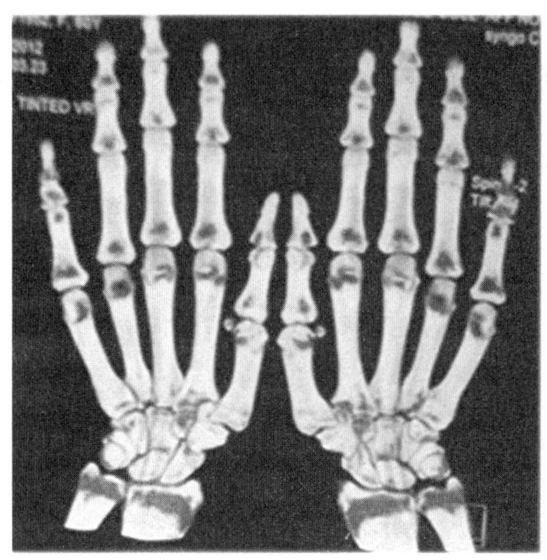
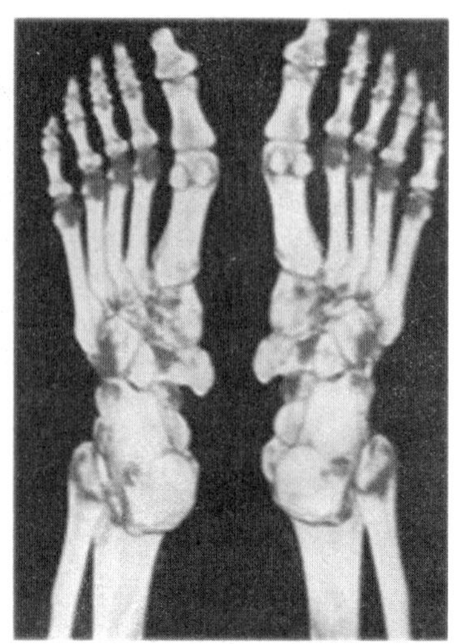

图 3-3-10　DECT 尿酸盐结晶沉积影像

验案 2

宋某，男，48 岁，2013 年 12 月 27 日就诊。

主诉：双足、肘关节间断红肿疼痛，伴活动不利 10 年余，加重 1 天。

现病史：患者平素喜食高嘌呤食物，饮酒。10 年前饮酒后出现左足关节红肿疼痛，伴活动加重，未重视。5 年前渐出现右手腕关节红肿疼痛，在当地按“关节炎”给予消炎止痛治疗，时查血尿酸大于 600，并服用苯溴马隆降尿酸治疗。患者未严格控制饮酒，双足蹲趾关节、肘关节、腕关节交替发作，先后按“痛风”给予“秋水仙碱、苯溴马隆、双氯芬酸片”口服治疗。1 天前聚餐后右足蹲趾关节红肿疼痛，遂慕名来我专科治疗。

刻下症：右足蹲趾关节红肿疼痛，夜间加重；查双足蹲趾关节、右肘关节、腕关节有突出肿物，有明显压痛。患者体型肥胖，精神烦躁，无发热寒战，纳可，眠差，小便黄，大便偏干，日 1 次。舌质暗红，苔黄腻，脉滑。

既往史：患者发现高脂血症 5 年，3 年前曾在当地诊断“冠心病”，未规律服药。否认手术、外伤、输血史。

过敏史：否认药物及食物过敏。

崔公让教授观手指诊痛风检查：双手第 2、3、4、5 指第一节背侧可见皮肤潮红，光滑菲薄，横状皮纹明显减少（图 3-3-11）。

双源 64 排 CT 尿酸盐结晶成像分析回示：双手、双足、肘关节尿酸盐结晶形成（图 3-3-12）。

诊断：痛风。

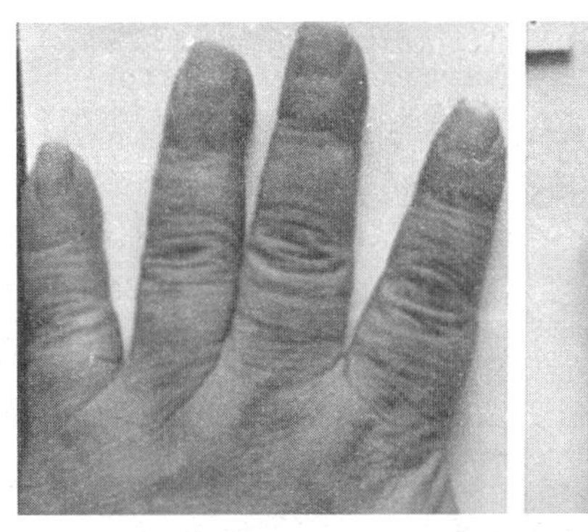

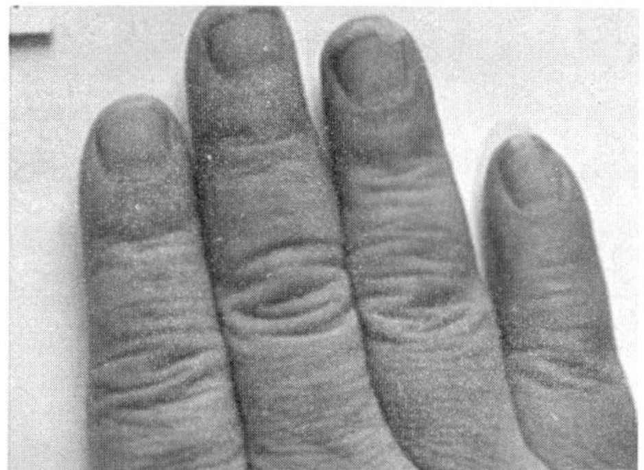

图 3-3-11　观手指诊痛风检查

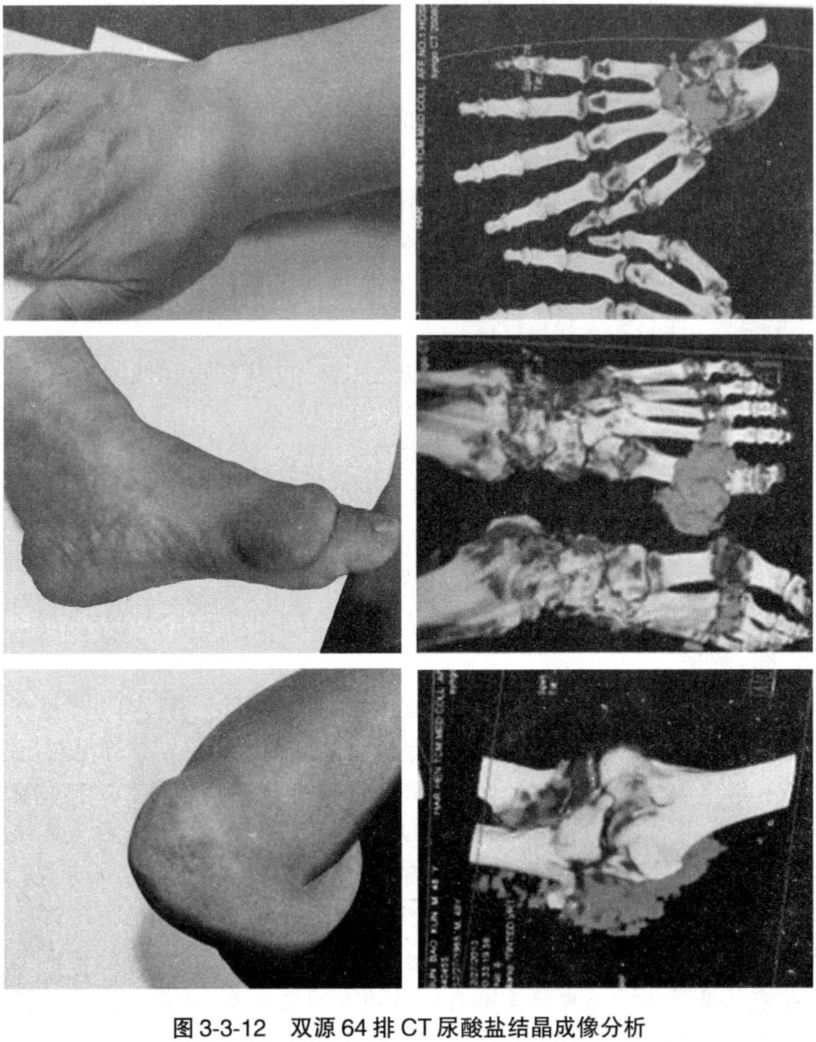

图 3-3-12　双源 64 排 CT 尿酸盐结晶成像分析

按：本例患者中年男性，平素饮食习惯为高嘌呤饮食，且嗜酒。在10多年痛风性关节炎间断发作的过程中，均未重视治疗，且未严格控制饮食。随着尿酸盐结晶在人体内的沉积，发生多关节的红肿疼痛以及局部痛风石形成。双源提示各关节部位大量的尿酸盐结晶沉积，既往史中伴冠心病及高脂血症。目前研究认为随着高嘌呤饮食、饮酒等生活条件的提高，痛风呈逐年增多的趋势，且发病年龄趋于低龄化，伴发如高脂血症、高血压、腹型肥胖、2型糖尿病及心脑血管疾病等代谢综合征。美国一项2007—2008年NHANES中调查5707名痛风参与者，发现74%有高血压，71%有慢性肾病，53%为肥胖，26%有糖尿病，24%有肾结石，14%有急性心肌梗死，11%有心脏衰竭，10%为中风后。因此痛风及其并发症应逐渐得到广泛重视。

验案3

焦某，女，49岁，于2012年11月28日初诊。

主诉：右足疼痛1月余，加重3天。

现病史：患者1月前无明显诱因出现右足踝部疼痛不适，晨起下床时自觉无法下地，活动时疼痛加剧。在当地医院诊治不明，建议休息后穿平底鞋活动锻炼，疼痛无缓解，随病情进展逐渐加重，3天前出现右足踇趾疼痛，夜间较重，影响睡眠，遂慕名来我科就诊。

刻下症：精神差，诉右足疼痛，活动受限，纳可，眠差，二便调。

患者饮食特征：平日食用肉类及动物内脏较多。

既往史：平素体健，否认外伤、手术及感染病史。

崔氏观手指诊痛风检查：左手第2.3.4指，右手4指第一节背侧可见皮肤潮红，横状皮纹明显减少。右手3指有小结节，无明显压痛。

理化检查：血尿酸：217mmol/L，余肾功正常。

双源64排CT尿酸盐结晶成像分析回示：双手、双足尿酸盐结晶形成。

诊断：痛风。

患者在我门诊服用中药1周后诸症缓解，坚持规律治疗半年后，复查双手指形态变化及双源64排CT尿酸盐结晶成像均较前明显好转。详见对比图。

按：本例患者中年女性，初发症状为足踝部位疼痛不适，由于尿酸并不高，在当地医院未考虑痛风，治疗后亦无改善且进行加重。3天前右足踇趾关节发作，症状典型，经“崔氏观手指诊痛风”检查及双源CT均诊断明确。按崔公让教授临床经验，给予“祛痹痛风饮”加减辨证治疗，症状很快缓解。但考虑体内尿酸盐结晶沉积，经与患者沟通后，规律服用中药治疗，约定半年后复查。复查结果显示手指皮纹及形态较前均有明显改善，手足部位尿酸盐结晶明显减少。从研究理论上讲，降低血尿酸浓度，有利于尿酸盐结晶的溶解及排出，但目前文献检索结果来看，尚未有药物明确具有降尿酸盐结晶的作用。本例患者经尿酸盐结晶的前后变化，提示中医药在治疗痛风及尿酸盐结晶的临床意义和远大的前景（图 3-3-13~ 图 3-3-16）。

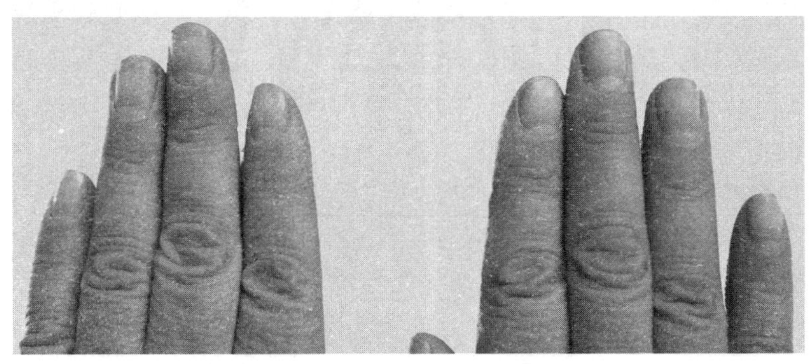

图 3-3-13 治疗前手指形态

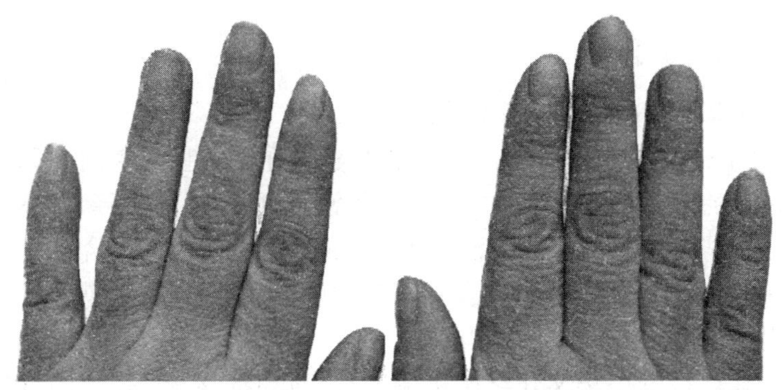

图 3-3-14 治疗后手指形态

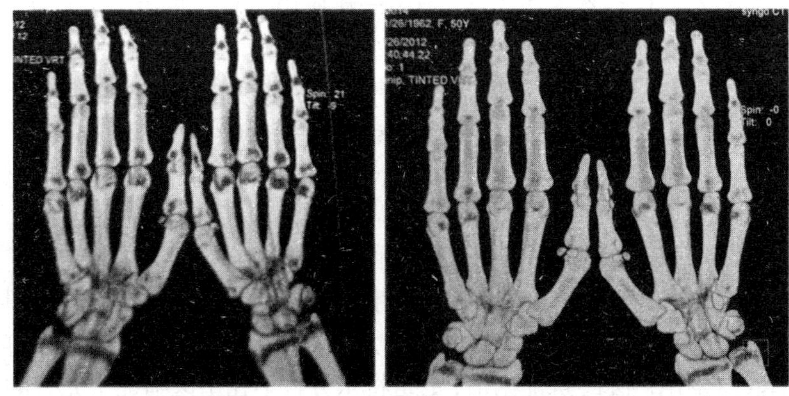

图 3-3-15 治疗前后手部尿酸盐变化（左为治疗前，右为治疗后）

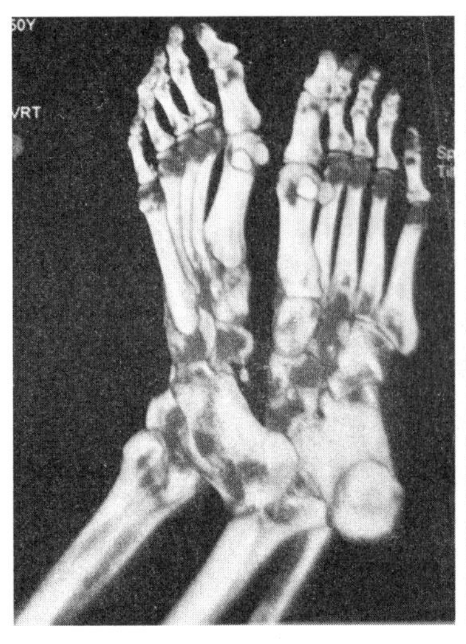

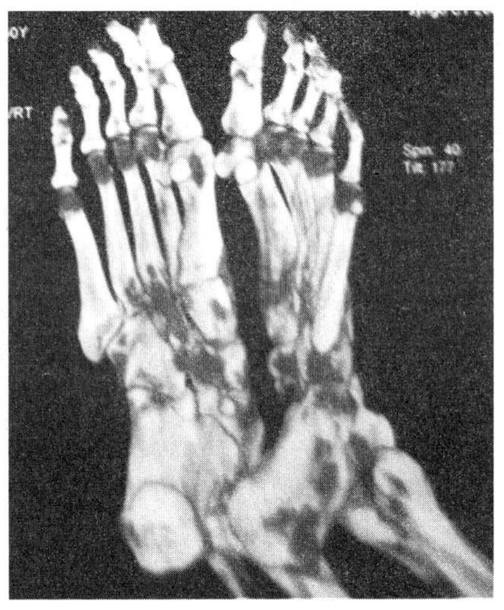

图 3-3-16 治疗前后足部尿酸盐变化(左为治疗前,右为治疗后)

九、传承体会

(一)中华文化是学好中医的基础

中医的产生的背景是东方文化,它是建筑在东方哲学基础上,它的医学基础及体系的形成与中医传统文化思想是密不可分的。儒、释、道三种思想,相互融合形成了传统文化的主流。不过,无论是道家的天人合一概念,或是儒家祸福相依、对立统一概念,及释家学说中的众生平等、慈悲为怀的思想,均折射出一个轴心——以人为本。

崔公让教授受中华文化学术影响颇深,尤其是老子、孔子的哲学思维。"人法地,地法天,天法道,道法自然。"道者,即自然变化的法则与规律,人类赖以生存的衣食住行都来源于此,中医治病所用之药均来源于大自然,生物生存最重要的物质:空气、水,更与大自然息息相关。老子的"无大于有","无中生有","弱可胜强,柔可克刚","上善若水","治大国若烹小鲜"等哲学观点,对其影响颇深。崔公让教授常教导弟子:"人不仅是自然的人,也是社会的人。"告诫弟子诊疗疾病也应遵循自然法则。儒家思想中仁者爱人,忠恕就是"仁","忠"即中心,把心放于正中,如孔子云:"己欲立而立人,己欲达而达人""己所不欲,勿施于人"。医生接触的是患者,要有仁术,需要"仁"的思想对待患者,即和谐与平衡。在医事行为中,要视病人的人;在诊疗过程中,要认真体查、对症施药、关心爱护;在理法方药施治中,应充分体现"法于自然,和于术数"。阴阳五行、辨证论治,更是将东方哲学在中医临证中充分的应用体现。

崔公让教授常告诫弟子：传统中华文化学不好，中医难以取得大成就。要求众弟子认真学习《大学》《中庸》《论语》《孟子》，达到理解并背诵。理解《老子》《庄子》《六祖坛经》《近思录》《传习录》各家学术思想，精读“五运”“六气”学说，随着传统文化知识的提升，对中医的认识和理解也随之增高，更能帮助医家建立“天人合一、以人为本”的中医思维模式。这样在以后的中医经典学习中事半功倍。比如崔老学术思想之一“色即是空，空即是色”，即源于是佛教，取自大乘空宗经典《摩诃般若波罗蜜多心经》：“色不异空，空不异色，色即是空，空即是色，受想行识，亦复如是。”这句佛经名言，包含着很深的哲学思想，与中医传统思维相印证。

（二）奠定扎实的中医功底

“圣贤所以教人之法，俱存于经”。无论哪个学科，哪个领域，只要是前贤留给我们且已经传承了千年经久不衰，至今仍为我们所用的东西都称为经典之作，中医经典也不例外。中医经典讲述的多是中医方法论，其目的是为了让后学者通过学习其思维方法，能够推而广之，用以灵活解决特殊情形下的复杂问题。《黄帝内经》《伤寒论》《金匮要略》及温病学巨著如《温热论》《湿热病篇》等，是集中医精华之大成的不朽典籍。崔公让教授经常教导弟子们“要想学好中医，提高疗效，必须系统学好中医基础理论”。长期以来，这些经典书籍一直是中医之学者必读之书和研究重点，如阴阳、五行、脏腑、经络等系统的中医理论，只有熟练掌握，才能为以后的临床实践打下牢固的基础。崔老要求弟子“勤求古训”并身体力行。

以《黄帝内经》《伤寒杂病论》为例，《黄帝内经》集中反映了秦汉以前的医学成就，确立了我国医学独特的理论，为中医学的发展起了奠基和导向作用。历代医家的著作，有不少取材或取法于《黄帝内经》，而历史上各种医学流派的形成和崛起，其学术理论也大都滥觞于《黄帝内经》。所以《黄帝内经》是医学之宗，在历史上一直是学习中医的必读教材。《伤寒论》包含着“广博的学术思想；缜密的辨析方法；精准的治疗法度；独到的思维方式；丰富的用药经验。”被历代医家广泛地推崇。崔公让教授要求弟子“勤求古训”并身体力行。理论联系临床，将学到的方法灵活而有效地应用于客观实践，充分发挥其指导作用。同时在以上经典的基础上，结合自己的专业方向，还要广泛猎取历代名著，如《千金要方》《血证论》《外科正宗》《外科全生集》《疡科心得集》《医林改错》《医学衷中参西录》等历代名著。只有勤奋好学，才能打下扎实的基本功。

（三）贵在跟师侍诊

跟师侍诊是学好中医临床技能的最佳途径。名老中医在长期的医疗实践中，通过细致入微的临证思考和反复的疗效观察，积累了丰富而宝贵的经验。如在审证上，有重视望诊而善于见微知著者，有详于脉诊而做到洞晓五脏者；

在用药上，有方小量薄讲究轻可去实者，有方大量宏推崇重剂起沉疴者。这些都是医者临证多年智慧的结晶。通过跟师临诊抄方，可以直接观察老师的临证思路与用药规律，无疑可以最直观、最便捷地体悟和掌握其临床经验与学术特点。所以，在跟师抄方过程中通过亲身观摩、口传心授、直觉领悟等途径来继承老师的中医药经验，是年轻弟子成才的捷径和必要环节。

中医讲究辨证论治，而辨证最为紧要。名老中医经过长年临证体悟，于辨证自有独到见解。跟师抄方时，应用心观察老师望、闻、问、切，细细品读，抓住辨证线索，学习辨证技巧。比如崔公让教授擅长中医外科，主张"望诊"居于四诊之首，因其具有相对较高的客观性及易于掌握的特点。《难经·六十一难》曰："望而知之谓之神，闻而知之谓之圣，问而知之谓之工，切脉而知之谓之巧。"崔公让教授要求弟子灵活运用望诊，对人体全身和局部的神、色、形、态等进行有目的地观察，结合中医五行学说，描述出病人禀赋的气质与性格，及其阴阳消长的变化，从心理到病理，深入了解患者身心健康及疾病进展状况。崔公让教授常引用经典史料"扁鹊诊齐候之色""仲景色诊王仲宣"等来告诫弟子望诊的价值及在中医诊断学中的地位。如"崔氏观手指诊痛风"检查技巧，望诊内容应包括色、形、态三个方面，在规范中均有详细的描述，但是弟子在临床应用中，一致性仍达不到百分之百。因此在跟师的过程中，应认真学习掌握老师的望诊技巧，既需要详观察、细揣摩、勤总结，更需要自身知识水平的提高与经验的积累。

名老中医的学术特点，并非皆由其亲口字字传授而来，大多是众弟子门人通过跟师抄方、医案整理等临诊工作，不断挖掘、归纳总结得出。因此，跟师临诊抄方之余，学生不仅要学习老师的四诊特色、辨证技巧和方药运用，还要学会从宏观上有意识地分析归纳各种临证资料，且不断积累，逐渐管窥老师的学术特点乃至学术思想，从更高的层次上把握其学术精髓。

跟师侍诊的过程中，除了耳濡目染，心领神会，更需做到"三到"，即眼到、手到、心到。所谓眼到，指抄方时注重观察，观察患者的疾病相关症状和体征，观察老师诊疗时的顺序和重点，观察老师临诊时的态度和风采；所谓手到，指抄方时注重行动，临诊时的切诊及查体自然是必不可少，患者的病史需详实记录，老师的言语教诲和点拨尤应着重记录；所谓心到，指抄方时注重思考，思考乃是跟师抄方以提高中医水平的关键所在，对患者的病情变化、老师的辨证施治、遣方用药等均应多疑问、反复思考，提出问题继而解决问题。

（四）勇于临床实践

"熟读王叔和，不如临证多"，在跟师侍诊的过程中，不仅要勤求古训，博采众方，更要亲自接诊、应诊。崔公让教授每天上午的门诊量约四五十人，除了痛风、脱疽、臁疮、颈肩腰腿痛等外科常见病外，还有慕名而来的慢性胃炎、冠心病、不孕不育等内科、妇科杂病。崔公让教授要求侍诊弟子跟师一段时间后，考察对诊室常见病的诊疗思路的理解吸收程度，对合格者采取放手实践的办法。具体由弟子接诊患者、进行望闻问切、书写病例，并阐述自己的辨证思路，开出诊治方药。崔公让教授在一旁督查，并对接诊中存在的问题一一指出，如望诊的内容，问诊中的语言特点、复杂辨证中的“舍脉从证”或“舍证从脉”，处方中的治则、配伍，药物加减等等，并详细指导。对于弟子中具有卓有成见的观点，则大加赞赏，并鼓励弟子尝试治疗，观察疗效。

“纸上得来终觉浅，绝知此事要躬行”。从书本得来的知识比较浅薄，只有经过亲身实践，才能变成自己的东西。通过学习名老中医的经验，总结学术特点，使自己的理论水平飞跃提高，但必须亲身实践化为己有，转为己用。崔公让教授鼓励弟子们在实践中夯实和进一步获得升华。同时推荐弟子业余时间认真学习名医医案临证实录，如《伤寒九十论》《临证医案指南》《吴鞠通医案》《医学衷中参西录》《丁甘仁医案》《蒲辅周医案》等，要求反复阅读、仔细揣摩理解和领会医案中的论述，前后对照、层层推敲病情及方药的变化，对于简略的医案更要以方测证，审症求因，在学习中总结自己的临床经验方法，启迪思路，是学好中医的一种有效捷径。

总之，继承工作要求我们充实中华文化，跟师侍诊学习前辈经验，师古不泥、善思求新、开拓进取、发扬光大！正如张锡纯曰：“吾人生古人之后，贵发古人所未发，不可以古人之才智囿我，实贵以古人之才智启我，然后医学有进步也。”

第四节 王燮荣针刀—整脊技术治疗颈源性头痛传承应用规范

一、术语和定义

1. **定义** 王燮荣教授独创关于脊柱相关疾病的“脊柱病内外平衡”理论，并应用“针刀疗法”及”王氏整脊手法”达到调节、恢复或重建颈椎内外平衡来治疗颈源性头痛的诊疗技术。

2. **针刀疗法** 是一种介于手术方法和非手术疗法之间的闭合性微创松解术，针具在形状上似针又似刀，是在古代“九针”中的镵针、锋针等基础上，结合现代医学外科用手术刀而发展形成的，是与软组织松解手术有机结合的产物，操作的特点是在治疗部位刺入深部到病变处进行轻松的切割，剥离病灶组织，以达到止痛祛病的目的。

二、学术思想阐释

头痛是临床疼痛诊疗时遇到的常见病，其病因很多，其中有一类头痛伴有颈部压痛、与颈神经受刺激有关，发生率很高，临床表现较复杂，头痛持续时间长，治疗较困难，日益引起重视。1991年Sjaastad首次提出颈源性头痛的概念后，近年来对颈神经的解剖及其末梢的中枢传入机制的研究，以及对颈椎间盘退行性变引发无菌性神经根炎的机制取得的研究进展，不断加深了对颈源性头痛发生机制的认识，并指导了临床诊断与治疗的改进。

名老中医王燮荣教授从事临床50年，1994年创立"王氏整脊手法"及"针刀—整脊—药物三联疗法"，他认为从猿进化为人的漫长过程中，人类逐步形成了适应直立行走和劳动的脊柱，它既稳定又灵活，这是大自然最合理的生命法则。王燮荣教授根据中医阴阳平衡理论和整体观念，对脊柱生理状态下的力学关系进行了深入的考察和研究，并从现代医学解剖学和生物力学的角度提出了"脊柱病内外平衡理论"（符合阴阳平衡理论）。先以微型针刀（直径0.5mm）对颈部瘢痕粘连变性的软组织进行微创松解（祛邪），再以自创之"王氏整脊手法"对偏歪错位的颈椎关节进行调整复位（扶正），恢复或重建颈椎内外平衡，解除神经，血管的压迫，使经络气血畅通。应用此新学说解释颈源性头痛及其他脊柱病的成因并将针刀微创（驱邪）与王氏整脊手法（扶正）相结合，达到治疗颈源性头痛的独特技术。

（一）独特的"脊柱内外平衡——三维七论"学说

1. 三个维度

（1）矢状面——左右平衡的电杆理论。

（2）冠状面——前后平衡的弓弦理论。

（3）横切面——高楼理论、桅杆理论、平台理论、叠罗汉理论。

2. 七论 七论在人体结构的应用

（1）头尾方向——船舵理论。

（2）骨架（软组织）——电杆理论。

（3）脊柱（骨盆）——高楼理论、桅杆理论、平台理论。

（4）脊柱曲线——弓弦理论。

（5）尾骨（脊椎）——船舵理论。

（6）脊椎整体——等腰三角形理论（叠罗汉理论）。

在人类进化过程中，从爬行进化成为直立行走，发生了巨大的变化。中医阴阳学说认为外为阳，内为阴，动为阳，静为阴。内平衡是由24块脊椎骨，24个椎间盘，1块骶骨和1块尾骨，加之前后韧带，还有大小134个大小关节，组成了骨性脊柱系统，静力系统，属阴。脊柱周围还有广泛的软组织，即肌肉，韧带，血管和神经等，维持脊柱的稳定和生理状态，把脊椎外围上下左右前后的软组织形成外平衡系统。因为它收缩可以造成脊柱的弯曲，旋转和运动，又叫动力性系统，且包裹在脊柱外面，所以属阳。只有脊柱系统和椎周软组织系统这两个系统相互协调，共同作用，才能完成正常生理功能，保持健康的生活状态。

因此，从中医阴阳平衡理论和解剖学生物力学角度把脊椎及椎周软组织力学关系具体化“三维七论学”说。人体是处于一个立体的三维度整体。

3. **左右平衡的电杆理论**　从矢状面看，将人左右的运动比喻成电线杆，周围肌肉如同电线，左右牵拉完成侧弯运动。

4. **前后平衡的弓弦理论**　人体的前屈后伸动作，从冠状面看，4 个生理曲度，颈曲朝前，胸曲朝后，腰曲朝前，骶曲和尾曲朝后，颈曲和腰曲朝前的度数加起来等于胸曲和骶尾曲朝后的度数，脊椎曲度的维持是靠周围的肌肉和韧带牵拉的。我们把每一段，比如颈椎朝前比喻为一个弓，后面的韧带，绷住形成一个弦，弓在前弦在后，胸椎是弦在前，弓在后。很多弯腰驼背的老人，因腰椎曲度过度后突，导致颈曲的加大，相应会带动胸椎的后突驼背畸形，通过治疗，纠正它相应的生理曲度，人就挺拔了，五脏六腑，四肢百骸气血畅通了，神经血管不受压迫了，即恢复了健康。

5. **高楼理论**　人体保持稳定有赖于骨盆的稳定，骨盆可以比作地基，脊柱是高楼，地基不牢固，高楼就不能很好的工作，影响到它的前面内脏系统，后面的神经血管等。

6. **桅杆理论**　骨盆和脊柱比喻成一个船体和桅杆，这是所谓骨盆不稳船体歪了，桅杆也会歪了，脊椎就失去平衡。同样，脊椎歪了也会造成骨盆不稳，即出现多种相关疾病。

7. **平台理论**　在骨盆下还有双腿，如果把骨盆比喻为平台，脊柱是平台上的钻塔，双腿即是平台的支撑柱子，钻塔的力一直通到柱子底部，力学就平衡稳定了，所以骨盆又是身体的平台。

8. **叠罗汉理论**　脊柱从头顶到骶尾部，有肌肉和骨骼组成多个三角形，颈部到胸部是个正三角，胸部到腰部是个倒三角，腰部到骶部是正三角等，人体是个圆柱形，所以三角形不是平面的，形象的比喻即为金字塔，形象表述为叠罗汉理论。

9. **船舵理论**　人体还有一个很容易被忽视的器官——尾骨，它在动物身上是用来掌握方向的，人虽然退化只剩 4 块骨头连在一起，但是它决定了我们脊椎方向，虽然小，但是歪了整个脊柱都歪了。中医对于脑系疾病，选择尾骶部的长强穴，这就是有力的证据。尾骨决定了脊椎的前后方向，不可忽视。有病例一位外伤摔坏尾骨长期疼痛，无法解决，一个当地医生好心提议手术去掉偏歪的尾骨，术后发现无法平衡行走，东倒西歪，这给了我们很多的启示，这就是船舵理论。

在“三维七论”学说构想下，王燮荣教授提出了“脊椎病内外平衡失调理论”。王燮荣教授认为，脊柱的力平衡系统由内外两个平衡系统组成，内平衡系统（骨性平衡系统，刚性平衡系统，静力性平衡系统，属阴）由椎体 - 椎间盘 - 小关节 - 前后纵韧带及胸廓与骨盆组成；外平衡系统（肌性平衡系统，柔性平衡系统，动力性平衡系统，属阳）由脊椎周围的肌肉、韧带及其他软组织构成。内外两个平衡系统刚柔相济、相辅相成、协调作用，共同承担人体自身的重量及运动产生的各种应力，维持其力学平衡，并保证相应的神经、血管、经络畅通，功能正常，使脊柱成为一个既稳定又灵活的整体。一旦上述平衡遭到破坏，就会出现颈肩腰腿痛或多种脊柱相关内脏疾病。其治疗原则为内外兼顾、刚柔相济、动静结合、筋骨并重。针刀松解与手法调整的目的就是调节、恢复或重建颈椎内外平衡。具体操作为先以微型针刀（直径 0.5mm）对颈部瘢痕粘连变性的软组织进行微创松解（祛邪），再以自创之“王氏整脊手法”对偏歪错位的颈椎关节进行调整复位（扶正），恢复或重建颈椎内外平衡，解除神经、血管的卡压，使经络气血畅通。

（二）颈源性头痛病因病理

人体正常时颈椎呈生理性前曲，点头活动自然，颈部前屈、后伸、左右侧屈均无障碍。当枕骨与寰椎之间有病变时，点头动作受限；寰枢椎有病变时，颈部旋转受限，中段颈椎病变时，多影响头前屈，此时患者多取后仰姿势；下颈椎病变时，抬头受限。依据王氏左右平衡电杆理论：人体在做侧屈运动时，脊柱即为电线杆，电线即是斜角肌、肩胛提肌等相关软组织，形成一个稳定的结构来保持侧屈体态。而长时间侧屈会使两侧肌肉张力不等，脊柱收到拉伸应力，出现侧弯。脊柱的侧弯更加加重了肌肉的负荷从而出现肌力不平衡从而引起慢性疼痛症状。在体格检查中往往可以在肌肉附着点触及到硬结、条索状结节等阳性反应点。长期伏案工作，头颈固定在前屈位，致使胸锁乳突肌、头长肌、颈长肌等颈前屈肌持续收缩而后伸肌肉被拉伸，日积月累，导致肌肉肌力减弱，韧带出现松弛、退化。按照前后平衡的弓弦理论，椎周软组织系统失衡会导致脊柱系统失衡，包括四个生理曲度改变，颈椎节段不稳及小关节错位，继而出现颈源性头痛症状。颈部旋转主要由寰枢椎完成，应用桅杆理论寰椎是船体，枢椎是桅杆，船体歪了桅杆也会歪，颈部各组肌群与韧带失去了平衡，颈椎旋转受限。同样，项部受寒，过度的前曲、后伸、旋转导致颈部肌群受损也会造成寰枢椎关节半脱位，而使该段椎动脉同寰枢椎的协调运动遭破坏，导致椎 - 基底动脉供血不足，就可能产生眩晕、头痛、恶心、视物模糊等症状。

（三）神经分型论治

第 1 颈神经在寰椎后弓上方发出第 1 颈神经后支（枕下神经），分布到头后直肌，头上下斜肌，该神经后支内含有丰富的感觉神经纤维。

第 2 颈神经从椎板间隙中出来，其后支分出内侧支、外侧支、上交通支、下交通支和头下斜肌支等。内侧支与来自第 3 颈神经的纤维共同组成枕大神经、枕小神经和耳大神经，这些神经是传导颈源性头痛的主要神经。外侧支分布到头最长肌、头夹肌和头半棘肌。在横突的结节间沟第 2 颈神经后支的上交通支与第 1 颈神经后支连接，其下交通支与向下进入第 2、3 颈椎关节突关节与第 3 颈神经后支相连接。第 1、2、3 颈神经后支借交通支相连接形成神经环（或称为颈上神经丛，或 Cruveihier 后颈神经丛）。

第 3 颈神经出椎间孔在椎动脉后方发出第 3 颈神经后支，其内侧支分布到多裂肌，外侧支分布到头最长肌、头来肌和头半棘肌。上述神经分支在靠近椎动脉经枕骨大孔进入颅腔前的成角处，容易受到卡压或损伤。触诊压迫和刺激这些神经时在头皮上可出现感觉减退、过敏或感觉缺失。

来自嗅神经、面神经、舌咽神经、迷走神经和三叉神经传入支的终末纤维与第 1~3 颈神经后根传入纤维在颈髓 1~2 后角内相交叉汇合。这些颈神经的感觉范围可向前延伸到前额部、眶下部，受卡压或炎症刺激时可出现牵涉性头部疼痛、耳鸣、眼胀以及嗅觉和味觉改变，类似鼻窦、耳部或眼部疾患的表现。

第 1、2、3 颈神经离开椎管后大部分行走在柔软的肌肉组织内，当软组织的炎症、缺血、损伤、压迫甚至不适当的按摩都会影响神经的功能，引发颈源性头痛。

临床上按照特色“触诊”可分为枕大神经痛型、枕小神经痛型、耳大神颈痛型三型。

1. 枕大神经痛型　C_2 神经后支的内侧支，出椎管后呈弧形绕过头下斜肌下缘，向上内行走，与矢状面约呈 70° 角，冠状面呈 60° 角，穿行于头半棘肌和头最长肌之间。枕大神经起始点约位于 C_2 棘突上 2.0cm，后正中线旁开 2.5cm 处，并在 C_2 棘突上方约 2.2cm，后正中线旁开约 2.0cm 处穿出肌肉，在斜方肌和胸锁乳突肌腱性止点纤维深面，紧贴项筋膜，于筋膜水平位，斜形走向外上，开始段与后正中线约呈 30° ~40° 角，邻近上项线处增至 55° ~70° 角，走行距离约 5cm，在上项线距枕外隆突约 3.5cm 处，浅出皮下，穿过由斜方肌腱性索带与枕骨形成的纤维骨性孔道，直径约 2mm。浅出皮下后，与枕动脉伴行，分成 2~5 支，支配枕部皮肤，皮支最远可解剖到冠状缝处。根据枕大神经解剖走行特点，可将枕大神经分为肌内段及筋膜内段。

临床表现：一侧或两侧后枕部或兼含项部的针刺样、刀割样或烧灼样疼痛，病情严重者不敢转头，头颈部呈强迫伸直状态。查体可见枕大神经出口处（风池穴）有压痛、枕大神经分布区（$C_{2\sim3}$）即耳顶线以下至发际处痛觉过敏或减退。

针刀治疗：眶上切迹处、枕大神经出口处（风池穴）压痛处、枕大神经分布区（$C_{2\sim3}$）定点并给予针刀松解治疗。

2. **枕小神经痛型** 枕小神经（含 $C_{2\sim3}$ 纤维）从胸锁乳突肌后缘的中点向上后行，至胸锁乳突肌止点的后缘穿过深筋膜浅层至皮下，分布于耳廓上部、枕外部的皮肤。其与枕大神经、耳大神经相互吻合。诊断枕小神经痛的关键，与其他皮神经痛相似，是要熟悉头皮的神经支配来源、行径、邻属及分布。

临床表现：疼痛部位主要在枕小神经分布区。性质为隐痛，阵发性加剧，疼痛剧烈者难以入眠。急性者仅有数日病史，慢性患者可长达数年，皆无其他眼、耳、口、鼻等处可诱发头痛的病史。头部外观正常，外耳正常，可以查见的阳性体征仅为在耳后及头皮枕小神经分布区内有刺痛过敏或减退的体征，其他体征均为阴性。

针刀治疗：胸锁乳突肌后缘沿其作引线定位，于该肌后缘上中三分之一交点，向上朝向乳突后方进针，先进入筋膜深处，沿肌纤维浅面向上，进针至上项线骨面，松解肌肉止点。再退回针头至皮下，再在同一线路上的皮下组织中进针，同时松解高应力点。

3. **耳大神经痛型** 起于第二、第三颈神经，为颈丛皮支中最大的分支。它绕过胸锁乳突肌后缘，向上前方斜跨胸锁乳突肌表面，向下颌角方向走行，然后穿过颈深筋膜，沿颈外静脉后侧并与其平行上升，分成前、中、后三个终支，分布于腮腺、嚼肌下部、耳垂、耳廓后和乳突部的皮肤。

临床表现：耳大神经被损伤后，腮腺、嚼肌下部、耳垂、耳廓后和乳突部的皮肤即有麻木感。

针刀治疗：针刀松解腮腺、嚼肌下部、耳垂、耳廓后和乳突部高应力点。

（四）中医辨证分型论治

1. **成因** 外感风邪，导致头部经脉循行受阻，气血流通不畅，不通则痛。其常见诱因有：①情绪诱因：郁闷、恼怒、忧伤、沉思、惊恐等不良的情绪会使气血在经脉循行中出现阻滞、或是激进、或是发散、或是凝结、或是乱行等不正常的运行情况，从而导致经脉的瘀阻，不通而痛；②过度劳倦：长时间疲劳导致气血运行的减弱，气血运行缓慢，不通则痛。

2. **经络循行分型**

（1）太阳头痛：以后枕部，颈项疼痛为特点，多因外感风寒或足太阳膀胱经气厥逆所致。《灵枢·经脉》亦云："膀胱足太阳之脉，……是动则病冲头痛，目似脱，项似拔，脊痛，腰似折。"足太阳之脉，起于目内眦，上额交巅，从巅入络脑，出别下项，循肩髆内，夹脊抵腰中。故风寒感受于经，或厥气上逆，则有头痛，及项部脊背部疼痛。

（2）阳明头痛：以前额、面颊及眉棱等处疼痛为特点。《灵枢·厥病》曰："厥头痛，面若肿起而烦心，取之足阳明、太阴。外感风寒侵犯阳明经脉，经气厥逆，上冲头面，则可见前额、面颊、眉棱等疼痛，经气郁滞则面肿，烦心，胸满，呼吸不利。

（3）少阳头痛：以头之两侧及耳之前后疼痛为特点。《灵枢·厥病》云："厥头痛，头痛甚，耳前后脉涌有热。"热邪壅滞少阳经脉，经气逆乱，上冲于头，故可见头痛剧烈，可伴有下颌疼痛、目锐眦疼痛。

（4）厥阴头痛：以痛在巅顶，或内连目系，常伴有情绪异常变化等特点。《灵枢·厥病》云："厥头痛，头脉痛，心悲善泣，视头动脉反盛者，刺尽去血，后调足厥阴。"故厥阴头痛常与气逆有关，肝经气逆，血随气行，郁于头部，可见头动脉充血而痛。

（5）督脉头痛：脊柱后正中是督脉循行线路，督脉若不通畅，则脊柱失稳，必然出现脊柱关节变移错动、形体歪斜不正。脊柱为督脉从肾贯脊之所，若脊柱歪斜，督脉必然运行不畅，气血瘀滞不通。脊柱关节错动歪斜、偏离正常解剖位置又是督脉不通，导致气滞血瘀、阴阳失衡的因素。

三、临床应用技术规范

（一）诊查规范

1. **临床症状**　颈源性头痛以头痛为主要症状，部位可分为枕后痛，巅顶痛，偏侧头痛，枕下痛，耳后或耳下不适感，前期为闷胀或酸痛感，逐渐出现疼痛，同时可出现颈部活动受限，颈部僵硬症状，部分还伴有头昏，眩晕，肩痛，手臂麻木，失眠，恶心，呕吐，耳鸣，听力下降，咽部异物感，视物模糊。

2. **特色体格检查**　名老中医王燮荣教授在中医传统四诊基础上增加一诊"触诊"，即"望、闻、问、切、触"五诊。触诊主要包括枕后神经组：枕下神经出口点、枕大神经出口点、枕小神经出口点、耳大神经出口点是否有压痛或条索状结节。乳突下后部，$C_{1\sim6}$ 棘突，项韧带，头夹肌，斜方肌等软组织压痛点。

摄颈椎正位、侧位及张口位 X 线片，大部分可见颈椎生理曲度反弓、侧弯等常见颈椎病表现，部分正位片可见寰枢椎半脱位（寰枢关节齿突关节偏歪）＞2mm，寰枢关节移位及旋转；侧位片可见寰枕间隙＜5mm（正常间隙≥8mm）；部分患者 X 线片未见异常改变。

3. **影像学检查**　摄颈椎正位、侧位及张口位 X 线片，大部分可见颈椎生理曲度反弓、侧弯等常见颈椎病表现，部分正位片可见寰枢椎半脱位（寰枢关节齿突关节偏歪）＞2mm，寰枢关节移位及旋转；侧位片可见寰枕间隙＜5mm

（正常间隙≥8mm）；部分患者X线片未见异常改变。

（二）诊疗设备

采用独创微型系列针刀（Ⅰ型4号、3号直径0.3mm、0.4mm、0.6mm、0.8mm）；治疗床、治疗车；消毒包、弯盘、棉球罐、镊子、碘伏、消毒棉球（棒）、消毒纱布、洞巾等。

（三）治疗操作规范

1. **体位**　针刀治疗时体位为患者俯卧于治疗床上，胸部垫一枕头使胸部稍抬高，下颌尽量靠近胸部，头自然下垂，充分显露颈枕部。

2. **定点**　枕后神经组各受压神经出口点，项韧带、头夹肌、枕后小肌群、斜方肌筋膜、斜方肌起止点、寰椎后弓、寰椎后结节处等部位触摸阳性压痛点或根据影像学资料找出相应的治疗点，并用龙胆紫做标记。根据病情需要适当配合中医辨证远端取穴：督脉头痛选取腰阳关；足厥阴肝经取太冲；足少阳胆经取阳陵泉；足太阳膀胱经取委阳，承山；足阳明胃经取足三里；手阳明大肠经取手三里、曲池等。每次取4~10个点。

3. **消毒**　医者戴手术帽，医用口罩，双手应先用肥皂水清洗干净，戴无菌手套。针刺部位应选用0.5%~1%碘伏棉球消毒在施术部位由中心向外环形擦拭。

4. **麻醉**　将2.0%利多卡因注射液3ml用0.9%氯化钠注射液稀释至20ml药液，以每点1~2ml药液分别于标记点进行局部麻醉。

5. **针刀治疗**　整个操作过程需严格遵循无菌操作原则。消毒铺巾，在定点处沿肌肉纤维方向快速进针刀，刀口线与患者身体纵轴平行，针体垂直皮肤表面缓慢探索进针，针刀到达骨面后纵向切割3~5刀，横行剥离2~3下，刀下有松动感时出刀出针，在针眼处用无菌纱块压迫1~3分钟以压迫止血，外敷创可贴包扎。横行撬剥。根据病变程度，如疤痕、挛缩等按轻、中、重程度将软组织松解，使关节曲度及错位恢复。注意刀口线与神经、血管、肌纤维走行一致，操作时手法要轻柔，不可粗暴。达到松解粘连，疏松挛缩，镇痉止痛，调节阴阳。

6. **手法整复**　采用卧位成角定点旋转复位法，根据复位部位不同采取手法不同，基本步骤为：卧位、成角、屈曲、复位，恢复及重建颈椎的力学平衡及解剖关系，纠正偏歪的棘突，使错位的椎体复位，解除对颈总静脉、颈内动脉、迷走神经及颈前交感神经节等的压迫，并调整错位的小关节，松解椎体周围挛缩的肌肉韧带，消除或改善椎体失衡状态，恢复颈椎力学平衡，改善局部软组织对血管神经的压迫及血液循环，促进颈性头痛恢复。

人员：1人即可，不需助手。

程序：手力牵引-成角调节-旋转复位。

操作：

（1）患者平卧，精神放松。

（2）手力牵引：医者立于患者头部正上位，双手颌 - 枕牵引，持续数分钟。（利用患者体重作反牵引力）使颈肌产生疲劳，以消除病理性痉挛，使其失去抵抗，以利颈椎复位。同时使颈部两侧肌肉均保持在均衡的被动拉伸状态，小关节处于闭锁稳定状态，不致因复位手法而任意移位。

（3）成角调节

1）上段（$C_{1\sim22}$）：略低头（0° ~15° ）。

2）中段（$C_{3\sim5}$）：轻度屈颈（15° ~35° ）。

3）下段（$C_{6\sim7}$）：中度屈颈（35° ~50° ）。

（4）复位手法：令患者轻轻自动侧向转头至最大限度。医者一手手掌托住枕部，拇指轻轻定位于患椎横突部（勿需用力按压或推顶）。另一手扶持下颌，双手协调调整屈颈度数，使成角落于患椎（指下会感到受力支点），再将下颌继续向一侧轻巧用力，顿挫旋转，并向后上方轻轻提拉一下，即可闻及“咔嚓”声响（拇指下可同时有关节滑动到位之感觉），复位即告成功。其余患椎可按同法逐一复位矫正。

7. 穴位选择加减　枕后神经组压痛点：

（1）枕下神经（$C_{1\sim3}$ 枕神经）即枕后部，颠顶部疼痛，近浮白、风池穴，中医督脉头痛；

（2）枕大神经（后正中线旁开 2.5cm）即侧顶部头痛，严重时可引起框上神经、滑车上神经疼痛，中医足太阳膀胱经头痛；

（3）枕小神经（枕大神经旁开 2.5cm）即偏头痛，近完骨穴，中医手足少阳经头痛；

（4）耳大神经及耳周疼痛，可伴随耳聋、耳鸣等症状，近翳风、翳明穴。

四、临床应用原则

1. 适应人群　本治疗技术适用于确诊为颈源性头痛的患者中 18~70 岁的人群。符合颈源性头痛的诊断依据、临床症状特点和体征，以及中医证候特点。课题组将对年龄、性别、病程、中医证候、患病轻重及疾病阶段进行观察分析，梳理治疗信息。

2. 适应证

（1）临床特征：国际头痛学会 2006 年头痛分类标准规定，颈源性头痛（CEH）的临床特征主要是：①单侧头痛；②疼痛首先发生于颈部，随之扩散至病变侧的额、颞及眶部；③疼痛呈钝性，常深在，无搏动性，以额颞部为重；④间歇性发作，每次持续数小时至数天，后期可持续发作；⑤颈部活动、不良的颈部姿势及按压由眶上神经、高位颈神经 $C_{1\sim3}$ 所支配的结构可诱发头痛发作；⑥颈部僵硬，主动和被动活动受限，可伴有同侧肩部及上肢痛；⑦其他相关症状和体征，如恶心、呕吐、畏光、视物模糊、流泪、畏声、眩晕等。

（2）临床诊断标准：颈枕部或 / 及肩部症状和体征：①下列情况可使头痛证状加重：颈部活动和 / 或头部维持于非常规体位时；在头痛侧的上颈或枕肩部压迫时。②颈部活动受限。③同侧的颈、肩或上肢呈非根性疼痛，或偶有上臂的根性痛症状。

3. 禁忌证

（1）患者年龄小于 18 岁或大于 70 岁者，孕妇、病情危笃、或疾病晚期者。

（2）脑源性、五官性、全身性及神经官能性、颅内肿瘤等所引起的头痛疾病。

（3）高血压病、冠心病、骨质疏松和精神异常者。

（4）合并有严重心、脑、肝、肾等器疾病者。

（5）不能坚持治疗者，无法判断疗效及资料不全者。

（6）X 线片显示有椎体、椎板融合等先天畸形，结核等患者。

4. 疗程　根据名老中医经验确认。一般每周（7 天）治疗 1 次，4 次为 1 个疗程。可连续进行 2 个疗程。每次治疗之前进行量化评估疗效。治疗后随访 3 个月。

五、特色优势

1. 名老中医王燮荣教授将颈源性头痛按神经受损害部位分型，分析颈源性头痛成因，定位准确，对症治疗，同时与中医头痛经络辨证相结合，标本兼治，疗效明显。

2. 在中医四诊“望、闻、问、切”基础上增加“触”诊，适合颈源性头痛的临床诊疗特点，具有独特的“五诊”诊疗思路。

3. 结合临床颈源性头痛特点，提出微型针刀（直径：0.3~0.5mm）的改良，从而形成系列针刀，减小手术创面的损伤。

4. 单纯针刀松解术由于未能恢复上颈段椎体的微小移位，多数患者易复发。在针刀松解的基础上，纠正关节错位，恢复脊柱力学平衡，长期效应显著。卧位成交定点旋转复位法安全性高，操作规范简便，适应相关的医疗人群。

六、注意事项

1. 注意事项

（1）临床允许伴随治疗方法：物理理疗治疗。

（2）临床不允许治疗方法：注射治疗，药物治疗，经皮射频治疗，中医治疗技术如手法推拿、牵引、针灸。

2. 可能的意外情况

（1）晕针：指在针刀治疗过程中或治疗后半小时左右，病人出现头昏、心慌、恶心、肢冷汗出、意识淡漠等症状的现象。

处理：立即停止治疗，扶患者去枕平卧，抬高双下肢，通风并给予温开水送服。症重者在上述处理的基础上，点按或针刺人中、合谷、内关穴。如若上述处理仍不能使患者苏醒，可考虑吸氧，静脉推注等其他急救措施。

（2）周围神经损伤：针刀松解过程中，突然有触电感或出现沿外周神经向末梢或逆行向上放散的一种麻木感。轻者可无其他症状，较重者可同时伴有该神经支配区内的麻木、疼痛、温度觉改变或功能障碍。

处理：应理解停止针刀操作，若患者疼痛、麻木明显，可局部先行以麻药、类固醇类药、维生素 B 族药等配伍封闭。24 小时后，给予热敷、理疗，按摩，针灸等治疗。

七、科学评价

王燮荣教授自 1991 年首先将脊柱相关病理论引入针刀治疗中，于 2000 年提出“脊柱是生命之柱，健康之柱，长寿之柱”理论，并以针刀加王氏手法相结合应用成功治疗颈性头痛、颈性眩晕、颈性类冠心病、股骨头坏死等疑难病症，就相关内容发表学术论文多篇，并专著《脊柱疾患的检查与诊断》等三部，合著多部。学习继承王燮荣教授优秀的学术思想，总结其对颈源性头痛丰富的临床经验，应用“脊柱平衡理论”及“王氏正脊手法”指导临床诊断与治疗，效果显著，形成特色鲜明、疗效满意的疾病诊疗体系，提高临床诊疗水平，提高中医内涵。在通过王教授对 5 名传承人的传授、纠正、指导，在较短时间内培养一批中青年业务专家和学术带头人。王燮荣教授将临床实践与科学研究相结合。在学习整理的基础上，论证老中医学术思想与临床经验的科学性与先进性，并在此基础上，不断创新，不断发展。利用“名老中医工作室”的社会效应，扩大影响，提高中医和学科的社会知名度。

本临床研究目前结果表明，针刀—整脊组与神经阻滞组的受试者在年龄、性别、症状、VAS 评分、阳性体征等方面，无统计学差异，两组具有可比性。针刀—整脊组治疗结束后 VAS 评分、远期积分减少率结果优于神经阻滞组，差异具有显著性。6 个月回访期间 VAS 评分、病情分级评分表明显优于神经阻滞组，差异具有统计学意义。治疗结束时两组分别进行组内比较，结果均有统计学意义（表 3-4-1、表 3-4-2）。

表 3-4-1　治疗后 VAS 评分、远期积分减少率

	Vas 评分	远期积分减少率
针刀—整脊组	2.35	62.23
神经阻滞组	3.12	41.33

表 3-4-2　6 个月回访期间 VAS 评分、病情分级评分

	Vas 评分	病情分级评分
针刀—整脊组	1.65	9.11
神经阻滞组	2.09	11.36

八、临床验案举例

验案 1

杨 ××，女，39 岁，2015 年 5 月 8 日于海军总医院门诊就诊。

主诉：头痛伴头晕加重一周，一周前劳累后出现右侧头痛，4 日后出现头晕。

现病史：患者平素长期伏案工作。一周前高强度工作后出现头痛，继发头晕，转头不能。

刻下症：头向右侧旋转时疼痛明显加重，颈部肌肉僵硬，活动范围受限，伴忽冷忽热，胸胁胀痛，口苦，舌质偏红，苔薄黄，脉弦细。触诊枕外隆突及枕小神经压痛（+）。

影像学：颈椎正位、侧位及张口位 X 线片显示有颈椎生理曲度反弓，正位片可见寰枢关节齿突关节偏歪 2mm，寰枢关节移位及旋转；侧位片可见寰枕间隙 4mm。

诊断：颈源性头痛

治疗：患者取俯卧位，胸部垫一软枕，使颈部向前弯曲 30°~40°，予患者右侧枕外隆突、枕小神经阳性反应点，$C_{4\sim5}$ 旁开 2cm 处的压痛点或条索状结节定点，风池；在定点处进行常规消毒；针刀于定点处，平行于肌纤维走行快速进针，纵行疏通切割、横行剥离 2~4 刀后出刀；术毕，于针眼处用无菌纱块压迫 1~3 分钟，敷输液贴。患者平卧，术者双手颌一枕牵引，持续数分钟。令患者轻轻自动侧向转头至最大限度。术者一手手掌托住枕部，拇指轻轻定位于患椎横突部，另一手扶持下颌，双手协调调整屈颈度数，使成角落于患椎，再将下颌继续向一侧轻巧用力，顿挫旋转，并向后上方轻轻提拉一下，闻及“咔嚓”声响，复位结束。

疗程：嘱患者每周治疗1次，共治疗2次。

复诊：2周后复查头痛症状、体征消失。3个月后电话随访，头痛无发作。

验案2

牛 ××，女，53岁，2015年4月10日就诊。

主诉：头痛6年余，加重2月

现病史：自述2月前有情绪史，随即出现剧烈头痛，休息后疼痛于颈部向头顶延及，连至额部及眼眶部。

刻下症：低头时疼痛明显加重，颈部肌肉僵硬，活动范围轻微受限，右侧手臂麻木，伴鼻塞，眼眶部胀痛，触碰不得，腰酸，无下肢放射感。舌质偏红，苔薄黄，脉弦涩。触诊C_1双侧横突，枕外隆突及枕大神经压痛(+)，肌张力高。

影像学：颈椎正位、侧位及张口位X线片，表现有颈椎生理曲度反弓，正位片可见寰枢关节齿突关节偏歪3mm，寰枢关节移位及旋转；侧位片可见寰枕间隙4mm。

诊断：颈源性头痛

治疗：患者取俯卧位，胸部垫一软枕，使颈部向前弯曲30°~40°，予患者右侧枕外隆突、枕大神经阳性反应点，C_1横突处的压痛点或条索状结节定点，大椎，委中；在定点处进行常规消毒；针刀于定点处，平行于肌纤维走行快速进针，纵行疏通切割、横行剥离2~4刀后，感觉针下松解出刀；术毕，于针眼处用无菌纱块压迫1~3分钟，敷输液贴。患者平卧，术者双手颌一枕牵引，持续数分钟。令患者轻轻自动侧向左转头至最大限度。术者一手手掌托住枕部，拇指轻轻定位于C_2横突部，另一手扶持下颌，双手协调调整屈颈度数，使成角落于患椎，再将下颌继续向一侧轻巧用力，顿挫旋转，并向后上方轻轻提拉一下，闻及“咔嚓”声响，复位结束。

疗程：嘱患者每周治疗1次，共治疗3次。

复诊：3周后复查头痛症状、体征消失。6个月后电话随访，头痛无发作。

按：中医学理论认为正气不足，卫外不固，感受风、寒、湿、热等外邪，导致患者经络闭阻，气血运行障碍，筋脉失养，肌肉发生痉挛不通而出现头痛，头昏，肌肉僵硬，上肢麻木，失眠等症状，临床治疗应以调和阴阳，疏通经络，解痉止痛为原则。针刀疗法是颇具中医特色的一种临床治疗方法，即针与刀相结合对患者进行闭合性无创伤性的一种手术治疗，以对软组织粘连、挛缩现象进行有效松解。整脊手法是中医学理论中的伤科正骨、内科推拿与现代医学脊柱解剖、影像学、生物力学经过有机结合后而形成的一套全新的临床诊疗技术。在临床查体中发现绝大多数触痛点位于枕后神经节，肌肉韧带起始点附近或肌筋膜处，表现为条索样变性或硬结，而条索样变性和硬结正是针刀所要松解的部位和层次。针刀松解涉及的肌群几乎全部位于颈肩部生物力学的张力侧，针刀闭合松解配合整脊手法是通过松解剥离变性的软组织瘢痕，刺入疼痛的病灶即紧张挛缩的部分使紧张的筋膜层得到初步松解，配合整脊微调手法，使挛缩变性的组织得到进一步松解，能部分恢复脊柱的正常生理弧度，纠正小关节紊乱使颈源性头痛得到缓解和治疗。

九、传承体会

王燮荣教授出身于名医之家，幼承庭训。20世纪60年代中期毕业于中国人民解放军第四军医大学，在海军总医院从事临床医、教、研工作50年整，学贯中西。是针刀界唯一的“国家级名老中医”“中华骨伤医学名师”“王燮荣针刀名医工作室”导师。唯一参与国内国际两个针刀医学会创会的核心元老。是“中华脊椎医学论坛”创始人，也是“中华文化研究会传统医学会”“中国人才研究会骨伤人才学会”创会元老之一。是当代针刀医学及脊柱医学的领军人物。在跟随王燮荣教授临诊过程中，深得老师亲传相授，谆谆教诲，使我们学生对老师的针刀整脊理论思维和精湛技术（艺术），有了深刻的理解。王燮荣教授不仅医术高超，而且医德高尚。正如《大医精诚》所言“凡大医治病，……先发大慈恻隐之心，誓愿普救含灵之苦。若有疾厄来求救者，不得问其贵贱贫富，长幼妍蚩，怨亲善友，华夷愚智，普同一等”。王燮荣教授常说：“患者慕名求治心切，有些不免心直口快；身处疼痛之疾，情绪不稳，难免有不快之举动。凡此需理解同情，普同一等，关切为要！”

（一）首创“脊柱病内外平衡理论”，提出独特的脊柱疾病“三维七论”学说

王燮荣教授根据中医阴阳平衡理论和整体观念，对脊椎生理状态下的力学关系进行了深入的考察和研究，并从现代解剖学和生物力学的角度提出了“脊柱病内外平衡理论”（符合阴阳平衡理论）。应用此新学说解释颈源性头痛的成因并将针刀，整脊，经络三者相辅相成合用。“脊柱内外“三维七论”学说的含义：三个维度，即脊柱的矢状面、冠状面、横切面；七论，电杆理论（骨架及软组织）、弓弦理论（脊柱曲线）、高楼理论、桅杆理论、平台理论（脊柱与骨盆）、船舵理论（尾骨）、叠罗汉理论（脊椎整体）。如此形象的比喻可直观联想到内平衡系统（由椎体—椎间盘—小关节—前后纵韧带 + 胸廓与骨盆组成）与外平衡系统（由脊椎周围的肌群及其他软组织构成）的力学特点，从而可以推断出内外两个平衡系统刚柔相济、相辅相成、协调作用，共同承担人体自身的重量及运动产生的各种应力，维持其力学平衡，并保证相应的神经、血管、经络畅通，功能正常，使脊柱成为一个既稳定又灵活的整体。而颈源性头痛即是脊柱内外平衡失稳的难治性常见病。一旦上述平衡遭到破坏，就会出现颈肩腰腿痛或多种脊柱相关内脏疾病。

王燮荣教授“脊柱病内外平衡理论”，以“三维七论”学说为立论依据，将中医的阴阳平衡理论引入脊柱相关疾病的病机及诊疗过程中，认为脊柱两侧的生物力学状态的失衡会导致各种软组织的损伤及关节的“失稳”，最终会导致各种症状和体征；认为应从脊柱内外平衡的角度进行病因病理的分析及治疗的切入点选择。深刻阐释了针刀治疗脊源性疾病的科学内涵及实践价值。

（二）针刀—整脊技术能对脊柱失稳和慢性软组织损伤进行系统治疗，达到整体治疗效果，远期疗效显著提高

各种风寒湿邪的侵袭、长期的不良姿势、不正确的用力方法等会导致脊柱内外平衡“失稳”，造成颈椎的软组织劳损及颈椎关节的紊乱。颈源性头痛与颈椎的肌肉劳损有关，特别是与寰椎、枢椎及枕骨下项线周围的肌肉的痉挛、劳损等原因导致压迫或刺激枕大神经、枕小神经、耳大神经等导致头痛。我们在临床治疗中发现枕骨上下项线之间的头夹肌、头半棘肌、头后小直肌、头后大直肌、头上斜肌等的附着点处压痛点明显，按压压痛点则会出现与患者症状类似的区域出现头痛；在寰椎和枢椎的棘突和横突上也能找到压痛点，也和颈源性头痛呈正相关关系。对于中下段（C_3 以下节段）颈椎的肌肉劳损也和颈源性头痛相关，但在临床中少见单纯中下段颈椎肌肉劳损而未见上段颈椎肌肉劳损的情况。对于软组织的劳损用针刀进行松解，对关节的紊乱，应用王燮荣教授整脊技术进行调整，将骨关节和软组织的平衡都顾全到，则颈椎的阴阳平衡将达到平衡状态，症状和体征将彻底消失，从而保证远期疗效。临床证明，经过针刀松解及整脊调治后，头痛等症状能够得到显著的改善。

通过针刀治疗，可迅速改善和解除局部软组织的粘连、挛缩、瘢痕、堵塞等病理变化，缓解局部组织的痉挛，使血管、神经等受压得以解除。王燮荣教授整脊技术采用仰卧位，最大限度地保护了颈椎的安全性，使患者能够放松颈部肌肉，保证了手法的顺利进行；针对上中下段的不同角度的颈椎屈曲，使手法目的性更强，安全性更高；轻巧的闪动力复位颈椎手法避免了暴力损伤颈椎的风险，杠杆理论既保证了手法的轻巧，又确保了疗效。证实了王燮荣教授的脊柱内外平衡学说的独创性和科学性。

单纯松解软组织而不调整颈椎的紊乱，则会导致治疗无效或症状反复；单纯整复颈椎的紊乱，而不松解软组织，则依然造成症状反复。王燮荣教授将针刀和整脊相结合，针对软组织损伤和脊柱失衡状态进行针对性的治疗，起到整体治疗效果，也达到了一加一大于二的效果。

（三）通过跟师学习掌握王燮荣教授学术思想脉络，教学相长提高师承学习效果

王燮荣教授幼承庭训，中医功底深厚，成年在军队医科大学接受系统西医教育。临床工作 50 年来，中西汇通，博采众长，躬身医术，诲人不倦。在长期的医疗实践和军旅生涯中，形成了豁达开朗又严肃认真的性格特征，待人真诚热情。在海军总医院王燮荣针刀名师工作室跟师过程中，王燮荣教授通过定期小讲座，病例讨论，一对一手法教授等形式，帮助弟子们深入学习实践。并通过整理王燮荣教授经验、感悟提炼学术思想，传承名师经验。

我们的体会是，中医知识理论及特色技术通常难于直接用语言表达，具有“手摸心会”的特点，传承人在隐喻、比喻、象征性语言表达后，通过识别、编辑、梳理等使之转变为可加以传播和利用的知识技术。例如王燮荣教授讲述颈源性头痛，通过独特的“三维七论”学说，将其归属于脊柱相关疾病范畴，同时应用“脊柱内外平衡理论”来阐述发病原理及治疗思路。因此，在临证跟师中，王燮荣教授的启发式教育，讨论式讲解非常重要。能够为总结老师的学术思路及技术特长起到重要作用。

（四）王燮荣教授的“针刀—整脊技术”是对针刀医学的进一步升华和总结，值得进行传承推广

与传统方法相比，针刀治疗更具针对性、靶点治疗、精确治疗。在中医四诊“望、闻、问、切”基础上增加“触”诊，适合颈源性头痛的临床诊疗特点，提出独特的“五诊”诊疗思路。在确定松解点时，通过严格的查体、客观的读片、听取患者的主观感受，准确定点于病变部位。其次，治疗创伤轻微。针刀经皮进入直达病所后才开始发挥刀的切开、分离、铲剥、割断等作用，治疗后遗留的针眼 2 日即可愈合。在针刀松解治疗完毕，即刻应用王燮荣教授旋转力学复位等手法，进一步使挛缩的软组织瘢痕彻底松解，脊柱小关节紊乱易于纠正。治疗结合了中医整脊手法，是秉承中医学的“筋骨并重”治疗理念的具体体现，可使疼痛缓解迅速。在针刀—整脊治疗后，病变软组织在正常生理平衡位置上易于修复，疗效巩固持久。本治疗在局麻下操作即可，易于推广，体现了中医“简便验廉”的优势。需要说明的是：针刀松解及手法复位看似简单，但对医生的要求并不简单，要求医生对人体解剖有全面立体的把握，操作治疗时，针刀的准确到位，手法的力度及合理使用等都是对操作者不可回避的考验，如果不具备一定的功底，效果不会明显，初学者不宜贸然做此治疗，必须经过严格的学习培训。

在课题实施过程中，王燮荣教授亲自指导，西医诊断与中医头痛经络辨证相结合，标本兼治，体现了中西医结合的治疗优势。还提出微型针刀的改良优势，形成系列针刀，减小手术创面的损伤。通过学习，我们对王燮荣教授针刀—整脊技术有了更深刻的认识；在原有针刀医学技术上又有了更进一步的提高，临床治疗效果显著。我们认为应对王燮荣教授的理论和技术进行大范围的推广和教学，使针刀医生更快的提高理论水平，提高临床治疗效果，更好地为广大患者服务，造福社会。

第五节　徐迪华肺系病“临界辨证”诊断方法传承应用规范

一、术语和定义

徐迪华肺系病“临界辨证”诊断技术，是在徐迪华教授“临界状态”理论的学术思想指导下，通过对疾病动态变化过程中“基础证、临界证和典型证”的特征性识别和把握，提高中医临床辨证准确性的独特方法。

“临界状态”是指中医临床诊断过程中，临床信息从具有不定的、难以定为何种证候的信息量到临床信息刚好满足能确诊为一个证为止的动态阶段。“临界状态”主要包含二层含义，即证的“前沿状态”和“临界证”，见图 3-5-1。证的“前沿状态”具有以下四个特点：①有一定的信息量，但不足以确诊为何种证；②若再出现佐证信息，证即形成；③有活泼的动态变化；④与边缘的证有交叉关系。同时，“临界证”亦具有以下四个特点：①它是某个证的最低诊断标准；②是与其他证的鉴别所在；③不具备证的全部信息；④它按自身规律演化。

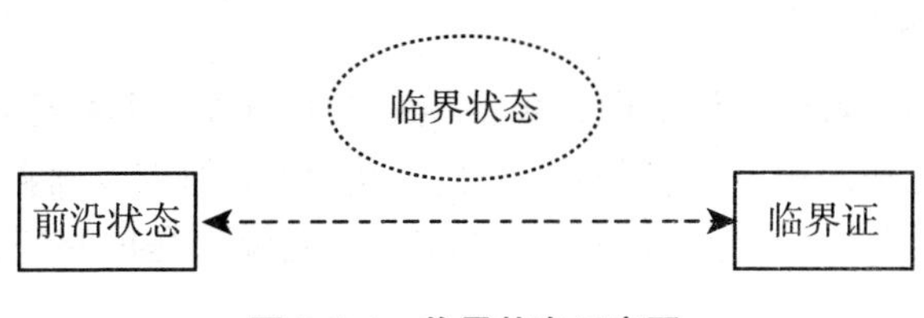

图 3-5-1　临界状态示意图

“临界辨证”是在“临界状态”理论的指导下，将疾病动态变化过程中的相关四诊信息分为“疾病的基本指标”“疾病的特征性指标”和“疾病的可现指标”，进而形成易于识别、把握和鉴别的“基础证”“临界证”和“典型证”，实现了临床辨证的“可操作性”，从而有利于提高中医临床辨证的准确性和可操作性。

二、学术思想阐述

（一）徐迪华教授“临界状态”学术思想

中医的辨证论治是一个完整体系，其思想源于《黄帝内经》，至东汉张仲景，著《伤寒杂病论》，开辨证论治之先河，创立诸多辨证方法的典范，后经历代医家不断实践和充实完善。中医传统辨证方法内容丰富，但在现代化的医疗体系中，其缺点亦有所凸显。“证”作为一个动态概念，始终处于运动发展的变化过程中，如寒证转热，表证入里，实证转虚等，反映了机体对致病因素的反应（邪正斗争）的综合和趋势，也是疾病过程中病理生理演变的连贯性和相对阶段性的动态反映。“临界”是指由某一种状态或物理量转变为另一种状态或物理量的最低转化条件；或指由一种状态或物理量转变为另一种状态或物理量。徐迪华教授认为，中医证的动态变化中，亦体现了这种“临界”的现象。

徐迪华教授自上世纪80年代开始从事中医临床辨证方法学的研究，通过临床研究，发现证具有“动态性”特点，即：中医的证，由症候群、舌、苔、脉多层次的信息组成，各个层次信息的随机组合，可以使一个证出现千万种动态变化。形成一个能够识别的证，必须有足够数量（包括质量）的信息。也就是说，临床诊疗中首先获得构成证一定量的基础信息（症状）时，这时只能作为证的“前沿状态”，因为这组症状还不能确定为某个证，却是形成某个证的最核心症状；当获得的信息刚好满足确诊为某个证候要求时，可将其视为“临界证”，因这组信息为符合最低诊断标准的证候状态。证的变化是从不明显到明显，从一个阶段到另一个阶段，临床表现时或典型，时或不典型，亦有始终不典型者，徐老先生将“前沿状态”到“临界证”这一阶段的动态变化定义为证的“临界状态”，并于1985年正式提出了证的“临界状态”的学说。

在整个疾病演变过程中，“临界状态”占的比重比较大，它是中医临床辨证施治的依据和鉴别诊断的所在。“临界状态”主要包含二层含义，即证的“前沿状态”和“临界证”。

举外感为例，若患者仅出现恶寒、发热、头疼体楚、鼻塞流涕、新近咳嗽五个信息，遇不能确定的舌、苔、脉时，可定其为外感，但难以确定其为外感风寒或外感风热。因此，上述五个信息的组合，只能说它是风寒证或风热证临界的前沿状态（如图3-5-2）。

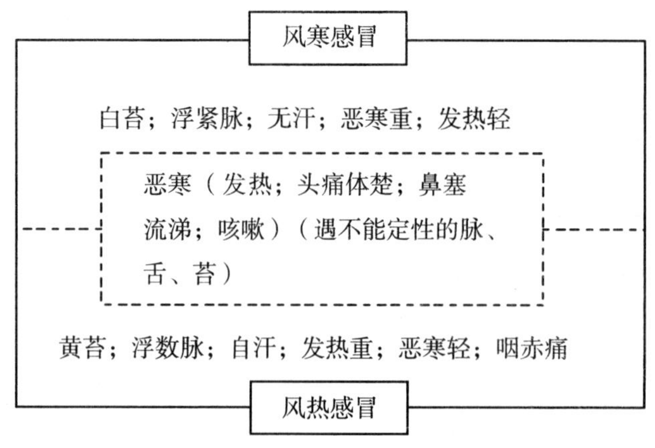

图3-5-2　一种双边关系的“临界状态”

古代许多医家在临证思维的过程中亦体现了“临界状态”的思想，如医圣张仲景在《伤寒论·少阳病》96条指出：少阳病具有“寒热往来、胸胁苦满、嘿嘿不欲饮食、心烦喜呕”四大症状，但在同篇101条指出：“伤寒中风，有柴胡证，但见一症便是，不必悉具”。后人对此有两种解释，一认为出现四症中的任何一症便可诊为少阳病；另一种解释认为：寒热往来是主症，余三症为副症，有寒热往来之主症，伴任何一个副症即可诊为少阳病。不管采用何种解释，均能说明这是仲景对少阳病“临界状态”的考虑。

（二）“临界辨证”的定义与内涵

有正确的诊断，才有正确的治疗，诊断是治疗的前提。中医的核心是正确辨证，而实施辨证有两大步骤，一是运用望闻问切的手段，搜集四诊信息，作去伪存真的处理；二是综合四诊信息运用脏腑经络、八纲辨证方法，进行归纳分析，做出正确的诊断。

徐迪华教授认为只有通过细致的辨证，方能达到审证求因和正确治疗，辨证如有偏差，药则不中，疗效自然难以满意。徐迪华教授及其弟子申春悌教授在临床工作中不断实践“临界状态”理论，并用于指导临床辨证。徐迪华教授认为，“临界辨证”的基本思路是将疾病动态变化过程中的相关四诊信息分解为“疾病的基本指标”“疾病的特征性指标”和“疾病的可现指标”，临床运用时首先抓疾病的基本指标——即“基础证”，如外感的恶寒、发热、鼻塞流涕、关节酸痛，慢性支气管炎的咳嗽、咯痰、气喘；然后再在“基础证”的基础上，根据不同的特征性指标，确定为何种证型——其中根据特征性指标的多少，又有“临界证”和“典型证”的不同。因此，“临界辨证”需要从“基础证、临界证、典型证”三个方面进行理解、认识和把握（图3-5-3）。

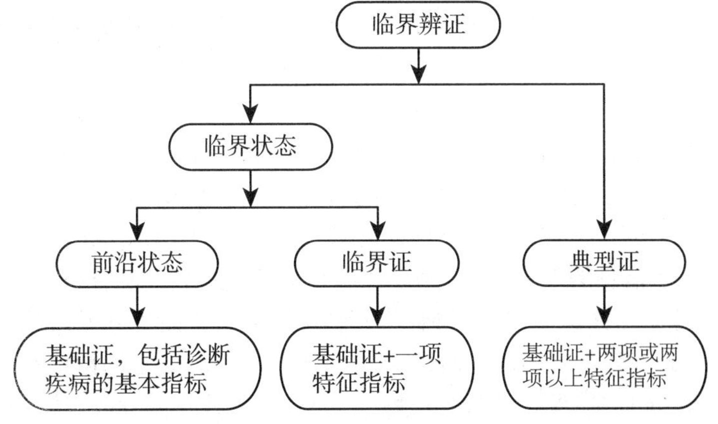

图3-5-3 临界辨证、临界状态、基础证、临界证关系示意图

1. **"前沿状态"——基础证** 证的"前沿状态"是指有一定的信息量，但不足以确诊为何种证的一组症状。这组症状信息是多个证型的重叠部分，是寓于诸多个性之中的共性，是最不易变动和构成疾病各种不同证型的关键性症状，而证候此时还处于动态变化之中，尚不足构成一个可以识别具体证型的条件，但它是构成某种疾病的最基础症状，是反映"疾病"的基本表现，我们称为"基础证"。基础证有活泼的动态变化，是不同证候所具有的共同表现，基础证若再出现特征的佐证信息，即演变为临界证。

每一病证均可有它临界的基础证，其表现形式之多少与它的信息量成正比，前沿的信息量愈多，表现的形式也愈多，信息量愈少，表现的形式也愈少。基础证多向两个方向发展，不是加剧，就是渐愈。如向加剧方向发展出现某一新的信息，它就跨入了某个临界证的范畴；如向渐愈方向发展，它的基础信息就渐渐消退。

2. **临界证** "临界证"是指具有构成证的部分典型信息量而非全部信息量，特别是它包含证的某些特征性信息（指标），可以较好地识别它并据此作出诊断和治疗。"临界证"反映了该证候的特殊表现，是与其他证的区别所在。所谓特征性指标，是指四诊信息中分级、量化大，且有特异性、病理特征明显的信息，特征指标有它自己的辨别指数，用于区别不同指标和证型。"临界证"即是在具有基础证的同时出现任何一项特征指标，则该组症状即表达为临界证（为证的最低诊断标准）。

3. **典型证** 在具有基础证的同时出现两项或两项以上特征性指标则表达为典型证。典型证含有《中医诊断学》及国标白皮书上的多数或全部重要信息，可大胆予以代表方进行施治。

需要指出的是，在徐迪华教授研究证的临界状态过程中，非常重视传统舌脉的作用，在其所著的《中医量化诊断》一书中，详细论述了舌象、脉象在"临界状态"辨证中的重要作用。在其关于临界辨证法则的论述中，强调需要根据特征性指标的信息规律，还应兼顾四诊合参，正确从舍，并提出尤其要重视脉、舌、症的从舍，如临床症状无肯定价值，而脉、舌具有特征性价值时，应当舍症从脉、舌等。

（三）基础证、临界证的确立——"病 - 证 - 型"结合辨证规范研究

关于基础证、临界证的确立，课题研究中主要采用"设计 - 衡量 - 评价"（DME）的方法对某个疾病（如慢性支气管炎）进行群体水平的研究，在收集所研究病的临床信息的基础上，引用现代统计方法进行处理和分析（如因子分析和结构方程等），并运用"临界理论"从中寻找该病的证型分类及相关诊断信息，最终形成辨证诊断规范（见图 3-5-4）。研究发现，许多四诊信息指标阳性率很高却进不了"临界状态"，如咳嗽、气喘等，通过分析，我们认为这些四诊信息是"证（型）"的共同指标，亦即"基础证"。在此基础上，采用因子分析和结构方程模型等方法，研究疾病证、型与四诊信息之间的数量关系和内在规

律，并根据各“证（型）”指标的差异，用载荷系数的大小来表示各“证（型）”与四诊信息的紧密程度，再结合中医理论确立为何种“证（型）”。

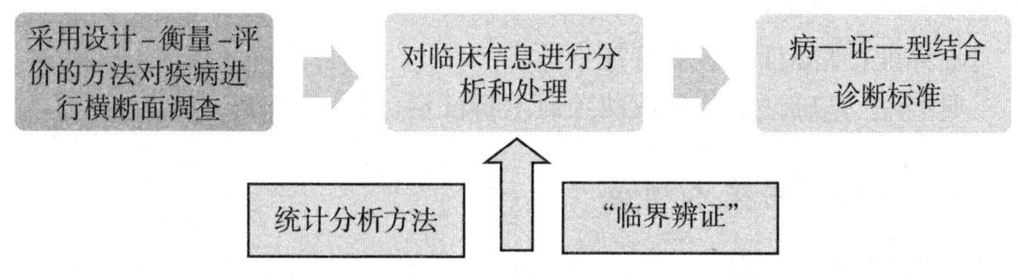

图 3-5-4　临界辨证研究思路

“基础证”是疾病发生的根本，它具有自身的基础指标，是疾病发生后出现的共有信息群，这些信息群是对于基础证的诊断最具有权重的、最不易变动的关键性症状，反映了“病”的基本表现，它决定了病中证的发生基础。

“临界证”是在基础证的基础上结合该病的特异性指标而确立，是反映某个证候并区别于其他证候的特殊表现，亦是某个证的最低诊断标准。

（四）“临界辨证”的思辨过程及运用

依据“临界辨证”方法，证（型）主要由基础信息（指标）、特征信息（或兼可见信息）构成。特征信息为辨证的必要条件，可作为证候鉴别要点。临床辨证运用时首先抓住某个疾病的基础指标——即基础证，其次依据该病的特征指标辨临界证和典型证。以慢性支气管炎为例，其“临界辨证”的思辨过程如下（见图 3-5-5）：首先看是否具有慢支的基础证——即咳嗽、咯痰、气喘，然

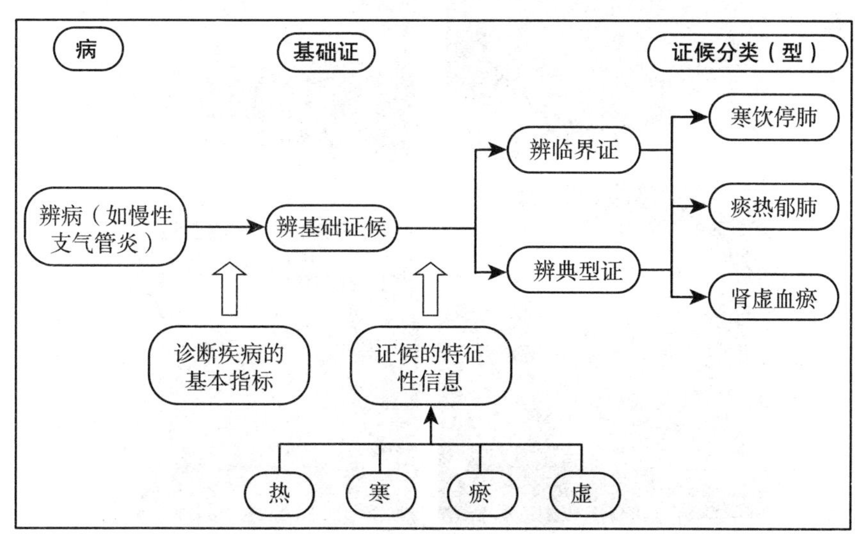

图 3-5-5　慢性支气管炎“临界辨证”示意图

后再根据不同的特征信息，如出现痰黄黏稠、口干、身热、舌红、苔黄腻等“热”象之一的症状，则表现为“痰热郁肺”的临界证；若同时出现多个上述症状，则为典型的“痰热郁肺”。

临界证：基础证 + 一项特征指标
典型证：基础证 + 两项或两项以上特征指标

三、临床应用技术规范

（一）技术操作规范

1. **设备要求**　诊疗室一间，要求房间内自然光源充足、环境安静，具备办公桌、脉诊包等。

2. **辨证流程及要求**　患者静坐休息5分钟，询问并记录患者临床症状；

检查时患者面向自然光源，端坐姿态，检查者与患者相距40cm左右，询问患者临床表现；

舌诊检查：检查者从正前方观察患者舌体、舌苔，要求患者伸舌两次，每次4~5秒钟（舌诊辨证规范参见徐老《中医量化诊断》一书），见图3-5-6；

脉诊检查：要求每人诊脉时间不少于1分钟。

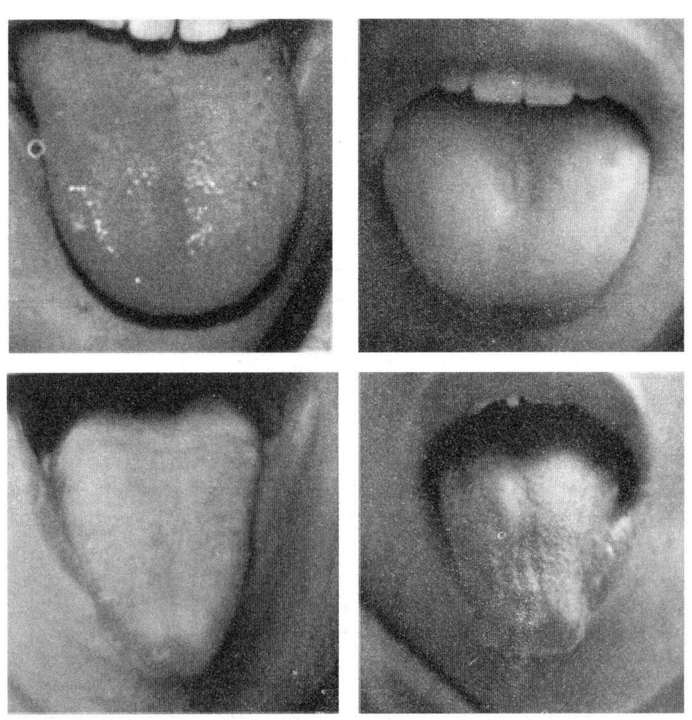

图3-5-6　舌诊检查示意图

(二)"临界辨证"诊断方法传承规范——以慢性支气管炎作为示范研究

寒饮停肺证

【正名】寒饮停肺证

【异名】寒饮伏肺证、寒饮束肺证、寒饮相搏证、寒喘证、冷哮

【证候概念】本证由外感风寒，痰饮内停所致。寒饮停肺，肺失宣肃，遂致出现咳嗽气喘，咯稀薄痰，形寒肢冷，或喉间痰鸣等为主要表现的病证。现代医学之支气管哮喘、慢性支气管炎急性发作等病，可见本证表现。

【临床表现】基本信息：咳嗽、咯痰、气喘。特征信息：形寒肢冷，渴喜热饮，汗少或无汗，或见恶寒发热，舌多淡胖，苔薄白或滑，脉沉弦或沉紧。

【诊断要点】

1. 本证一般有上述诸病因可寻；
2. 本证应具咳嗽气喘，咯稀薄痰，形寒肢冷，或喉间痰鸣等为主要表现。

【临界诊断与鉴别诊断】

1. 本证与热饮阻肺证的临界与鉴别见表 3-5-1：

表 3-5-1　寒饮停肺证与热饮阻肺证鉴别表

证名	基本信息*	特征信息**
寒饮停肺证	咳嗽 咯痰	形寒肢冷，咯痰稀薄，汗少或无汗，舌淡胖，苔白滑，脉沉弦或沉紧
热饮阻肺证	气喘	发热、口渴，面红汗出，或有黄痰，咽赤，舌红，苔黄滑，脉弦数

2. 本证与热饮阻肺证的临界与鉴别见图 3-5-7：

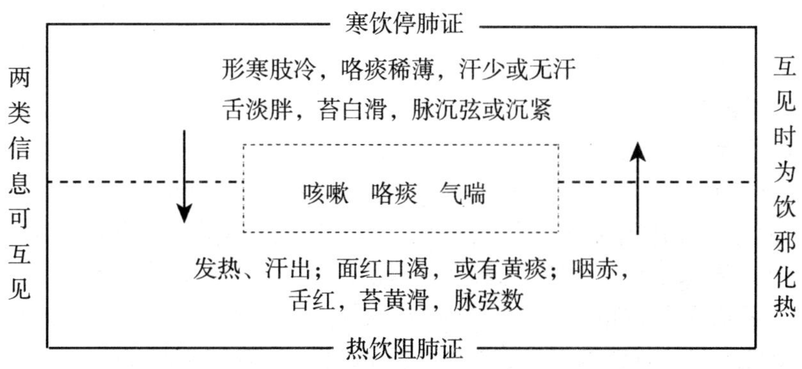

图 3-5-7　寒饮停肺证与热饮阻肺证的临界与鉴别

3. 本证与饮停胸胁证的临界与鉴别见表 3-5-2：

表 3-5-2　寒饮停肺证与饮停胸胁证鉴别表

证名	基本信息*	特征信息**
寒饮停肺证	咳嗽 咯痰 胸闷 气喘	形寒肢冷，咯痰稀薄，喉间哮鸣，舌淡胖，苔白滑，脉沉紧或弦
饮停胸胁证		胸胁疼痛，咳唾痛甚，甚则呼吸困难，难以平卧，或心悸，舌苔白滑，脉弦

4. 本证与饮停胸胁证的临界与鉴别见图 3-5-8：

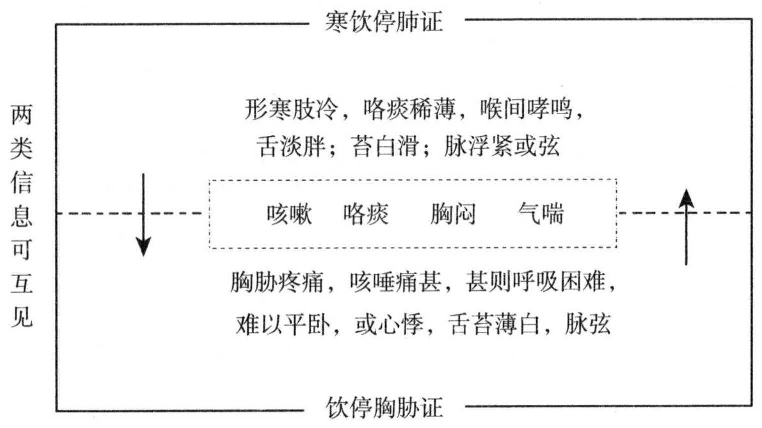

图 3-5-8　寒饮停肺证与饮停胸胁证的临界与鉴别

【动态治疗】

1. **治则**　实则泻之。

2. **治法**　温肺化饮。

3. **基础方**　小青龙汤。

4. **药物**　麻黄、桂枝、芍药、细辛、干姜、半夏、五味子。（麻黄、桂枝相须为君，麻黄宣发肺气而平喘咳，桂枝化气行水以利里饮之化。干姜、细辛温肺化饮，佐以五味子敛肺止咳，芍药和养营血，半夏燥湿化痰，和胃降逆）

5. **孟河医派常用方药**　《素问·咳论》云："其寒饮入胃，从肺脉上至于肺。"《灵枢·邪气脏腑病形》云："形寒寒饮则伤肺，以其两寒相感，中外皆伤，故气逆上行。"

（1）费氏（费伯雄）：寒湿之邪，非温不解，桂枝合六安煎加减。（西桂枝三钱、中朴（姜炒）一钱、制半夏一钱半、白芍（酒炒）一钱半、当归二钱、茯苓三钱、炙甘草四分、炙紫菀一钱半、沉香三分、苏子二钱、旋覆花一钱半、浮水石三钱、生姜一片、大枣一枚）

（2）丁氏（丁甘仁）：新寒引动伏痰，渍之于肺，咳嗽气急又发，形寒怯冷，苔薄腻，脉弦滑。仿金匮饮之病，宜以温药和之。（川桂枝八分、云茯苓三钱、生白术五钱、清炙甘草五分、姜半夏二钱、橘红一钱、光杏仁三钱、炙远志一钱、炙白苏子五钱、旋覆花五钱、莱菔子二钱、鹅管石一钱）

痰热郁肺证

【正名】痰热郁肺证

【异名】痰热蕴（壅）肺证、痰热咳嗽证

【证候概念】本证有外邪犯肺，郁而化热，炼液成痰；或宿痰郁肺，内郁日久化热所致。痰热壅阻于肺，肺失清肃，遂致出现以咳嗽气喘，吐痰黄稠，胸闷，身热口渴等为主要表现的病证。现代医学之肺炎、慢性支气管炎、支气管扩张、肺脓肿等病，可见本证表现。

【临床表现】基本信息：咳嗽，气喘，咳痰。特征信息：痰黄黏稠，胸痛，身热烦躁，面赤，有汗，渴喜冷饮，舌红，苔黄腻，脉弦滑数，大便秘结。

【诊断要点】

1. 本证一般有上述病因可寻；

2. 本证应咳嗽气喘，咳痰量多，痰黄黏稠，胸闷，身热烦躁，面赤，有汗，渴喜冷饮，舌红，苔黄腻，脉弦滑数等症状。

【临界诊断与鉴别诊断】

1. 本证与痰浊阻肺证的临界与鉴别见痰浊阻肺证。

2. 本证与寒痰阻肺证的临界与鉴别见寒痰阻肺证。

3. 本证与热饮阻肺证的临界与鉴别见表 3-5-3：

表 3-5-3 痰热郁肺证与热饮阻肺证鉴别表

证名	基本信息*	特征信息**
痰热郁肺证	身热口渴 胸闷 咳嗽 气喘	咳嗽咯痰，痰黄黏稠量多，舌红，苔黄腻，脉滑数
热饮阻肺证		哮鸣有声，或有黄痰，舌红，苔黄腻，脉滑数

4. 本证与热饮阻肺证的临界与鉴别见图 3-5-9：

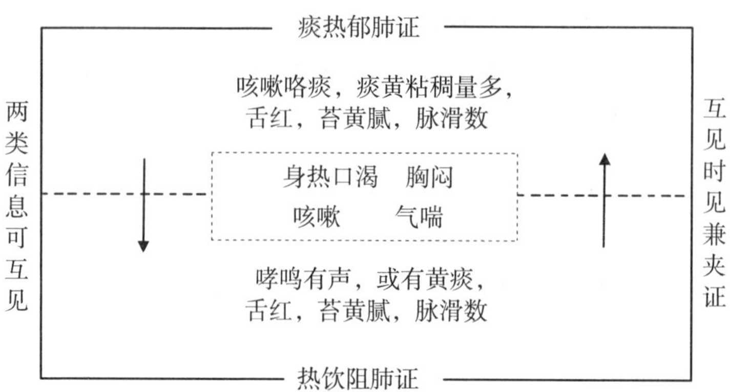

图 3-5-9　痰热郁肺证与热饮阻肺证的临界与鉴别

【动态治疗】

1. **治则**　实则泻之。

2. **治法**　清热化痰、止咳平喘。

3. **基础方**　清气化痰丸。

4. **药物**　半夏、胆南星、陈皮、枳实、杏仁、瓜蒌仁、黄芩、茯苓、姜汁。（黄芩清泻肺中实火，陈皮、枳实理气降逆，调畅气机，佐以瓜蒌仁清热化痰；半夏、茯苓、胆南星燥湿化痰；苦杏仁宣中有痰，化痰止咳）

5. **孟河医派常用方药**

（1）定喘汤，治肺虚感寒，气逆膈热，而作哮喘。（白果、麻黄、半夏、款冬花、桑白皮、苏子、杏仁、黄芩、甘草）。

（2）咳嗽哮喘，喉际痰声漉漉，口渴引饮，饮食步进，夜难平卧，脉来滑数，此痰火蕴结，肺失清肃，治宜清火涤痰。（川贝母、瓜蒌、光杏仁、川石斛、冬瓜子、梨、荸荠、鲜竹沥）。

肾虚血瘀证

【正名】肾虚血瘀证

【证候概念】本证由慢性咳喘反复发作，迁延不愈，耗伤肺气，年久及肾，肾气亏虚，气虚推血无力，血行滞缓成瘀所致。肾虚痰瘀，肺失宣肃，遂致出现以咳嗽、咳痰、气喘，气短，神疲乏力，胸闷，腰膝酸软，唇甲青紫等为主要表现的病证，现代医学之慢性阻塞性肺疾病等可见本证表现。

【临床表现】基本信息：咳嗽，咳痰，气喘。特征信息：胸闷气短，神疲乏力，少气懒言，精神萎靡，腰膝酸软，耳鸣，唇甲青紫，舌紫暗，苔腻，脉数。

【诊断要点】

1. 本证一般有上述诸病因可寻。

2. 本证应具咳嗽、咳痰、气喘，少气懒言，精神萎靡，腰膝酸软，耳鸣，唇甲青紫，舌紫暗等症状。

3. 多具有面唇发绀，颈静脉怒张等特点。

【临界状态与鉴别诊断】

1. 本证与肾不纳气证的临界与鉴别见表3-5-4：

表3-5-4　肾虚血瘀证与肾不纳气证鉴别表

证名	基本信息*	特征信息**
肾虚血瘀证	咳嗽无力 气短 少气懒言 神疲乏力 腰膝酸软	胸闷，唇甲青紫，舌紫暗，脉数
肾不纳气证		呼多吸少，气不得续，动则喘甚，小便清长，舌淡苔白或润，脉微细或沉弱

2. 本证与肾不纳气证的临界与鉴别见图3-5-10：

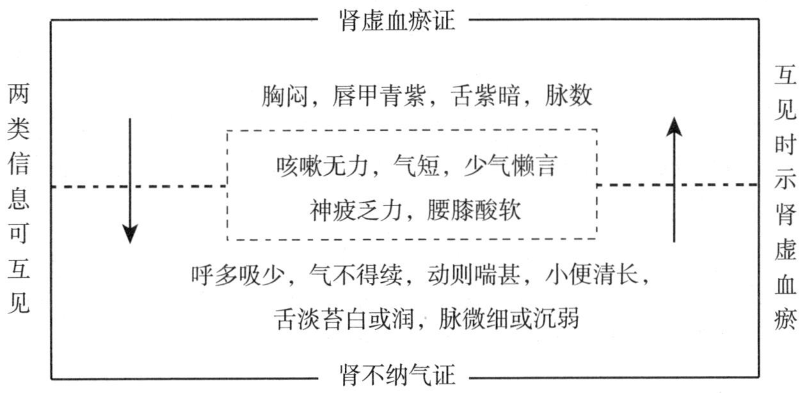

图3-5-10　肾虚血瘀证与肾不纳气证的临界与鉴别

【动态治疗】

1. **治则**　标本兼治，补虚泻实。

2. **治法**　补肾化瘀，化痰镇咳。

3. **基础方**　徐教授自拟芎蒌汤。

4. **药物**　川芎、丹参、桃仁、麻黄、苦杏仁、桑白皮、瓜蒌皮、海浮石、紫菀、款冬花、紫石英、陈皮、炙甘草。

方解：川芎、瓜蒌皮共为君药，活血行气；瓜蒌皮清泻肺热，祛痰平喘；桑白皮、紫菀、款冬花、苦杏仁四药为臣，助君药共奏润肺下气，化痰止咳之功。

丹参、红花辅川芎活血化瘀，炙麻黄开宣肺气以平喘，海浮石清化痰热，陈皮行气健脾，燥湿化痰，甘草益气和中。此方宣降并用，活血理气化痰并施。

组方加减：

（1）气喘明显者，基础方加用桑白皮、葶苈子泻肺平喘；

（2）痰稀量多者，基础方加用茯苓、泽泻以逐其饮。

四、临床应用要点

目前该诊断技术规范主要用于肺系病证的辨证诊断，临床其他系统疾病当不适用，但其研究方法可供其他疾病的辨证进行参考。

五、特色优势

1. **理论内涵丰富**　在“临界理论”指导下，对“基础证、临界证、典型证”进行了阐述，形成了徐迪华肺系病“临界辨证”的诊断方法，深化了对肺系病动态辨证诊断的认识；提高了肺系病临床辨证的准确性；

2. “临界辨证”方法的特点在于把握了证的最低诊断标准，有利于早期诊断，早期治疗；且该诊断方法易于掌握。

六、注意事项

1. 严格把握基础证、临界证及典型证的指标组成，动态辨证分析。

2. 诊室自然光源充足，环境安静；充分与患者沟通，在患者心理较放松的状态下接受检查。

3. 舌诊和脉诊需严格按照操作技术要求。

4. 意外情况　本诊断技术可操作性较强，对患者无创伤；通过在我院和兄弟医院的推广应用，目前均未发现意外情况。

七、科学评价

在徐迪华教授多年临床应用总结及其传人申春悌教授的深入研究下，肺系病“临界辨证”诊断方法有助于把握临床辨证的动态变化，提高临床辨证的准确性。

徐迪华肺系病“临界辨证”诊断方法有一定的创新性，并具有较强的科学性。该方法提出：证型主要由“基础指标 + 特征指标 + 可现指标”构成。基本指标是疾病的主要症状，构成基础证；特征指标是辨证的必要条件，可作为证型的鉴别要点；可现指标非必需，为临床证型可能出现的症状，有时提示证候的转化方向。该诊断方法细化了辨证过程，提高辨证的准确率，临床实用性强，易于临床医生的掌握和使用。通过辨基础证，可在模糊的证候中提炼出其核心所在。以慢性支气管炎为例，咳嗽、咳痰、气喘为基础证，当出现痰黄黏稠这一特征指标时，我们即可诊断为痰热郁肺的临界证，这即为痰热郁肺证的最低诊断，此时可给予相应治疗。“临界辨证”诊断方法，提出了一种全新的辨证思路和诊断模式，它丰富了中医辨证论治体系，弥补辨证论治在证动态性研究中的不足，有助于临床医生预判疾病的走向。

八、临床验案举例

验案1

刘某，男，59岁，2007年1月9日初诊。

主诉：咳嗽反复6年，再发1个月余。

现病史：患者6年前开始出现咳嗽、咳痰，晨起明显，初起未予特别重视。此后每于冬春季节变化或受凉感冒后上述症状反复发作，多次于社区医院治疗，考虑“慢性支气管炎”。一月前患者咳嗽加重，社区治疗后症状未见明显缓解，今来门诊求治。

刻下见：咳嗽，咯白痰，活动后感气喘，畏寒，神疲乏力，纳食不香，二便调。无发热，无咯血，无胸痛，无进行性呼吸困难，无头痛及无肢体活动障碍。舌淡，苔白腻，脉滑。

既往史：平素易感冒；长期吸烟史，无药物过敏史。

查体：桶状胸，双肺呼吸音略低，两下肺少量湿啰音，可闻及散在干啰音。心率89次/分，心律齐，双下肢不肿。指脉氧96%（不吸氧）。

理化检查：血常规：WBC 10.92×10^9/L，N%74%，Hb 121.3g/L，RBC 4.19×10^{12}/L，PLT 198×10^9/L；胸部CT示慢支、肺气肿，右肺中叶炎症。

徐迪华教授临界辨证思路：患者表现为咳嗽，白痰，气喘三个基本信息，临床尚不能确定为何种证型，它可以向寒、热等多个方向变化；结合其畏寒，舌淡、苔白腻、脉滑的“寒”性特征信息表现，临床诊断为“寒饮停肺证”。

病机分析：患者病久反复，咳嗽、气喘、白痰，为肺气亏虚，痰饮内停表现；纳食不香，苔白腻，为脾失健运，痰湿不化之征。

治疗原则：蠲化痰湿，温补肺脾。

处方：麻黄汤及三子养亲汤加减。

麻黄6g　炒白术芍各15g　白芥子10g　细辛5g　制半夏12g
葶苈子（包煎）15g　黄芪20g　川贝末5g（分二次冲服）　茯苓25g
防风10g　紫苏子20g　陈皮10g　炙甘草8g　生姜三片

7剂。水煎服，日一剂。

验案 2

礼某，男，62 岁，2006 年 4 月 6 日初诊。

主诉：咳嗽咯痰反复 3 年，再发 2 个月余。

现病史：患者近 3 年来反复出现感冒后咳嗽咯痰，迁延数月难愈；二月前受凉后咳嗽又作，门诊予抗生素输液未见明显缓解，现咳嗽频作，咯吐黄脓痰，痰出不爽，伴见活动后气短，胸闷，喉间有痰鸣音，面红，舌质红，苔黄腻，脉弦滑。

既往史：有高血压病史，长期吸烟史，无药物过敏史。

查体：两肺可闻及较多干啰音。

理化检查：全胸片示肺纹理增多紊乱，右下肺少许片状影。

徐老临界辨证思路：患者表现为咳嗽、咯痰、气短基本信息，此时不能定性为何种证型，进一步见其咯黄脓痰，面红，舌质红，苔黄腻的“热”性特征信息表现，临床诊断为“痰热郁肺证”。

病机分析：患者开始外感风寒，后郁而化热，肺气失宣，导致气道阵咳；痰热阻肺，气机不畅，则胸闷气短；面红、舌红及痰黄系内有郁热之象。

治疗原则：宣肃化痰，从肺脾治之。

处方：

净麻黄 8g	炒白术 15g	鱼腥草 36g	苏梗子[各] 20g	制半夏 12g
金银花 30g	防风 10g	黄芩 20g	茯苓 15g	细辛 5g
陈皮 10g	生甘草 8g	炙紫菀 20g	白芥子 10g	

6 剂。水煎服，日一剂。

验案 3

李某，男，21 岁，2012 年 1 月 21 日初诊。

主诉：咳嗽咯痰 1 周。

现病史：时值四九，受冻冒寒，风寒犯肺，肺失宣肃，鼻塞流涕、形寒肢冷，肢体酸楚，胸闷气逆，喉间作痒，时时作咳，有稀薄痰涕，咯吐不爽，舌苔白滑，脉浮带紧。

既往史：无吸烟史，无药物过敏史。

查体：双肺呼吸音粗，两肺未及干、湿啰音。心率 90 次 / 分，心律齐，双下肢不肿。

理化检查：血常规：WBC 6.5×10^9/L，N% 68.7%，Hb128g/L，PLT 213×10^9/L；全胸片示两肺纹理增多。

徐老临界辨证思路：患者表现为恶寒、肢体酸楚基本信息，临床不能确定为何种证型，可以见于风寒、风热及风湿证候中；进一步见其鼻塞流涕，咯稀薄痰，舌苔白、脉浮的“表寒”特征信息表现，临床诊断为“风寒表实证”。

病机分析：系外感风寒，肺失宣肃，出现鼻塞流涕、胸闷、咳嗽咯痰表现；痰白，为寒饮之征，卫表不和，表现为畏寒、肢体酸楚。

治疗原则：疏散风寒，宣肃肺气。

处方：

净麻黄 8g　桔梗 8g　炙紫菀 15g　川桂枝 10g　炒枳壳 10g
陈皮 10g　光杏仁 10g　厚朴 15g　炙甘草 8g　苏梗子(各)20g
制半夏 10g　羌防风(各)10g　生姜 3 片

3 剂。水煎服，日一剂。

药后啜温粥汤一碗，温覆一小时。

九、传承体会

中医学术思想是医者多年临床实践的高度提炼和总结，既有前人智慧，又有原创性发展，是中医药的宝贵财富。继承名老中医学术思想，是提高当前中医临床水平的重要途径之一。

(一)传承什么

任何传承，首先要明确内涵。名老中医学术思想传承工作主要通过学习，发现其学术思想中“最原汁原味的东西”，找到最核心部分。我们认为传承内容可以概括为“学”“术”两方面。“学”属理论层面，不是单纯的临床经验，但源于临床诊治经验和体会，是对概念、原理、法则等高度抽象概括和理性提升，具有普遍理论指导意义。“术”属经验层面，指老中医行之有效的临床经验、技术手法等，这些在书本上很难学到，是多年临床心得体会，一般通过口传心授，手把手教学。传承者要立足于这两大方面，做好名老中医的传承研究工作。徐迪华教授“临界理论”即是对中医临床辨证的系统整理和提升，提高了临床辨证的准确性。

(二)如何传承

1. 传承文化　注重经典　中医药植根于传统文化，传统文化是中医药发源的土壤，其理论基础、思维方式与传统文化联系密切，如气血、阴阳、五行等。解决中医药继承和发展问题，须重视传统文化。传承名老中医学术思想，要重视中医药文化学习，多读经典，了解各家学说，拓宽思路。思路越宽，方法越多。

2. 重视师承　提高技能　传统师承是古代中医药传承的主要途径，以临证实践为主要形式，结合理论传授，充分发挥辨证论治诊疗特色，在当前学术传承中仍应继续保持和完善。通过师承学习，可以对名老中医知识和理论体系进行系统梳理，学习其学术思想来源，学术思想形成期间演变过程等。

师承学习为后学者提供了一条“独特”的学习之路。名老中医有自身的成才之路，有多年的临床经验和心得体会，有成功也有失败，通过师承学习与交流，能较好地传承那些用文字不易充分表达的经验、技巧等，总结经验，少走弯路、较快地借鉴前人的理论，提高自身学术水平。

学术传承不能停留在理论评价阶段，需要继承人在临床实践中揣摩、提高。徐迪华提出“临界状态”理论，认为证是一个复杂的动态变化过程，形成一个能够识别的证，必须有足够数量、质量的信息。当诊疗中首先获得构成证的一定量的基础信息（症状）时，只能作为证的“前沿状态”，因为这组症状还不能确定为某个证，但却是形成某个证的最核心症状；当获得的信息刚好满足确诊为某个证候要求时，将其定为临界证，这组信息是符合最低诊断标准的证候状态。从“前沿状态”到“临界证”这一阶段的动态变化定义为证候的“临界状态”。了解“临界状态”理论，有助于临床掌握证的动向，作出早期诊断和治疗，并为某些信息量少、表现不典型的疑难症提供诊断线索和试探治疗。这些思维模式是老中医基于多年临床经验和理论知识形成的独特思维模式，在师承学习过程中，反复强化、训练，对临床工作起到了较好的指导作用。

3. **引入先进科学技术　提高传承效率**　学术思想传承受继承人个人能力、科研素质、跟师学习时间等诸多因素影响，难以有效复制、推广。现代科学技术的发展为名老中医经验传承提供了方法，特别是数据挖掘技术为临床复杂数据分析和规律探索提供了重要支持。当前常用的数据挖掘技术包括关联规则、贝叶斯网络、神经网络、决策树、复杂系统熵方法等，为学术思想传承研究开拓了思路。课题组在既往的研究工作中，采用潜在变量模型、等级反应模型、潜在类别模型等研究方法，对中医证候分类进行了研究，并采用结构方程模型对多个西医疾病进行了同病异证的研究，取得了一定的成果。学术思想传承要密切结合现代科学，进一步拓展传承研究的手段，提高传承效率和成果。

4. **临界辨证研究传承体会**

（1）优化课题方案设计，提高研究质量：高质量的研究结果，离不开合理而严格的课题方案设计。本课题从设计、实施、数据收集处理到推论的各个环节，均进行了相应的质量控制，以减少各种偏倚对结果的影响，保证结论的可靠性。在此基础上，研究设立两名不同资历的医生使用“临界辨证”方法对同一病人进行辨证（采用盲法研究的思路，以确保研究的可靠性），研究结果仍具有较高的一致性，可见“临界辨证”方法具有较好的临床可操作性和适应性，对于不同医生，甚至是不同年龄、不同临床经验的医生，都能很方便地掌握使用；有利于提高年轻医生的中医辨证诊断水平，减少辨证误诊率，提高临床疗效。

（2）充分理解名老中医的思辨内涵，提高辨证的理论水平和准确性：中医的证候是具有“内实外虚”的特点。所谓“内实”是指最能反映该病机的关键内容，是群体在某一特定病变过程中所具有的共性规律；而“外虚”是个性化症状信息的集合。证候的“内实外虚”使其表现出混沌的特点，其个性化的症状信息难以完全囊括和确定，更难以精确和统一化，从而使证候的结构趋于模糊和不确定的情形。证是一个动态概念，疾病自身的变化影响病情的进退，使证候的部位、性质、状态等时刻运动着、变化着，显示出发展的连续性和相对的阶段性。因此临床辨证得到的，往往不是非常典型的、具备所有信息的证型，而是处于变化过程中的不典型证，是证型发展的某个阶段。因此临床证候具有模糊性、不典型性和相兼性。当前的辨证方法没有体现证候的动态变化的特性，不能反映实际临床辨证过程中的复杂局面。因此，在这样一个背景下，提出“临界辨证”显得尤为重要。

“临界辨证”的主要内容为基础证、临界证和典型证。基础证是构成某种证的最基础部分，它是多个证中“型”的重叠处，诸多个性之中的共性。在“临界辨证”体系中，基础证是“内实”的体现。通过辨基础证，可区分证候的“内实”和“外虚”，在模糊的证候中出提炼出其核心所在，从而简化辨证过程。临界证是在基础证的基础上同时存在一个特征指标，是一个不典型证，是证候的一个过渡状态。临界证的提出，是对临床不典型证的最好描述。典型证是在基础证的基础上同时存在两个或两个以上的特征指标。从这样一个角度去理解徐迪华教授“临界辨证”的思辨特点，有助于我们较为准确地把握证候的动态变化过程，提高我们临床辨证的准确性。通过对慢性支气管炎“临界辨证”方法进行的规范研究，我们将“临界辨证”方法具体化、规范化，并为其他疾病“临界辨证”方法的建立提供了示范。

第四章

特色有效方药篇

第一节　薛伯寿宣透解毒饮治疗外感热病传承应用规范

薛伯寿教授为著名中医学家蒲辅周入室弟子，精于内、妇、儿科，尤以擅治各类热病而著称，为中国中医科学院杰出临床家之一，首都国医名师，中央保健会诊专家，博士生导师，全国老中医药专家学术经验继承工作指导老师，全国著名中医药专家学术经验传承博士后合作导师等。

名老中医薛伯寿创制的宣透解毒饮，有其深刻内涵，是“十二五”国家科技支撑计划课题“名老中医特色有效方药传承研究”（编号：2013BAI13B04）遴选的有效方药之一，亦属于中国中医科学院广安门医院新药基金在研项目。

一、术语和定义

“宣透解毒饮”是薛伯寿教授继承蒲辅周先生学术医疗经验，并结合自身50余年临床实践，取有效数方相辅相成，发挥更大作用，能明显提高疗效。此方基于外感热病必须融会贯通“伤寒”“温病”“温疫”学说的理论，以宣透达邪、升清降浊为法，临床应用于上呼吸道感染、流行性感冒、化脓性扁桃体炎、急性咽炎等属温邪上受而有表里郁闭，且里热较重者疗效甚好；更可用于温疫初起，邪在卫气热毒偏盛者。

二、学术思想阐释

（一）诊治外感热病为提高中医学术及医疗水平的关键

外感病是感受六淫外邪而发病，温热、疫疠具有发病急，变化多而快的特点。由于外感病过程中最主要的病理变化是邪正相争，正气奋起抗邪则发热，所以外感病证大多有不同类型的发热，因此又将外感病称为外感热病，但临床亦有因正气虚衰，无力抗邪而发热不明显、或不发热者。正如《伤寒论》所云：“病有发热恶寒者，发于阳也；无热恶寒者，发于阴也。”

张仲景“感往昔之沦丧，伤横夭之莫救”，“伤寒十居其七”。立志于医药，“乃勤求古训，博采众方”，“为《伤寒杂病论》合十六卷，虽未能尽愈诸病，庶可以见病知源”，伤寒冠于杂病之前，“伤寒”为伤于六淫、疫疠之邪，为外感热病总称，故《伤寒论》实为伤邪论，包括了温疫。仲景有云：“余宗族素多，向余二百，建安纪年以来，犹未十稔，其死亡者，三分有二”，死于外感热病者十居其七，其中必有疫病。《伤寒论》为首部外感热病专书，张仲景也是致力于外感热病的勤求、博采，结合临床开拓创新。《伤寒论》与《金匮要略》密不可分，本为《伤寒杂病论》，分之，《伤寒论》依然有杂病，《金匮要略》中有外感病，善治外感病，方可达善治内伤杂病。总之，主要是伤寒研究创新而铸就了医圣仲景。

“伤寒宗仲景”，“热病用河间”，刘河间被奉为温病之鼻祖；张从正倡用汗、吐、下三法，显然多与外感热病相关；李东垣致力内外伤辨惑，必须有高水平外感与内伤学术经验尚可辨惑，治大头瘟的普济消毒饮则是李氏创方，甘温除大热的补中益气汤为李氏传世名方；朱丹溪拜刘河间的再传弟子罗知悌为师，尽得其传，倡“阴常不足”，其养阴方药，为温病学派重视应用。金元四大家各有所长，铸就金元四大家的依然离不开外感热病的发展创新。

明清中医学外感热病在伤寒的基础上有巨大发展，为“温病”“温疫”学说走向成熟的时代，外感热病的研究铸就了不少温病、温疫学家。吴又可《温疫论》为最早阐明传染病温疫专书，而叶天士为善于读经典、拜名师、重临床的典范，叶氏《临证指南医案》，尤其《温热篇》为中医的自身发展创新做出了重大奉献。换句话说：“温病”开拓创新铸就了中医大师叶天士。

蒲辅周为中医界一代宗师，是毛泽东时代著名高干外宾保健专家，为1956年救治、控制北京乙脑暴发流行做出巨大贡献；中西医结合研究治疗小儿腺病毒肺炎获重大成果。周恩来总理曾称颂蒲老为：“高明中医，又懂辩证法”。1971年在全国卫生工作会议上，周总理指示：“蒲老是有真才实学的医生，要很好总结他的学术医学经验，这是一笔宝贵财富”。蒲辅周学术医疗经验，善于诊治外感热病为首要，倡导融会贯通伤寒、温病、温疫学说，同样是外感热病学术医疗水平铸就了杰出的中医学家蒲辅周。

外感热病是中医宝库中最为可贵的部分。薛伯寿教授认为从汉医圣张仲景，到金元四大家以及明清温病学派大师吴又可、叶天士等学术成就，基本源于外感热病继承发扬、开拓创新；中医辨证论治水平的提高，关键在外感热病诊治过程中来磨炼，脱离外感热病辨证论治，就难以铸就真正高水平的中医人才。“伤寒”“温病”“温疫”学说为中医治疗外感热病积累了极其丰富的学术医疗经验，研读《伤寒论》，学习温病、温疫著作，领悟外感热病辨证论治精髓，必须自信大胆用于临床，善于融会贯通外感热病学术医疗经验必然能提高疗效。中医药的继承发扬，绝对不能离开外感热病的继承创新。

(二)外感热病必须融会贯通“伤寒”“温病”和“温疫”学说

“寒温融合论”成为当今论治外感热病的主流趋势。近代中医名家多倡“寒温融合”,何廉臣指出在临床中治疗外感热病要根据患者病情的发展,灵活选择,即“病在躯壳,当分六经形层;病入内脏,当辨三焦部分”。丁甘仁认为由于人之禀赋各异,病之虚实不一,伤寒可以化热,温病亦能转变为寒,故在临床中对外感热病的辨证论治,主张把两种学说融会贯通。秦伯未认为“温病是伤寒的发展,必须把这分歧消除,才能使中医的外感热病学在临床应用上大大地提高一步。”并提出要把两者统一起来,“成为完整的中医外感病学或叫传染病学”。万友生终生从事热病的理论和临床研究,先后著有《寒温融合论》和《热病学》中明确提出了“寒温统一论”。万氏将伤寒六经证治,温病三焦、卫气营血证治及气郁、食滞、痰积、血瘀、阴虚、血虚、气虚、阳虚等内伤发热的证治融入其中,总体分为5类证治系列,形成了一个比较完整的热病辨证论治体系。董建华教授执简驭繁,融合寒、温两法辨治之精华,按表证、表里证、里证三个阶段的证治系列,作为临床辨证论治外感热病的总体方案,精简可资临床借鉴。

蒲辅周教授曾指出:“六经、三焦、营卫气血等辨证,皆说明生理之体用,病理之变化,辨证的规律,治疗的法则,当相互为用,融会贯通”。薛伯寿教授遵循蒲老倡融会贯通伤寒、温病、温疫学说,倡导综合辨证,以法治病,选方择药,知常达变,可达掌握提高外感病诊治水平。

薛伯寿教授认为外邪以寒温之性而分,则《伤寒论》详于寒,而略于温;温病学说在伤寒的基础上发挥详论其温,有发扬创新,但又多离不开《伤寒论》的理法方药的源泉。正如叶天士云:“辨卫气营血虽与伤寒同,若论治法则大异。”也就是伤寒、温病辨证思维是相同的,温病在外感热病的治疗有创新,故治疗则宜择善而用,或融会贯通。吴鞠通著《温病条辨》“温病者,有风温、有温热、有温疫、有温毒、有暑温、湿温、有秋燥、有冬温、有温疟”,是为羽翼伤寒。《伤寒论》与温病学说两者有机地结合,丰富和扩充了热病的辨证论治内容,提高了临床疗效。温病学说,温热在卫用辛凉透邪,有银翘散、桑菊饮,尚有新加香薷饮、桑杏汤等;湿温留恋气分,立芳化、通阳利湿法,有三仁汤、藿朴夏苓汤、甘露消毒丹等;温疫初起,即宜宣郁解毒逐秽为先,有双解散、凉膈散、升降散等,为热病初起祛邪增添治疗新法;热入营血,开创透热转气、凉血散血、平肝息风、开窍宣闭、滋阴熄风、育阴复脉等法,为抢救热病气营双燔、血热妄行、昏迷痉厥、真阴欲绝等重证开辟了新的治疗途径,实补《伤寒论》之不足。然辛温解表、温阳救逆等伤寒之法亦不可废。《伤寒论》已有麻杏石甘的辛凉法,是否不需桑菊、银翘?或温病创立桑菊、银翘再不需要麻杏石甘汤呢?薛伯寿教授认为各有所长,必须并存,酌情选用。

（三）灵活运用升降散可提高疗效

从1587年的《万病回春》“内府仙方”到1613年的《东医宝鉴》“僵黄丸”再到1623年的《伤暑全书》“升降散”，终至清代的《二分晰义》赔赈散及《伤寒瘟疫条辨》升降散，这一古方以不同方名存在，而其主治，制剂、用量、服法等方面经历了时空发展的历程。但自《万病回春》至《伤寒瘟疫条辨》，其以僵蚕为君，蝉蜕为臣，姜黄为佐，大黄为使的制方却都一致。

僵蚕：味咸，辛，平，微温，无毒。入心、肝、脾、肺、胃经。辛平气轻且浮而升阳，出以从化。具清热解郁，活络通经，祛风开痹，化痰散结，解毒定惊之功；蝉蜕：咸甘，寒，无毒。气轻平，入肝、脾、肺三经。性寒气轻擅于宣肺开窍，散热透疹，定惊解疼；姜黄：辛，苦，温，归脾、肝经，辛苦而温有辛散、苦泄、温通之能，行升出之机，具有行气，散瘀，祛痰伐恶，破血通络之功；大黄：味苦，性寒。归胃、脾、大肠、肝、心包经。气味俱厚，沉而降，攻积滞，清湿热，泻火，凉血，祛瘀，解毒苦，具有泻热通便之效，解毒消痈，行瘀通经，清热除湿之功。四药合用，升降并用，一升一降之中寒温兼行，气分血分药物同施，能宣畅卫、气、营、血，调气血，和内外，平寒热，匀虚实，行气解郁，宣上导下，通利三焦，既升清阳也降浊邪，既宣肺气也散郁火，去邪热通腑气，解邪毒活血络。气血并治而通表里畅气血，使气血调和，开达气机使气机升降畅通正常。可见，古方升降散集宣、清、下、和于一方，升清降浊，功大效宏。

蒲辅周教授启发应用升降散之门径，薛伯寿教授推崇并发表文章著书、大力实践推广，才使升降散得到广泛的应用，使古方得以重放光辉、名重后世。使杨栗山的《伤寒温疫条辨》得到大家的广泛认可和应用，可谓开创了治疗温病和外感热病一条新的思路。据杨栗山所云：“盖能涤天地疵疠之气（温疫之邪气），亦能化四时不节之气”，蒲辅周亦说：“四时温病（传染性小或不传染）之中亦偶有兼秽浊杂感者，需细心掌握，治疗须与温疫相参，才能提高疗效”。薛伯寿教授认为火热邪毒、瘀浊郁闭，影响脏腑之升降出入失常是升降散治疗外感热病和内伤杂病的病机要点。强调温疫治疗首要环节为辛凉宣透，升降散在温疫中轻重皆可用。

（四）治疗外感热病应重视“火郁发之”

气机升降出入是人体生命活动的根本。《素问·六微旨大论》曰：“升降出入，无器不有。故器者，生化之宇……无不出入，无不升降。”又曰：“非出入则无以生长壮老已，非升降则无以生长化收藏。”在生理状况下，五脏藏精气而不泻，六腑传化物而不藏。升清降浊，营卫通行，气煦血濡，经脉和畅，以保持着阴阳的动态平衡。一旦外感六淫、内伤七情、饮食不节造成气机失常，壅滞不通，郁结不舒而导致诸郁证。正如戴思恭所说：“郁者，结聚而不得发越也，当升不升，当降不降，当变化者而不得变化也。”“火郁”一证，最早见于《素问·六元正纪大论》。

对于郁热，《黄帝内经》早已提出“火郁发之”的治疗大法，张景岳具体解释说：“发，发越也，故当因势而解之，散之，升之，扬之，如开其窗，如揭其被，皆谓之发。”此论发挥经旨，深得要领。简言之，“火郁发之”就是因势利导，通过宣发郁热，既可透邪外出，又可散热降温，以达到气机开合升降协调，恢复阴平阳秘。

四时之气而言，君火、相火各有主时，但风、寒、暑、湿、燥皆可郁而化火。温病，尤其温疫每多伏火之证，尚有毒甚为火之说。薛伯寿教授认为灵活运用宣透，掌握火郁发之，实为提高外感热病疗效的奥秘。《伤寒论》太阳病主表，外邪侵袭郁闭于表，据邪之性质不同，轻重有异，表里兼挟有别，辨证选用汗法透邪诸方及表里双解诸剂，皆为火郁发之，或寓火郁发之。少阳病虽宜和解，且有汗出而解之说，若兼表者，则宜兼透邪汗解。尚有阳明表证，用栀子豉汤之说；白虎汤为辛凉重剂，辛有宣散之意，吴鞠通谓其达热出表，临床可加薄荷、芦根、竹叶或加金银花、连翘，清中寓宣透，即开窗散热。开窗散热，亦火郁发之。

（五）“宣透解毒饮”有效方药渊流内涵

薛伯寿教授师从蒲辅周 13 载，深得蒲辅周心传，且精研经典，旁及各家，融通寒温，灵活应用经方与时方，善治内、妇、儿科疑难杂证，尤擅治热病，他治学严谨，发扬仁心仁术，重视临床，讲求疗效，用药精灵，简便验廉，慕名求诊者络绎不绝。

薛伯寿教授治疗发热性疾病有突出疗效，对防治传染性疾病有突出贡献。把医疗卫生工作的重点放到农村去，“6·26”指示发表前后，他先后五次去农村医疗队，赴海南岛“5·23”医疗队，首批试用中草药治疗恶性疟疾，后继者研究出“青蒿素”抗恶性疟疾速效新药；1987 年 9 月被中医药管理局推荐首批赴非洲运用中医中药试治艾滋病一年余，在非洲期间他大胆地运用中医中药治疗艾滋病患者，取得了良好的治疗效果，深受欢迎，《中医杂志》英文版上发表“中医药试治艾滋病经验”一文得到了医学界同仁的认可，为后继研究艾滋病奠定了基础；1998 年冬至后，寒气不至，有非时之暖，北京“流感”大流行，冬应寒而反大温，在这种气候异常的生活环境中，极易发为“寒包火”的外感热病，有一家四代人相继发烧，某些中、小学校因发烧的小孩极多而不能上课，薛伯寿教授用辛凉复微辛温法，取银翘散、三拗汤、升降散合方加减，名为“速解流感饮”，在门诊广泛运用，价廉而效佳。并被广安门医院作为流感普济方制成汤剂广施与病人，因疗效快而供不应求。2003 年春“非典”在北京流行之初，依据继承蒲辅周经验心悟，编写“非典”辨治八法及方药，人民卫生出版社印成小册赠送全国各地“非典”一线人员，其中普济宣肺消毒饮、“非典”增损双解散、“非典”加味凉膈散、“非典”三黄石膏汤、“非典”解毒承气汤等均合用升降散；2009年甲型流感，迁延时间长，薛伯寿教授运用蒲老常用四季感冒方合升降散加减取得满意疗效。

“宣透解毒饮”来源于薛伯寿教授前期大量的临床实践，且中医理论依据内涵丰富，充分体现他领悟发挥蒲氏学术医疗经验之精粹，集经方、时方，集伤寒、温病、温疫有关之方于一炉，由银翘散、升降散、栀子豉汤、小柴胡汤复方加减而成，体现了他治疗外感热病运用和解分消、宣透通泄兼融法。

三、遣方用药原则

1. **处方组成**　金银花15g、连翘10g、荆芥穗6g、牛蒡子10g、柴胡15g、黄芩10g、蝉衣5g、僵蚕8g、炒栀子8g、薄荷6g（后下）、桔梗10g、淡豆豉12g、甘草10g。

2. **功效**　宣透达邪、升清降浊。

3. **主治**　适应于外感温热，邪在卫气，表里俱热。症见：发热而烦，始微恶风寒，或有短暂寒战，随则但热不寒，头痛，口渴，咳嗽，咽痛，扁桃体红肿、甚则化脓，舌质红、苔薄白黄、脉浮数或滑数等症状者。

4. **临床应用**　临床用于急性支气管炎、急性喉炎、化脓性扁桃体炎、肺炎、流感等属温邪上受而有表里郁闭，且里热较重者疗效甚好；亦可用于温疫初起，邪在卫气热毒偏盛。

5. **方解**　方中以金银花、连翘、黄芩为君。金银花逐秽解毒，轻宣疏散，而少凉遏伤胃之弊；连翘苦寒，其花为迎春花，得春气生发之力，轻宣透表，清热解毒；黄芩苦寒而清上，清肺解毒，三药共达透表散热、清肺解毒之功。

荆芥穗、牛蒡子、柴胡为臣。荆芥穗散风热，利咽喉；牛蒡子辛苦寒，疏散风热、解毒透疹、利咽散肿；与柴胡共达透表泄热、宣肺利咽之效。

僵蚕辛咸平，祛风解痉，化痰散结，升阳中之清阳，散逆浊结滞之痰，辟一切怫郁之气；蝉衣甘辛凉，散风定痉，宣肺透疹，祛风而胜湿，涤热而解毒；栀子泻火除烦，凉血解毒，清利郁火，利湿除黄，既可清解，复可导热下行利尿；三者为佐。

薄荷辛凉，散风热而清头目；桔梗宣肺祛痰、利咽排脓；淡豆豉微辛微温，发汗而不伤阴，辛凉剂中参此，又无凉遏之弊，三者与甘草共为使。

6. **配伍特点**

（1）辛凉之中配伍少量辛温之品，既有利于透邪，又不悖辛凉之旨，如荆芥穗、淡豆豉辛而微温，助发散表邪，透热外出，两者虽属辛温，但辛而不烈，温而不燥，与辛凉药配伍，可增辛散透表之力。

（2）四时热病及温疫初起，蝉衣僵蚕（升降散中君臣药）有辛凉宣透表闭之作用，若配伍金银花、连翘、薄荷、荆芥穗等，可增强宣透之力。

（3）“热病最怕表气郁闭”，故清中寓宣透。薛伯寿教授承蒲辅周认为阳明表证为栀子豉汤证，症见恶寒很短，为一时性恶寒，有汗不畅，烦不得卧，目红，唇红，咽红，舌质红苔白。栀子苦寒，清利三焦，导热下行，体轻上浮，清中有宣，与芩、连苦降折热不同；豆豉味薄气寒，解表宣热，和胃降气，宣中有降。二药相合，清宣互济，既可清宣郁热而除烦，又可调理气机之升降。

（4）内涵寒温并用、表里双解、和解分消、升清降浊、火郁发之等法。

7. **加减运用**　宣透解毒饮方中君臣药原则上必备，但可据病情而选择，如若咽痛不明显者可少牛蒡子；若咽痛伴口渴者方中可用玄参代替牛蒡子，以增清热利咽、养阴生津。

因宣透解毒饮方中内涵升降散，佐药中蝉衣、僵蚕多必备，若脾虚便溏者可去栀子；并可据秽浊秘于下之轻重而选用生大黄、酒大黄、栀子；姜黄逐秽，郁金芳香化浊，功用相近，可用郁金代之，或同用。一般使药为可选择用药。

另据邪毒偏表偏里，风热在上，秽浊在下的轻重，方中用药分量应随变，温邪表闭，无汗或汗出不畅，宜增辛透解表之荆芥穗、豆豉；温毒入里，烦渴而小便短赤，宜重用金银花、栀子；风热郁上，僵蚕、蝉衣为要；秽浊秘于下，姜黄、大黄亦可加之如釜底抽薪，若秽浊秘结较轻，则用酒军；风痰甚加胆南星；口渴重加天花粉；胸膈闷加藿香、郁金；咳嗽加杏仁等。

四、临床应用要点

1. **适应人群**　患者年龄不受限制，常用于温病范围的各种疾病，如急性支气管炎、急性喉炎、化脓性扁桃体炎、肺炎、流感，百日咳、腮腺炎、麻疹、水痘等属外感温邪，有卫兼气分症者。中医辨证为外感温热，邪在卫气，表里俱热。

2. **适应证**　符合西医诊断急性上呼吸道感染，简称上感，是鼻腔、咽或喉部急性炎症的总称。临床表现包括：普通感冒（俗称“上感”，又称急性鼻炎）、急性病毒性咽炎和喉炎、疱疹性咽峡炎、咽结膜热、咽 - 扁桃体炎。以发热咽痛为主。符合中医辨证为外感温热，邪在卫气，表里俱热。症见：发热而烦，始微恶风寒，或有短暂寒战，随则但热不寒，头痛，口渴，咳嗽咽痛，扁桃体红肿、甚则化脓，舌质红、苔薄白黄、脉浮数或滑数等症状者。

3. **疗程**　治疗时间以患者主要症状如发热、咽痛消除为止。

五、特色优势

（一）总结名医特色有效方药为提高中医临床疗效的保证

名医经验方是指名老中医在长期临床实践中形成的组方合理、相对稳定、功效可靠、主治病证明确的常用方剂，它是在长期临床实践中总结的有效方药，是名医丰富临床经验的结晶和学术思想的体现。总结名医经验用方是中医学术传承的重要内容，是学习和推广名老中医经验，提高中医临床疗效的保证。通过对名老中医有效方药的验证性研究可以创新传承模式，培养更多有实践能力的医师，不断提高诊疗水平，为人类社会健康服务。

（二）特色有效方药具有有效性与安全性

与来自非临床动物实验的安全性和有效性信息相比，名医经验方所包含的药物安全性和有效性信息具有更直接、更准确、更客观的特点，一定程度上能够更好地预测以后临床研究中的有效性和安全性信息。

“宣透解毒饮”方中涉及药物无明显安全性风险，为薛伯寿教授传承蒲辅周临床经验的结晶经过长期实践，前期临床辨证运用未出现不良反应，方中多数药物已有现代医学理论研究依据，有临床长期应用基础，故此方有效性依据充分。名医的有效方药形成院内制剂等有形成果，将为更多患者服务，惠及民众。

中医药学是在中医理论指导下，善于辨证立法，组方善于配伍，选药精当，中医在掌握经方、时方、名方、验方的基础上，对复杂多变病证，善于应用复方，为提高疗效的奥秘，复方有机组合，可以发挥增效减毒、避免耐药性之作用，体现出治疗的全面性。而“宣透解毒饮”取银翘散、升降散、小柴胡汤等数方复合而成，三方均为临床行之有效方，且配伍严谨，用药剂量偏少，价格廉，尚未发现有毒副作用。

（三）具有较好的市场前景

1. 西医理论认为，发热乃病原菌与单核巨噬细胞互相作用，释放出一种内源性致热原，入血作用于下丘脑前部，合成前列腺素 E，作为神经递质而引起发热。目前西药退热原理多是抑制前列腺素 E 的合成而产生退热作用，故降热速度虽快，但不能起到抗感染作用，即“治标而不治本”，病情多有反复，且有一些毒副作用。如扑热息痛可损害肝肾；布洛芬可见皮疹、胃肠道溃疡及出血、转氨酶升高等。研究结果表明中医药治疗外感高热具有一定优势，辨证论治准确退热起效快，疗效稳定，不易反复，改善症状较明显，一般副作用少。

2. 在人们企盼返璞归真、回归自然的潮流趋势下，中药在自身发展过程中，显示毒副作用小、安全可靠、无耐药性等独特优势。北京大学药学院中医药现代研究中心副主任屠鹏飞教授在“天然药物新药研发的思路”中提到：根据中医中药自身的特点、优势，新药主要开发方向将优先考虑的治疗领域为心脑血管疾病；抗肿瘤；肝炎防治；抗病毒；免疫功能调节；功能紊乱调节；急性热病；延缓衰老；抗风湿；补益和养生保健。“宣透解毒饮”属急性热病及抗病毒领域。

3. 呼吸系统疾病在国内外均为一种常见疾病，近年来由于环境等问题，发病率逐年上升，因此呼吸系统用药市场庞大，具有较大的发展前景。随着空气的污染，现今呼吸道感染的发病率逐年增高，故治疗上呼吸道感染等疾病中成药市场需求亦增，“宣透解毒饮”为医圣张仲景所创小柴胡汤；温疫学家杨栗山善用升降散；温病学家叶天士擅长用银翘散治温热初起。薛伯寿教授临床长期观察，能明显提高疗效，故有较好的临床基础，故应予以推广应用。

4. 在世界医学发展的历史上，各种传染病曾经是对人类健康危害最大、造成死亡人数最多的严重疾患。2003 年初严重急性呼吸综合征（SARS）的流行及近年禽流感的暴发，提示传染病再次对人类造成了严重的威胁。寻找新的药物、新的思路、新的方法，以有效应对传染病的严重威胁，是医药界的当务之急。

蒲辅周教授曾在 20 世纪 50 年代我国数次传染病流行之时，辨证论治，独辟蹊径，救治了大量危重病人，对国家防治传染性疾病做出了突出的贡献，发挥了中医的特色和优势。蒲老对升降散推崇备至。“宣透解毒饮”内含升降散，将来有望成为传染病治疗领域中质优价廉的中药新药，以满足时代发展和民众日益增长的医疗保健需求。

六、注意事项

1. 忌烟、酒及辛辣、生冷、油腻食物。

2. 不宜在服药期间同时服用滋补性中药。

3. 辨证为风寒郁闭禁用；热入营血慎用，当随机立法变方。

4. 儿童、孕妇、哺乳期妇女、年老体弱者应在医师诊治指导下服用。

5. 服药 3 天症状无缓解，或者服药后乃持续高热，当进一步辨证，随证施治；或必要配合西药治疗。

6. 本品非滋补药品，不宜长期服用。

七、科学评价

（一）前期回顾性医案研究结果

在实施课题“基于信息挖掘技术的薛伯寿外感热病辨治规律研究”期间，基于薛伯寿临床诊疗病例 709 例，1904 诊次，其中治疗发热病例 272 例，755 诊次，采用“人机结合，以人为主”的原则，总结了他治疗本病的辨证选方用药经验。研究显示薛伯寿教授发热常用方剂共 155 个，除复方外，最常用的成方为升降散、小柴胡汤、银翘散、四妙勇安汤、黄芪赤风汤、新加香薷饮、竹叶石膏汤、大柴胡汤、凉膈散、四逆散、苇茎汤、桑菊饮、藿朴夏苓汤、麻黄附子细辛汤、清金化痰丸。宣透解毒饮中内涵前三位方药。

薛伯寿最常用的方剂为升降散共用 187 例，345 诊次。运用升降散治疗频次较高的中医疾病为发热、咳嗽、感冒、颤证、口疮、皮痒症、鼻衄、痹证、粉刺、喉蛾、耳鸣、眩晕、便秘等，可见薛伯寿教授运用升降散主治发热为主，但亦用于内、妇、儿及皮肤、五官科等多种疾病，从中证实薛伯寿教授运用升降散治疗疾病广泛，不仅用于治疗外感热病，亦推广应用治疗内伤杂病。运用升降散时所抓主症为发热、咽痛、大便干燥、咳嗽、头痛、口苦、咽干、心烦、出汗、小便黄等。

薛伯寿教授治疗发热性疾病常用方剂配伍应用的频度，常用为小柴胡汤 - 升降散；升降散 - 银翘散；小柴胡汤 - 四妙勇安汤；三拗汤 - 银翘散；小柴胡汤 - 银翘散；四逆散 - 三拗汤；升降散 - 三拗汤，可见薛伯寿教授治疗发热不仅伤寒方与温病方同用，温病方与温疫方同用，伤寒方与温疫方并施，充分反映其融会贯通伤寒、温病、温疫方复方加减。

薛伯寿教授治疗发热最常用药物为连翘、蝉衣、黄芩、生甘草、僵蚕、柴胡、栀子、防风、法半夏、金银花、桔梗、生姜、赤芍、苦杏仁、姜黄、玄参、浙贝母、薄荷、牛蒡子、淡豆豉、大枣、茯苓等，最大平均剂量为柴胡 15.96g，最小平均剂量为 3.80g，可见薛伯寿用药轻灵。对照宣透解毒饮的组方，基本在他治疗发热最常用药物之中。

此外，薛伯寿教授运用宣透解毒饮治疗急性化脓性扁桃体炎、流感、猩红热、手足口病等均有相关临床病例报告；拟定的“非典”辨治八法及方药中有此方加减；徒弟齐文升在治疗“非典”中观察运用本方取得好的疗效；徒弟高社光运用此方治疗禽流感取效。

（二）宣透解毒饮前瞻性病例系列研究结果

在实施“十二五”国家科技支撑计划课题分课题“薛伯寿宣透解毒饮治疗外感热病传承研究”中，对本方进行了临床应用的前瞻性病例系列研究。共观察 303 例，其中薛老诊疗组 201 例，623 诊次，传承人诊疗组 102 例，274 诊次。就诊时间为 2013 年 1 月 19 日至 2016 年 10 月 23 日。

薛伯寿及其传承人诊治的患者年龄分布如图 4-1-1：

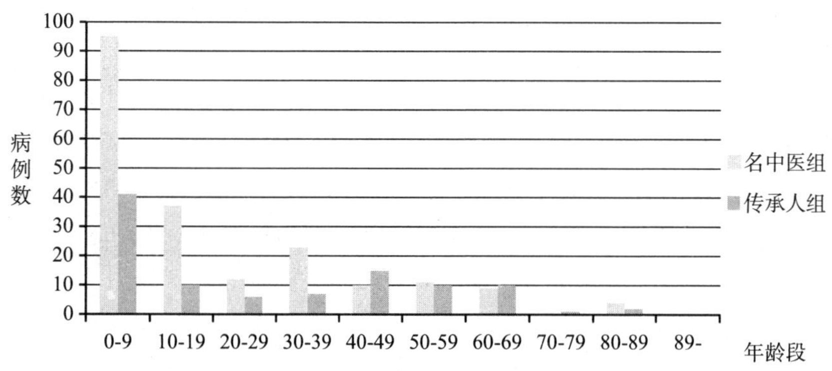

图 4-1-1　薛伯寿及其传承人诊治的患者年龄分布

图 4-1-1 显示薛伯寿及其传承人诊治的患者儿童居多，约占 50%。患者以春冬季发病较多，秋季较少。

279 例患者就诊时有发热表现，热型分布如表 4-1-1。

表 4-1-1　薛伯寿及其传承人诊治患者热型分布

热型	低热型	中热型	高热型	超高热型	总计
病例数	94	133	52	0	279

备注：腋温：低热型（＜38℃）；中热型（38~39℃）；高热型（39~40℃）；超高热型（＞40℃）。

薛伯寿组治疗 8 日内症状评分变化情况见表 4-1-2：

表 4-1-2　薛伯寿组治疗 8 日内症状评分变化情况（1）

就诊天数	诊次数	发热		咽痛		咽痒		口干苦		寒热往来	
		均数	标准差	均数	标准差	均数	标准差	均数	标准差	均数	标准差
1	201	3.64	1.73	3.18	1.94	0.95	0.80	2.31	1.77	1.42	1.47
2	103	0.95	1.33	1.77	1.16	0.35	0.48	0.91	0.91	0.58	0.91
3	92	0.28	0.86	1.04	1.08	0.21	0.43	0.78	0.98	0.17	0.56
4	41	0.20	0.59	0.63	1.03	0.12	0.39	0.44	0.94	0.10	0.43
5	25	0.64	1.47	0.80	0.98	0.24	0.51	0.88	1.39	0.24	0.86
6	9	0.00	0.00	0.44	0.83	0.00	0.00	0.44	0.83	0.00	0.00
7	10	1.00	1.61	0.80	1.33	0.20	0.40	0.40	0.80	0.00	0.00
8	32	0.25	0.66	0.38	0.78	0.16	0.44	0.56	1.03	0.00	0.00

表 4-1-2　薛伯寿组治疗 8 日内症状评分变化情况（2）

就诊天数	诊次数目	小便黄		汗出		恶风寒		大便干结		咳嗽	
		均数	标准差	均数	标准差	均数	均数	标准差	均数	标准差	均数
1	201	1.36	0.90	1.59	1.15	2.30	1.36	0.90	1.59	1.15	2.30
2	103	0.68	0.53	0.97	1.14	1.03	0.68	0.53	0.97	1.14	1.03
3	92	0.39	0.85	0.33	0.85	0.28	0.39	0.85	0.33	0.85	0.28
4	41	0.27	0.87	0.34	0.87	0.24	0.27	0.87	0.34	0.87	0.24
5	25	0.24	1.17	0.48	1.17	0.24	0.24	1.17	0.48	1.17	0.24
6	9	0.00	0.00	0.00	0.00	0.22	0.00	0.00	0.00	0.00	0.22
7	10	0.40	0.80	0.40	0.80	0.60	0.40	0.80	0.40	0.80	0.60
8	32	0.19	0.39	0.25	0.66	0.31	0.19	0.39	0.25	0.66	0.31

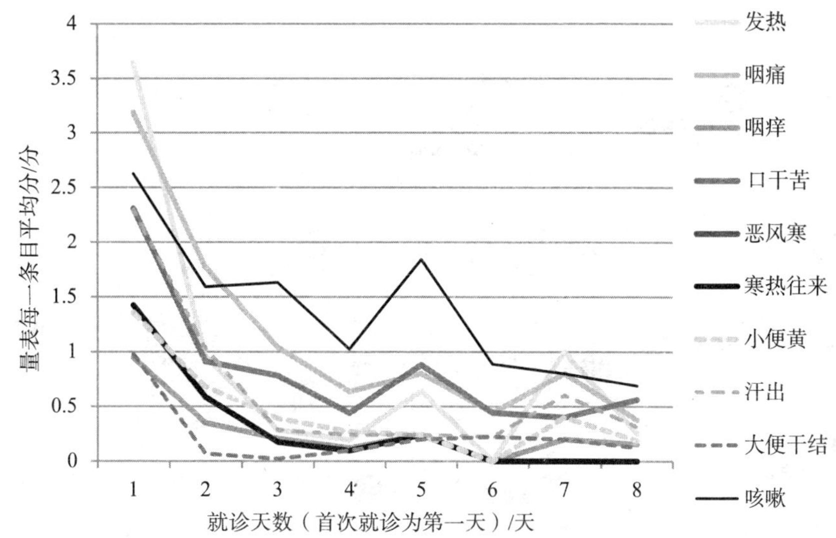

图 4-1-2 薛伯寿组 8 日内症状评分变化情况图

表 4-1-2、图 4-1-2 显示量表的 10 个症状中首诊中发热、咽痛的平均分值最高，就诊第 2 日下降幅度最大的为发热，其次为咽痛。

临床应用宣透解毒饮治疗西医疾病较为广泛，包括急性上呼吸道感染、病毒性感冒、急性扁桃体炎、EB 病毒感染、支气管炎、颈淋巴结炎、慢性咽炎、支气管肺炎、急性喉气管炎、鼻炎等。中医疾病主要包括感冒、咳嗽、乳蛾、喉痹、暑温、瘰疬、温毒、鼻渊、瘾疹、粉刺等。中医证候主要包括表邪郁闭、风火上扰、温邪上受、外感风热、邪毒闭阻、风热犯肺、邪郁少阳、少阳不利、三焦不利、升降失调、表里俱热等。

本方临床常见适应证有发热、咽痛、咳嗽、恶寒、无汗或汗出不畅、口干、口苦、烦急、唇红、头晕、头痛、乏力、恶心、纳呆、睡眠欠安、大便不畅或便秘、小便不畅色黄等，一方面说明本方的临床应用非常广泛，另一方面也说明外感热病同时兼夹多种症状，须结合兼症随症遣方用药。

本研究采用宣透解毒饮为主，随症加减用药。选择有效患者病例首诊，进行复杂网络图构建，分析核心处方，结果如图 4-1-3：

由图 4-1-3 可知，有效病例临床用药核心处方为金银花、连翘、荆芥穗、防风、牛蒡子、桔梗、甘草、蝉衣、姜黄、天花粉、炒栀子、薄荷、竹叶、淡豆豉、芦根等，表 4-1-3 为统计全部痊愈病例中药使用情况（前 20 味）结果，列出每味中药的使用频次、平均剂量、最大剂量、最小剂量等。通过与宣透解毒饮用药原则中制定的处方相比较，可优化原有方药，对提高临床疗效有一定参考价值。

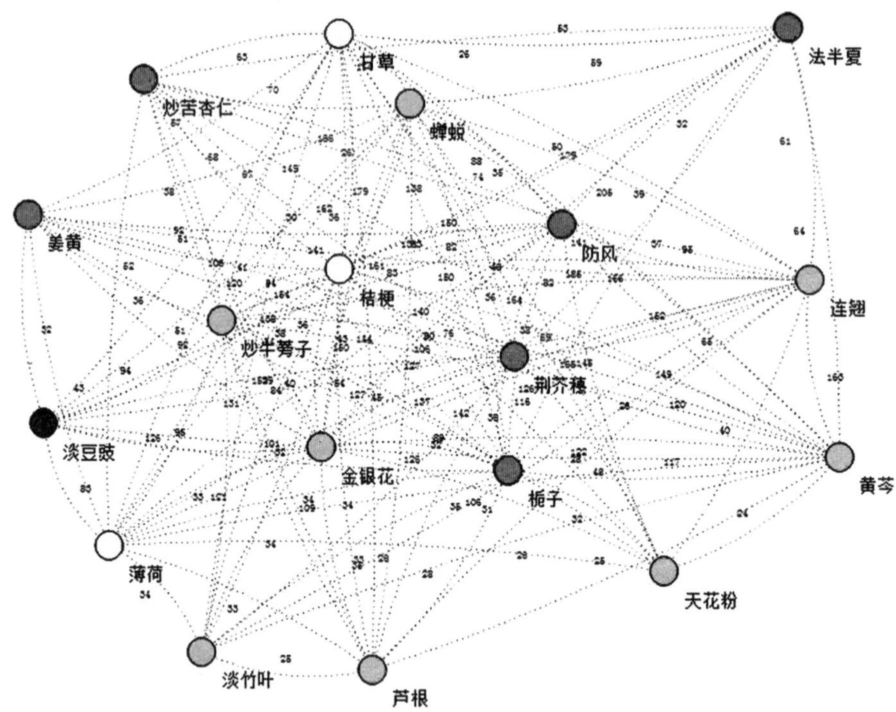

图 4-1-3　有效病例临床用药核心处方复杂网络图

表 4-1-3　痊愈病例常用中药及剂量统计表

序号	中药名称	使用频次	最大值	最小剂量	平均值	标准差
1	连翘	223	20	6	10.47	2.67
2	蝉蜕	216	15	3	4.62	1.05
3	桔梗	195	10	3	8.4	1.77
4	甘草	190	10	3	7.55	1.84
5	黄芩	175	15	3	8.18	2.45
6	麸炒僵蚕	174	10	3	6.98	1.49
7	炒牛蒡子	172	10	3	7.97	2.1
8	金银花	170	30	5	12.35	3.59
9	北柴胡	168	20	3	11.65	3.61
10	荆芥穗	161	12	3	7.04	1.78
11	栀子	156	19	3	7.68	2.16

续表

序号	中药名称	使用频次	最大值	最小剂量	平均值	标准差
12	薄荷	145	10	3	7.12	1.95
13	淡豆豉	111	15	3	9.58	3.31
14	防风	99	10	3	7.27	1.34
15	炒苦杏仁	80	15	6	8.34	1.12
16	法半夏	71	9	5	7.7	1.45
17	姜黄	68	9	5	6.29	1.33
18	芦根	51	30	10	13.9	4.37
19	淡竹叶	44	8	4	5.98	1.15
20	天花粉	41	15	6	10.63	2.9

本研究同时对宣透解毒饮的疗效进行了综合评价。疗效评价方法如下：

主要效应指标：发热。次要效应指标：恶风寒、汗出、寒热往来、咽痛、咳嗽、咽痒、口干苦、大便干结、小便黄。依据主要症状和次要症状积分变化判别，主要症状为 10 分，次要症状为 5 分。痊愈：积分为 0 且无反复；有效：积分值降低≥ 30%；无效：积分值降低< 30%。

以主症的临床疗效评价分析为例。治疗后 3 天随访患者共 226 例，其中疗效分布如表 4-1-4：

表 4-1-4　226 例患者治疗 3 天随访疗效分布

组别	结局	病例数	比例
传承人组	痊愈	79	89.77%
传承人组	有效	8	9.09%
传承人组	无效	1	1.14%
薛老组	痊愈	123	89.13%
薛老组	有效	12	8.70%
薛老组	无效	3	2.17%
合计		226	100%

治疗后7天随访患者263例，其中疗效分布如表4-1-5：

表4-1-5　263例患者治疗7天随访疗效分布

组别	结局	病例数	比例
传承人组	痊愈	84	89.36%
传承人组	有效	9	9.57%
传承人组	无效	1	1.06%
薛老组	痊愈	152	89.94%
薛老组	有效	14	8.28%
薛老组	无效	3	1.78%
合计		263	100

另外，10天发热消失（痊愈）1例，两组有效痊愈237例，占90.11%，有效23例，占8.75%，有效率达98.86%。无效3例，仅点1.14%。证明宣透解毒饮对于退热的疗效好。

八、临床验案举例

验案1

李某，男，75岁，2001年4月16日初诊。

主诉：中风5年，发热11天。

病史：左半身瘫痪，形瘦体弱，依靠家人精心护理。2001年4月5日，发热于某医院急诊，诊为流感，用药未能控制，再诊X线片检查示肺部有阴影，诊为"肺炎"，体温39℃，急诊留观，多种抗生素不能见效，"泰能"亦用数日仍高热不退，院方告病危，其子从意大利急回，因相识找余设法诊治。

现症：高热，不服退烧药即无汗，伴咳嗽，有黄痰，咳则咽痛，全身酸楚，每日尚有形寒之时，口苦，心烦，纳少，小便不畅，大便数日难行。舌质红，苔薄黄，脉寸浮、关弦细数。查血常规正常。

中医诊断：风温，证属风温郁闭于肺，失于宣透，三焦不利，升降失司。

西医诊断：病毒性肺炎。

治法：辛凉宣透，清肺化痰，升清降浊，通利三焦。

处方：金银花18g、连翘12g、桔梗10g、玄参12g、荆芥穗6g、蝉衣5g、僵蚕10g、炒栀子10g、柴胡15g、黄芩10g、赤芍10g、杏仁10g、浙贝母10g、鱼腥草15g、芦根15g。5剂。

二诊：服第1剂药后渐有微汗，体温即明显下降，3剂后咳嗽亦减轻，黄痰、咽痛消失，服5剂后体温正常。近日出汗偏多，口干欲饮，嗜睡，纳偏少，二便皆畅，稍有咳嗽，其子述病情，要求再开调理之方，用竹叶石膏汤合生脉饮加桑叶、杏仁调理而恢复。老人因半身不遂体质虚弱，易于外感，加之行动不便，求医困难，后3年之中数次发热，用首诊方皆有效验，最后死于急性心肌梗死。

按：患者高年中风后遗症，肺部感染，高烧不退10余日，用多种抗生素无效。辨证运用辛凉宣透，清肺化痰，和解分消法，很快控制，调治而愈。以后数年反复发热，均用此宣透解毒饮加减方，疗效显著。其子为在意大利工作的洋博士，认为此方对其父屡次高烧比高级抗生素更有效，而副作用少，恢复快，数年后带他人前来就诊时拿出此方，希望我们将此方保留，救治同类病人。

验案2

王某，男，20岁，2006年6月16日初诊。

主诉：反复高热5个月。

病史：患者春节后无明显诱因出现高热，体温高达41℃，持续10多天，当地查血常规未见异常，予以对症治疗，2月18日转北京302医院，应用抗生素及对症治疗，查转氨酶升高，怀疑药物性肝损伤，查B超怀疑肝结核，穿刺后排除。住院一月余尚低烧，体温37~38℃，复查转氨酶正常出院。出院后体温又逐渐升高，时达41℃，转北京304医院查转氨酶又升高，血常规淋巴细胞高，其他检查未见异常。住院一个多月体温维持在38.5℃左右，于5月末转入301医院。此时患者又并发副睾炎和精索静脉曲张，转氨酶仍高，使用第四代头孢菌素及对症治疗体温渐降至38℃以下。六月初出院回家。数日体温又升至40℃，并伴发左侧胸锁关节局部肿痛、寒战。自诉发病前曾酗酒半个月。

现症：咽痛时重，发热以下午为甚，时高达40℃，体温稍降时尚可饮食，伴乏力，胃脘灼热，左侧胸锁关节肿痛、不能触摸，大便干而不畅，汗出不畅，口不渴，诊见患者面色稍红，观其舌尖红、有瘀点、苔白略腻，脉弦滑而数。

中医诊断：发热，证属气机升降闭阻，邪毒炽盛、痰瘀互结少阳。

西医诊断：发热原因待查。

治法：和解少阳、升清降浊、清热解毒、化瘀散结。

处方：柴胡18g、黄芩12g、法半夏9g、金银花18g、玄参15g、连翘12g、蝉衣4g、僵蚕8g、炒栀子10g、姜黄8g、酒大黄5g、黄连8g、党参10g、当归10g、夏枯草10g、生甘草10g、浙贝母10g。7剂。

二诊（2006年6月23日）：药进4剂烧退，已3天未烧、胸锁关节肿疼痛明显减退，昨日查血常规正常、血沉正常，饮食增加，大便调畅，咽痛减而未已，稍有头晕，乏力明显减轻，精神渐见好，观其舌尖红、苔薄稍黄，脉细数而弦。仍治以前法，守方加赤芍12g、胆南星8g。3剂。

三诊（2006年6月26日）：药后一直未再发烧，胸锁关节肿痛愈，体质渐增强，饮食、睡眠、二便皆正常。用小柴胡汤合黄芪赤风汤调理，随访2月恢复工作而稳定。

按：由病史看到患者于北京辗转数家知名大医院，治疗近半年，作了许多检查，一直未能确诊，病人自诉已花费数十万元仍未能退烧。经广安门医院西学中班的同乡学员引见而投医于薛老。此例病人薛老和解分消兼融，升清降浊，表里双解。以小柴胡汤、升降散加银花、连翘、玄参等灵活变通化裁，枢机运达，透达分消，三焦通畅，诸邪尽消。

验案3

林某某，女，26岁，2013年5月17日初诊。

主诉：发烧5天。

病史：5天前出现发热，当时伴恶心，非喷射状呕吐一次，呕吐物为胃内容物，排稀便一次，有尿频尿急，无尿痛腹痛，急就诊于友谊医院，查血常规：白细胞 $17.8 \times 10^9/L$，中性粒细胞比例：91%。胸片、腹部B超未见异常。尿常规：酮体（+）、潜血（++）、蛋白（+）。肝功能：总胆红素：31.2μmol/L，直接胆红素：13.71μmol/L。肾功能：正常。诊断为急性胃肠炎，泌尿系感染。予静点抗生素治疗，效果不显。目前仍发热，中午开始体温逐渐升高，下午4点体温高达41℃，夜间11点至12点后体温开始稍降。既往有多次发热病史。

现症：发烧，恶寒，身无汗，周身酸痛，咽痛，咳嗽无痰，口中和无味，纳差，疲倦乏力，夜眠欠安。小便不畅频急，大便干日一行。舌尖红，苔薄白，脉浮滑数。

中医诊断：发热，证属风热上受，三焦不利。

西医诊断：泌尿系感染。

治法：透邪疏泄，升清降浊。

处方：金银花15g、连翘15g、荆芥穗10g、牛蒡子10g、薄荷（后下）8g、桔梗10g、生甘草10g、蝉衣6g、僵蚕8g、姜黄8g、炒栀子10g、淡豆豉15g、柴胡15g、黄芩10g、芦根10g。4剂，药后体温渐降至正常，咽痛等诸症消。

按：时令风热之邪外袭，三焦不利，气机郁闭，治疗以宣透解毒饮加减，透邪宣郁，通利三焦，停用西药，服2剂药体温降至正常，诸症随减，4剂而愈。

九、传承体会

（一）诊治热病重要意义

祖国医药学对外感热病，尤其传染病积累了极其丰富珍贵的学术医疗经验，故继承发扬祖国医药学遗产，必须高度重视外感热病的继承发扬提高，开拓创新。

薛伯寿教授反复强调，伤寒、温病及温疫诸多名著中有关外感热病治疗的内容是祖国医药学宝库中最为可贵部分。西医在青霉素、磺胺药等抗生素没有发明应用以前，中医药学治疗外感热病的疗效可称世界领先水平。即使在现代医学发达的今天，中医药治疗外感热病的优势，仍然是西医药无法取代的。从流行性乙型脑炎、流行性出血热到非典型性肺炎、禽流感、手足口病等多种急性传染病，中医药的治疗皆发挥重大作用。抗生素滥用、副作用日趋突显；耐药性普遍产生，且有所谓超级细菌和病毒。中医药是在天人合一，道法自然整体观的指导下，应用辨证论治的原则，随着生理、病理的演变而辨证、立法、选方、用药；随病邪消长与正气强弱的演变来确立祛邪与扶正的灵活运用，避免了单味药产生的抗药性，中医药的配伍既能增效，又减轻了药物毒副作用，故使用中药可达相当高之疗效与安全。

通过宣透解毒饮临床病例观察，逐渐体悟到薛伯寿教授所云："提高中医临床水平的关键在于继承发扬研究外感热病诊治，若无外感热病学术治疗经验，亦很难提高内伤杂病的诊疗水平"。

(二)学习应用重在明理

蒲辅周教授曾说："医理不明，脉证皆无从识辨，古人方法虽多，用药从何处下手？病有万端，药亦有万变。"故薛伯寿教授提出防治外感热病必须：尊经典—治疗外感热病首先要精研《伤寒论》；知时节—治疗外感热病必先岁气，重视节候；融寒温—治疗外感热病必须融会贯通伤寒、温病和温疫学说；明邪正—治疗外感热病必须处理好邪正关系；重宣透—治疗外感热病透邪外出，汗解为要；辨兼挟—治疗外感热病必须注意邪之兼挟；遵标本—治疗外感热病必须掌握标本关系；护胃气—治疗外感热病必须顾护胃气；察体质—治疗外感热病应知患者体质有异；分阶段—继承蒲辅周教授经验心悟提出"非典"辨治八法及方药。此薛伯寿教授系列谈已在世界中西医结合杂志国医传承中连载。

另外薛伯寿教授强调：外感热病的诊治，重点是分清表里寒热，伤寒太阳主表，温病卫分亦主表，温疫热郁于表，三者皆当解表。还必须辨明寒热，伤寒在表多为寒，温病在表多为热，温疫多邪郁化火外达，治寒宜辛温发表，治热宜辛凉透表，治疫宜苦辛寒透邪解毒。治表勿犯里，切不可一见发烧，不分表里即用清下之剂以撤热，往往导致冰伏其邪，或引邪入里。故外感热病首要以不同透邪之法，逐邪外出，疏透表气郁闭为重点，使邪毒有外出之路，热病甚怕表气郁闭。同时亦指出外感病的治疗当始终护胃气、存津液。

(三)温病初起宣透为要

宣透是中医治疗四时一切温病初起的准绳。现今时弊迷惑于细菌、病毒等，一遇外感热病，动辄清热解毒，或惑于炎症之说而滥用苦寒，既影响外邪透达，更损伤中气。从特色有效方药宣透解毒饮命名，首先为“宣透”，其次为“解毒”，从中可深入理解薛伯寿教授重宣透理论。如曾诊治张某，女，17 岁，2003 年 5 月 9 日初诊。发热月余，体温在 38.4~39.2℃之间，左侧颈部淋巴结明显肿大疼痛，咽喉疼痛，查血白细胞 4.1×10^9/L，中性 57%，淋巴 39%，X 线胸片未发现异常，某医以“急性淋巴结炎”给予多种抗生素静点 10 余日，发热不退，颈淋巴结肿痛无明显改善。现症：发热，体温 38.9℃，咽喉稍充血疼痛，面赤唇红，左侧颈淋巴结明显肿大疼痛，大小不等，压之痛甚，神疲乏力，不思饮食，口干口苦，轻微咳嗽，无痰，大便偏干，小便短少。舌质稍红、苔黄腻，脉弦滑数。中医诊断：瘰疬，证属邪毒蕴结少阳，痰热互结。治以宣透解毒，化痰散结。处方：柴胡 15g、黄芩 12g、法半夏 10g、党参 10g、夏枯草 10g、枳壳 10g、赤芍 12g、蝉蜕 4g、僵蚕 10g、全蝎 4g、姜黄 8g、浙贝母 10g、金银花 18g、玄参 12g、连翘 10g、栀子 10g、海蛤壳 15g、生甘草 10g。3 剂，水煎服。二诊：服药 3 剂，体温 36.7℃，咽喉疼痛基本缓解，扁桃体明显缩小，左侧颈淋巴结明显缩小，疼痛缓解，尚有压痛，食欲增加。三诊：守方续服 3 剂而愈。

发热、咽喉肿痛、颈淋巴结肿大疼痛等，应用抗生素不能控制，病邪深入少阳，致少阳经脉不利，邪毒郁热内结，灼液成痰，痰热互搏而成。此例西医以“急性淋巴结炎”用多种抗生素治疗效果不佳，若中医再以“炎症”纯用清热解毒之品，亦恐难取效，并有可能冰伏其邪，而损伤脾胃。必以中医辨证施治，抓住邪毒郁闭，痰结之因，施以宣透解毒、化痰散结之法，方中小柴胡汤疏解少阳郁热，伍以升降散宣透郁热，祛风化痰，升清降浊。

（四）学方当悟内蕴之法

薛伯寿教授在中医理论深悟发挥中，在临床治病中求索，指出要精通医理，掌握辨证立法，要以法治病，而不可以方求病，慎不可夸大研究方的疗效。蒲辅周教授善治“乙脑”著名，立有八法，选方 66 种。诸外感热病、内伤杂病皆恒动变化，医者必须知常达变，随疾病演变及时掌握病机而立法、选方、择药，不可能一方用于某病全过程。

宣透解毒饮为薛伯寿教授治疗外感热病特色有效方药之一，从组方由银翘散、升降散、栀子豉汤、小柴胡汤数方复合而成，临床当懂其内蕴之法，如寒温并用、表里双解、和解分消、升清降浊、火郁发之等法，学其法来治病，而不是单纯用此方来求治病，体悟灵活辨证运用，方可提高临床疗效。如治卓某，女，14 岁，2013 年 5 月 15 日初诊。咽痛、咳嗽 7 天。病史：初三学生，既往体健，平素喜肉食及生冷食物，临近中考，学习紧张，近来情绪暴躁，心烦易怒。7 天前出现咽痛不适，鼻塞流涕，咳嗽。西医诊断为急性上呼吸道感染。现症：咽痛不适，咳嗽阵作，痰白量少，鼻塞少许流涕，心烦头痛，偶耳鸣，纳差厌食，大便干每日 1 次，小便调。舌尖红，舌面满布红点，苔白腻，脉浮数。查咽红，扁桃体Ⅱ°肿大。中医诊断：风温。处方：金银花 12g、连翘 12g、荆芥穗 8g、薄荷 8g、牛蒡子 8g、蝉衣 5g、僵蚕 8g、姜黄 6g、酒大黄 6g、柴胡 15g、黄芩 8g、赤芍 8g、桔梗 8g、炒栀子 10g、淡豆豉 10g、生甘草 6g。7 剂。药后诸症消。

本例患者虽无发热，但咽痛、咳嗽，鼻塞流涕，心烦，头痛，耳鸣，舌尖红，舌面满布红点，苔白腻，脉浮数。证属风热外袭，肺失清肃，少阳风火，表里郁闭，气机升降失调。治以疏风清热，升清降浊。用宣透解毒饮加减。即以银翘散辛凉疏风散邪，栀子豉汤宣解郁热，柴胡、黄芩、赤芍合升降散，畅少阳枢机，使风火分消，三焦通利而愈。

所谓不能执死方以治活人，斯为善于用方，灵活化裁，从而更好地发挥每一方剂的作用。辨证论治的真谛是什么？是一人一方，病同，其证也同，也未必用同样的方药，还要视体质、时令、地域、强弱、男女而仔细斟酌。

参考文献

[1] 薛伯寿，薛燕星．“火郁发之”的运用 [J]．中医杂志，2004，45(11)：862-864.

[2] 薛燕星，吴深涛，张瑞君，等．薛伯寿教授运用和解分消兼融法临证撷菁 [J]．世界中西医结合杂志，2007，2(2)：65-67.

[3] 薛燕星．提高中医临床疗效的关键点——整理薛伯寿教授继承蒲氏学术思想有关谈论 [J]．世界科学技术(中医药现代化)，2010，(5)：691-694.

[4] 刘文军，薛燕星，胡东鹏．薛伯寿教授应用升降散的临床经验——薛伯寿继承蒲氏学术思想临床应用发挥 [J]．中华中医药学刊，2011，29(1)：75-77.

[5] 薛燕星，姚魁武．诊治外感热病为提高中医学术及医疗水平的关键——薛伯寿教授治疗外感热病学术思想系列之一 [J]．世界中西医结合杂志，2011，(7)：553-554.

[6] 薛燕星．外感热病首先要精研《伤寒论》——薛伯寿教授治疗外感热病学术思想系列之二 [J]．世界中西医结合杂志，2011，6(8)：652-653.

[7] 薛燕星，姚魁武．外感热病必先岁气，重视节候——薛伯寿教授治疗外感热病学术思想系列谈之三 [J]．世界中西医结合杂志，2011，6(9)：744-786.

[8] 薛燕星，胡东鹏，陈劲松．外感热病必须融会贯通“伤寒”“温病”和“温疫”学说——薛伯寿教授治疗外感热病学术思想系列之四 [J]．世界中西医结合杂志，2011，6(10)：832-833.

[9] 薛燕星，陈劲松．外感热病必须处理好邪正关系及注意兼挟——薛伯寿教授治疗外感热病学术思想系列谈之五 [J]．世界中西医结合杂志，2011，6(11)：924-925.

[10] 薛燕星，陈劲松．外感热病必须掌握标本关系及顾护胃气——薛伯寿教授治疗外感热病学术思想系列谈之六 [J]．世界中西医结合杂志，2011，6(12)：1018-1031.

[11] 薛燕星．外感热病应知细察体质有异——薛伯寿教授治疗外感热病学术思想系列谈之

七[J]. 世界中西医结合杂志，2012，7(5)：380-381.

[12] 刘文军，薛燕星，胡东鹏. 升降散的现代药理机制研究进展[J]. 北京中医药，2012，31(12)：939-943.

[13] 胡东鹏，薛燕星. 小柴胡汤变方八法疗发热[J]. 世界中医药，2014，9(1)：51-53。

[14] 薛燕星. 精研一方疗百疾[N]. 中国中医药报，2014-3-26.

[15] 薛伯寿. 蒲辅周学术医疗经验：继承心悟[M]. 北京：人民卫生出版社，2000.

[16] 薛伯寿，薛燕星. 蒲辅周医学真传：外感热病传承心悟[M]. 北京：人民卫生出版社，2015.

（薛燕星　李　军　陈劲松　指导：薛伯寿）

第二节　路志正运脾通心方治疗高脂血症传承应用规范

一、术语和定义

（一）方药名称由来与组成衍化

在八十年代，路志正教授曾为几位新疆人治疗胸痹时，发现他们过食牛羊肉等肥甘之品，故采用祛湿化浊法来为其治疗，取得较好疗效。在此初步形成祛湿化浊的学术思想，并将医案整理写入《路志正医林集腋》。

在九十年代，路志正教授主持了“路志正调理脾胃法治疗胸痹经验的继承整理研究”课题，获国家中医药管理局1995年中医药基础研究二等奖。路志正教授调理脾胃法治疗胸痹有五法，其中包括醒脾化湿法。该课题收集300例胸痹病人，研究结果表明醒脾化湿法不仅治疗胸痹安全有效，而且可以较好地改善胸痹病人的血脂代谢。

2009年立项的国家973课题“祛湿化浊通心方的药物配伍规律及其作用机理研究”，选取243例冠心病患者，结果证实化浊祛湿通心方不仅治疗冠心病疗效确切，而且可以较好地降低血清TC、LDL-C水平，升高HDL-C水平，但对血清TG水平影响不大。祛湿化浊通心方治疗冠心病及高脂血症安全无明显不良反应。同时，研究表明祛湿化浊通心方改善高脂血症患者血脂异常的作用并不完全作用于靶点，而是更注重改善机体脂代谢的内环境。

中央保健局课题“祛湿化浊法对老年血脂异常的干预研究”，选取150例高脂血症湿浊痹阻证患者，治疗组给予祛湿化浊通心方水煎剂，对照组给予绞股蓝总甙片治疗，两组均治疗8周。结果证实祛湿化浊通心方可明显改善高脂血症湿浊痹阻证患者的临床症状，有效降低血清TG、LDL-C水平，降低

TG 的疗效以及血脂达标情况明显优于对照组，未见明显不良反应。

祛湿化浊通心方临床应用过程中，进一步优化药物组成，更名为运脾通心方。运脾通心方为路志正教授调理脾胃、祛湿化浊治疗高脂血症的代表方剂，是路志正教授调理脾胃学术思想的重要组成部分。运脾通心方由藿香、厚朴、杏仁、枳实、茵陈、郁金六味药物组成，全方用药轻灵活泼，切合高脂血症脾胃失调、湿浊痹阻之病机关键。

（二）主治病症与方名阐释

路志正教授认为，随着经济的发展，人们的饮食结构和生活方式发生了变化，饮食不节，过食肥甘厚味，劳逸过度，加之社会竞争激烈，工作精神压力大，往往导致脾胃运化失常，湿浊内生，百病乃成。高脂血症的发生与饮食不节、情志失调、劳逸过度等因素相关，病机关键是脾胃失调、湿浊痹阻，涉及肝失疏泄、肾失气化，病理因素主要为湿浊痰瘀。

路志正教授认为调理脾胃可使脏腑充、阴阳和，水谷直转精微而不化生脂浊；祛湿化浊可使脾胃健、运化畅，水液敷布周身而血脉调和。因此，路志正教授论治高脂血症迥异于常规之“痰浊”“血瘀”之论，而是着眼于“痰浊”“血瘀”的初始病变，以调理脾胃、祛湿化浊之法，截断病势，取得较好疗效。

运脾通心方为路志正教授调理脾胃学术思想的重要组成部分，是路志正教授调理脾胃、祛湿化浊治疗高脂血症的经验方，主要用于高脂血症辨证属于湿浊痹阻证的患者。运脾通心方可以较好地改善高脂血症湿浊痹阻证患者的临床症状和血脂代谢。

路志正教授认为调理脾胃，重在“调”或者“疏”，即“运脾”之意。脾胃为后天之本，气血生化之源，脾主升清，胃主降浊，为气机升降的枢纽。中焦脾胃健运，气血化源充足，不仅可使脏腑充、阴阳和，五脏六腑、四肢百骸得以濡养，维持正常生理功能；而且可使水谷直转精微而不化生湿浊，杜绝“湿浊痰瘀”等病理性产物的生成以致痹阻心脉，治疗胸痹，即“通心”之意。临床观察发现运脾通心方调理脾胃、祛湿化浊治疗胸痹及高脂血症具有较好疗效。

二、学术思想阐释

运脾通心方是路志正教授调理脾胃学术思想的重要组成部分，是调理脾胃、祛湿化浊治疗胸痹及高脂血症的经验方。

（一）路志正教授调理脾胃学术思想的基本内容

路志正教授崇尚脾胃学说，认为脾胃为后天之本，气血生化之源，治病注重调理脾胃。路志正教授在继承前人及后世医家脾胃学术思想的基础上，结合自己多年的临床经验，创造性地提出了“持中央，运四旁，怡情致，调升降，顾润燥，纳化常”为核心的调理脾胃的学术思想。

路志正教授认为脾与胃具有不同于一般脏腑的结构，脾胃同居中焦，以膜相连，两者一阴一阳，一脏一腑，一表一里，一纳一化，一升一降，一燥一润，相反相成。脾体阴而用阳，喜燥恶湿，以升为健，胃体阳而用阴，喜润而恶燥，以降为和，两者纳化相得，升降相因，燥湿相济，正如叶天士说："太阴湿土，得阳始运，阳明燥土，得阴自安。"

"持中央，运四旁"强调了调理脾胃的重要性，其理论来源于《素问·玉机真脏论》："脾脉者土也，孤脏以灌四旁者也"，《素问·太阴阳明论》曰："脾者土也，治中央，常以四时长四脏"。"中央"是一个方位和时空的概念，特指脾胃。"持中央"与"运四旁"紧密相连，"持中央"是根本，"运四旁"是目的。围绕中央脾胃的生理特性与功能，结合脾胃和其他脏腑、经络、气血、津液等生理病理联系，调理脾胃可以治疗与脾胃相关的各种疾病。

"怡情致，调升降"即路志正教授画龙点睛地指出了肝与脾的关系，以及在疾病状态时的治疗方法。《医门棒喝》云："升降之机者，在乎脾胃之健"。叶天士云："纳食入胃，运化主脾，脾宜升则健，胃宜降则和""肝为传病之贼，脾为受病之所"。《金匮要略》提出了"见肝之病，知肝传脾"。临床上经常会出现土虚木乘和土壅木郁等肝脾失调的病证。为此，治病时应注重"怡情致"以调肝，"调升降"以恢复脾升胃降的功能。

"顾润燥，纳化常"是从脾胃的特性和生理功能来阐述调理脾胃的方法，"顾润燥"即照顾"脾喜燥恶湿、胃喜润恶燥"的生理特性。"纳化常"即脾主运化和胃主受纳的生理功能，只有脾胃润燥相宜，才能纳化正常。

因此，临床上调理脾胃治疗疾病重视：其一，脾胃并治，理脾兼顾调胃，调胃兼顾理脾，脾胃同调；其二，调其升降，升清降浊之法并用，意欲升清则稍加降浊之品，希其降浊而少佐升清之味；其三，润燥兼顾，临床用药既应注重温燥升运，又应兼顾甘凉濡润；其四，重视湿邪为患，常以宣上、畅中、渗下三法统之，尤以调理中焦为主；其五，用药贵在轻灵活泼、切中病机，常选性味平和之品，慎用大寒大热之味。

（二）路志正教授调理脾胃、祛湿化浊治疗高脂血症

1. 高脂血症的病因　路志正教授认为，随着社会经济的发展，现代人的饮食结构和生活习惯发生了重大的变化，饮食不节，过食肥甘厚味，暴饮暴食，劳逸过度，加之社会竞争激烈，生活节奏加快，工作精神压力大，往往导致脾胃运化失常，湿浊内生，百病乃成。王孟英云："肥甘过度，每发痈疽，酒肉充肠，必滋秽浊，熏蒸为火，凝聚成痰，汩没灵性，变生疾病""平日体丰多湿，厚味酿痰，或沉湎于酒，皆为酿痰之媒"。王孟英云："盖太饱则脾阻，过逸则脾滞，脾气困滞而少健运，则饮停聚湿也"。脾胃运化失调，水谷精微不归正化，湿浊内生，膏脂代谢紊乱，发为高脂血症。

2. **高脂血症的病机**　高脂血症的病机关键是脾失健运、湿浊痹阻，涉及肝失疏泄、肾失气化。病位以脾胃为核心，涉及肝肾，病性虚实夹杂，病理因素与湿浊、痰瘀等有关。路志正教授虽然认为血脂异常的发生与痰浊瘀血密切相关，但是认为痰浊瘀血的产生与脾胃运化失司、湿浊内生有关，正所谓湿浊与痰饮危害相近，湿可酿痰，渐次而致。因此，临床上特别重视脾胃失调、湿浊痹阻的病机，认为脾胃受损，水谷不得化为精微，反而水湿内生，酿生脂浊，日久痰瘀为患，发为高脂血症。

3. **高脂血症的治疗**　路志正教授认为调理脾胃可使脏腑充、阴阳和，水谷直转精微而不化生脂浊；祛湿化浊可使脾胃健、运化畅，水液敷布周身而不蕴湿成痰，故论治高脂血症时不同于常规之“痰浊”“血瘀”之论，而是致力于“痰浊”“血瘀”的初始病变“脾胃失调、湿浊内生”，以调理脾胃、祛湿化浊之法截断病势，取得较好疗效。路志正教授调理脾胃治疗高脂血症重在祛湿化浊，藿朴夏苓汤、三仁汤、枳术丸等为常用方剂。人体的水液代谢与“三焦气化”密切相关，故路志正教授善于“宣上、畅中、渗下”三法并用，三焦并调，以祛湿化浊。炒杏仁为宣化上焦的常用药物，石菖蒲为畅运中焦、化湿和胃的常用药物，炒薏苡仁、茯苓、茵陈为渗利中下焦的常用药物。

4. **高脂血症的常用药物**　路志正教授强调调理脾胃重在“调”或者“疏”，用药要“平和稳妥”，缓慢图之，不可急于求成。药性要不偏不倚，于平淡中收奇功，且不可大补大泻，大辛大热，大苦大寒，大攻大破，始终以顾护脾胃生机为第一要义。临床应用过程中，由祛湿化浊通心方进一步优化而成的运脾通心方，即藿香、炒苦杏仁、枳实、厚朴、茵陈、郁金，为路志正教授调理脾胃、祛湿化浊治疗高脂血症的核心处方，该方用药轻灵活泼，切中高脂血症“脾胃失调、湿浊痹阻”的病机关键。

基于路志正教授诊治高脂血症的临床医案，采用数据挖掘的方法总结路志正教授治疗高脂血症的用药经验。收集2012年5月—2014年12月路老在中国中医科学院广安门医院的门诊医案，采用描述性统计分析、关联规则分析等方法，通过分析使用频率> 10.0%的常用药物的类别、性味，总结路志正教授治疗高脂血症的用药规律。研究结果共纳入合格医案100例，涉及处方100首，中药204味，主要药物54味（见表4-2-1），常用药物组合10对（见表4-2-2），常用组方药物18种（见图4-2-1），核心组方药物7味（见图4-2-2）。从路志正教授治疗高脂血症的常用药物、常用药物组合以及常用组方药物的类别、性味、归经，可知路志正教授重视脾胃为后天之本、气血生化之源的重要作用，善于调理脾胃、祛湿化浊治疗高脂血症，用药轻灵活泼。

表 4-2-1　路志正教授治疗高脂血症常用药物

中药名称	频次（次）	频率（%）	中药名称	频次（次）	频率（%）	中药名称	频次（次）	频率（%）
炒苦杏仁	78	78.0	五爪龙	27	27.0	赤芍	15	15.0
炒薏苡仁	76	76.0	枇杷叶	26	26.0	炒枳壳	15	15.0
枳实	71	71.0	炒苍术	24	24.0	石菖蒲	14	14.0
厚朴	69	69.0	甘草	22	22.0	荷梗	14	14.0
郁金	60	60.0	谷芽	20	20.0	桃仁	14	14.0
炒白术	54	54.0	麦芽	20	20.0	川楝子	13	13.0
茵陈	53	53.0	苦参	19	19.0	竹沥	13	13.0
茯苓	53	53.0	砂仁	18	18.0	桂枝	13	13.0
黄连	37	37.0	旋覆花	18	18.0	八月札	13	13.0
紫苏梗	36	36.0	瓜蒌	18	18.0	婆罗子	12	12.0
焦三仙	36	36.0	杭白芍	17	17.0	川芎	12	12.0
姜半夏	34	34.0	当归	17	17.0	竹茹	12	12.0
太子参	31	31.0	胆南星	17	17.0	麦冬	12	12.0
生姜	31	31.0	葶苈子	16	16.0	陈皮	11	11.0
炙甘草	30	30.0	醋延胡索	16	16.0	防风	11	11.0
竹沥半夏	28	28.0	薤白	16	16.0	醋香附	11	11.0
西洋参	28	28.0	六一散	16	16.0	瓜蒌皮	10	10.0
藿梗	27	27.0	人参	15	15.0	南沙参	10	10.0

注：主要药物 = 使用频率 > 10.0% 的药物

从表 4-2-1 路志正教授治疗高脂血症的常用药物可知，主要药物有 54 味，包括藿梗、荷梗、紫苏梗、厚朴、炒枳实、茵陈、炒苦杏仁、炒苡仁、茯苓、炒白术、竹沥半夏、姜半夏、石菖蒲、郁金、竹沥、焦三仙、太子参等。54 味药物主要为化湿药、化痰药、利湿药、补虚药、理气药以及活血化瘀药等，体现了调理脾胃治疗高脂血症重在祛湿化浊的用药特点。

表 4-2-2　路志正教授治疗高脂血症常用药物组合

规则	置信度	同时出现频度	排位
谷芽 + 麦芽	1.000	17	1
石菖蒲 + 郁金	1.000	14	2
瓜蒌 + 枳实	0.944	17	3
炒薏苡仁 + 炒苦杏仁	0.934	71	4
桃仁 + 炒苦杏仁	0.929	13	5
炒苍术 + 炒白术	0.917	22	6
醋延胡索 + 川楝子	0.875	12	7
荷梗 + 紫苏梗	0.857	22	8
竹沥半夏 + 厚朴	0.821	23	9
藿梗 + 紫苏梗	0.815	22	10

从表 4-2-2 路志正教授治疗高脂血症的常用药物组合可知，主要药物组合有石菖蒲配郁金、炒杏仁配炒薏苡仁、藿梗配紫苏梗、谷芽配麦芽、荷梗配紫苏梗、苍术配白术等。除此之外，枳实配厚朴、枳实配白术、藿香配佩兰、干姜配黄连、山药配白术等亦为临床常用的药物组合。

从图 4-2-1 常用组方药物可视化网络图像可知，常用组方药物有 18 种，包括藿梗、厚朴、枳实、炒杏仁、郁金、茵陈、紫苏梗、黄连、半夏、枇杷叶、焦三仙、生姜、炒白术、炒苍术、太子参、茯苓、炒薏苡仁、炙甘草等，体现了调理脾胃、祛湿化浊、调畅气机治疗高脂血症的用药特点。从图 4-2-2 核心药物组方图像可知，采用数据挖掘的方法研究路志正教授治疗高脂血症的核心药物组方亦显示出，藿梗（藿香）、厚朴、枳实、茵陈、炒杏仁、郁金等 6 味药物，即运脾通心方为路志正教授临床治疗高脂血症的核心组方，该方轻灵活泼，临床治疗高脂血症取得较好疗效。

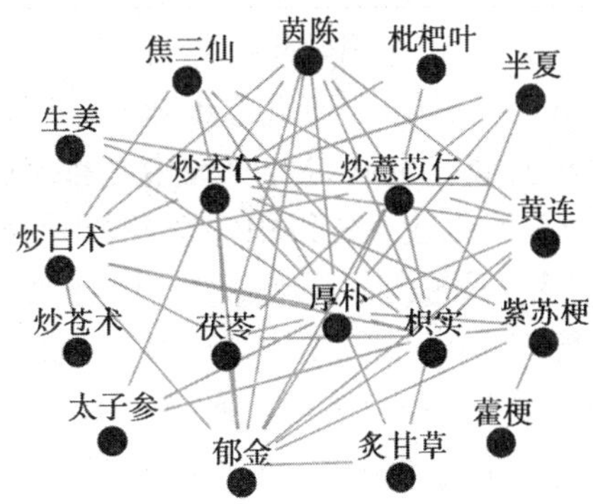

图 4-2-1　常用组方药物可视化网络图像

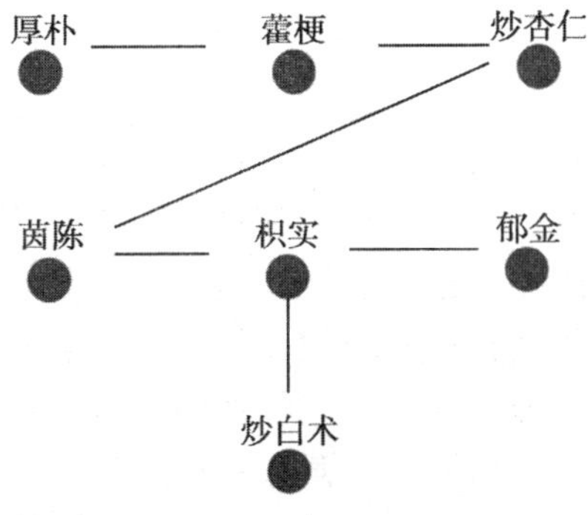

图 4-2-2　核心药物组方图像

三、传承应用技术规范

1. **药物组成**　广藿香 10g、炒枳实 15g、厚朴 12g、杏仁 9g、茵陈 15g、郁金 10g。

2. **功效**　调理脾胃、祛湿化浊。

3. **主治**　适用于高脂血症湿浊痹阻证。主症可见，头重如裹，昏昏欲睡，脘腹痞满，阴雨天加重，肢体困重，舌体胖大，苔白腻。次症可见，呕恶涎沫，口粘不渴，面浮肢肿，食少纳呆，小便浑浊，大便不爽，脉濡。具备主症 3 项，或主症 2 项，加次症 2 项，即可辨为湿浊痹阻证。基于运脾通心方优化研究发现高脂血症湿浊痹阻证患者口粘不渴症状较明显，且运脾通心方可以较好地改善患者的口粘不渴症状，故口粘不渴症状可作为湿浊痹阻证辨证的主症之一。

4. **方解**　运脾通心方中，藿香味辛性微温，归脾、胃、肺经，功效芳香醒脾、祛湿化浊，为芳香化湿浊之要药，《本草正义》云："藿香，清芬微温，善理中州湿浊痰涎，为醒脾快胃，振动清阳妙品"，恰合脾胃失调、湿浊痹阻的病机，故为君药。苦杏仁苦辛，善入肺经，通宣上焦肺气，使气化则湿化；茵陈苦泄下降，归脾、胃、肝、胆经，善渗利脾胃肝胆湿热之邪，使之从小便而出，与杏仁共为臣药，以助君药祛湿化浊。佐以枳实辛行苦降，破气消积，化痰除痞；厚朴苦燥辛散，燥湿消痰，下气除满，以调畅气机、行气化湿。郁金味辛性寒，归肝、胆、心经，活血行气，疏肝解郁，清心凉血，可解肝郁脾虚和血瘀之患，性寒清热可制约其温燥之弊，并引诸药入血脉，为使药。纵观运脾通心方全方，方中藿香运化中焦，杏仁宣化上焦，茵陈渗利中下焦，宣上、畅中、渗下三法并用，三焦并调，使湿浊之邪从上中下三焦分消，此乃路志正教授善于"宣上、畅中、渗下"三法并用以祛湿化浊的具体体现。枳实、厚朴行气除满，调畅气机，气行则水行湿化。郁金行气解郁以治木克土之弊，又可活血化瘀，制约其药物温燥之弊，引诸药入血脉。全方用药轻灵活泼，切合高脂血症脾胃失调、湿浊痹阻之病机关键。

5. **加减**　中医治疗疾病强调因时、因地、因人三因制宜，重视辨证论治。因此，临床在具体应用运脾通心方时可根据患者的病机兼加不同，而有所加减。基于运脾通心方加减优化研究显示，若脾虚明显，症见食少纳呆，倦怠乏力者，酌情加用麸炒薏苡仁 30g、麸炒白术 15g、茯苓 30g、太子参 15g 或五爪龙 15g 以益气健脾；若兼血瘀证者常酌情加用当归 12g 或丹参 15g 活血化瘀，兼食滞证者常酌情加用焦神曲 12g、焦麦芽 12g、焦山楂 12g，兼湿滞中焦明显者常酌情加用砂仁 6g、白豆蔻 6g、紫苏梗 12g，兼湿郁化热者常酌情加用少量黄连 10g、黄芩 10g、川楝子 6g，兼痰热者加用竹半夏 12g、瓜蒌 9g 或竹茹 12g，兼痰湿呕恶明显者酌情加用姜半夏 12g 或法半夏 9g，若兼痰湿痹阻心胸者常酌情加用瓜蒌 9g、薤白 10g、紫苏梗 12g。

四、临床应用要点

1. **适应人群** 高脂血症湿浊痹阻证患者。

2. **适应证**

（1）符合高脂血症西医诊断标准，即胆固醇（TC）≥ 6.22mmol/L，或甘油三酯 (TG) ≥ 2.26mmol/L，或低密度脂蛋白胆固醇（LDL-C）≥ 4.14mmol/L，或高密度脂蛋白胆固醇 (HDL-C) ≤ 1.04mmol/L。

（2）符合湿浊痹阻证中医诊断标准，主症可见：头重如裹，昏昏欲睡，脘腹痞满，阴雨天加重，肢体困重，舌体胖大，苔白腻。次症可见：呕恶涎沫，口粘不渴，面浮肢肿，食少纳呆，小便浑浊，大便不爽，脉濡。具备主症 3 项，或主症 2 项，加次症 2 项，即可辨为湿浊痹阻证。临床应用时，可将口粘不渴作为湿浊痹阻证辨证的主症之一。

3. **禁忌证** ①中医辨证不属于湿浊痹阻证者，不宜应用或不宜直接应用，应根据患者病机的不同，适当加减化裁；②过敏体质，对运脾通心方药物过敏者。

4. **疗程** 用药疗程 12 周，需不间断连续服药。

5. **不良反应** 运脾通心方无明显不良反应。

五、特色优势

高脂血症是体内血脂代谢异常导致一系列病理变化的病证，是动脉粥样硬化和缺血性心脑血管疾病的独立危险因素之一。研究表明随着人群 TC、LDL-C 水平的增加和 HDL-C 水平的降低，缺血性心脑血管疾病的发病危险增高。随着社会经济的发展，我国人群高脂血症的患病率和平均血清 TC 水平正逐步升高，但是目前我国高脂血症的知晓率、治疗率及控制率均较低。目前高脂血症的治疗主要是降脂药物的应用。国内外大规模的研究表明血浆胆固醇水平每降低 1%，心血管事件发生的危险性可降低 2%。他汀类药物降脂疗效确切，是临床上应用广泛的降脂药物。但是随着对高脂血症研究的不断深入，他汀类药物的不良反应也越来越受到人们的关注，特别是横纹肌溶解症等严重不良反应的发生。同时，他汀类对肝脏、肌肉、神经系统的损害作用，也在一定程度上限制了其临床应用。

路志正教授认为高脂血症的发生与饮食、情志、劳逸等因素损伤脾胃、湿浊内生有关。高脂血症的病机关键为脾胃失调、湿浊内生，病理因素主要为湿浊痰瘀。治疗上，路志正教授认为调理脾胃可使脏腑充、阴阳和，水谷直转精微而不化生脂浊；祛湿化浊可使脾胃健、运化畅，水液敷布周身而不蕴湿成痰，故路志正教授论治高脂血症迥异于常规之“痰浊”“血瘀”之论，而是着眼于“痰浊”“血瘀”的初始病变，以调理脾胃、祛湿化浊之法，既病防变，截断病势，取得较好疗效。运脾通心方是路志正教授调理脾胃、祛湿化浊治疗高脂血症的经验方，临床上广泛用于高脂血症、冠心病等心血管疾病的治疗，取得较好疗效。

临床研究显示，路志正教授应用运脾通心方加减治疗高脂血症湿浊痹阻证患者30例，血脂改善总有效率86.67%，临床症状改善总有效率90.00%；运脾通心方对比辛伐他汀、绞股蓝总甙片治疗高脂血症湿浊痹阻证的随机对照试验，最终共纳入250例，运脾通心方组82例，辛伐他汀组87例，绞股蓝总甙片组81例，三组患者在性别、年龄、身高、体重、体重指数、病程、合并病、血脂水平及中医症状积分方面差异无统计学意义，具有可比性。血脂疗效方面，运脾通心方总有效率82.93%，辛伐他汀总有效率91.95%，绞股蓝总甙片总有效率71.60%，运脾通心方治疗高脂血症的疗效优于绞股蓝总甙片，弱于辛伐他汀。中医症状疗效方面，运脾通心方总有效率89.02%，辛伐他汀总有效率60.92%，绞股蓝总甙片总有效率65.43%，运脾通心方在改善高脂血症患者中医临床症状方面优于辛伐他汀和绞股蓝总甙片。运脾通心方治疗高脂血症具有较好的安全性，治疗期间无明显不良反应发生。因此，运脾通心方治疗高脂血症湿浊痹阻证，不仅可以显著改善患者湿浊痹阻证的临床症状，提高生活质量，而且可以较好地调节患者的血脂代谢，安全无明显不良反应。

六、注意事项

运脾通心方服药期间，应忌烟酒及辛辣、生冷、油腻食物。孕妇、哺乳期妇女以及计划怀孕者，应在医师指导下服用。半年内曾患急性心肌梗死、脑血管意外、PCI术后或其他重大手术后者，应严格服用降脂药物治疗，将血脂控制在目标范围内，不宜单纯使用运脾通心方治疗。合并心、肝、肾、造血系统、免疫系统等全身严重性疾病的患者，不宜服用或者应在医师指导下服用。运脾通心方是路志正教授几十年临床经验的结晶，临床观察及临床研究均未见明显不良反应的发生。如果在临床应用中出现药物不良反应，例如对运脾通心方过敏者，应立即停药；出现肝肾功能损害者，应立即停药并予保肝药物治疗等。

七、科学评价

运脾通心方是路志正教授几十年临床经验的结晶，是调理脾胃学术思想的重要组成部分。路志正教授认为，随着社会经济的发展，人们的生活习惯和饮食结构发生了重大的变化，饮食不节，包括过食肥甘厚味，劳逸过度，加之社会竞争激烈，生活节奏日渐加快，工作精神压力大，往往导致脾胃运化失常，湿浊内生，百病乃成。高脂血症的发生与饮食、情志、劳逸过度等相关，病机关键为脾胃失调、湿浊痹阻，涉及肝失疏泄、肾失气化，病理因素湿浊痰瘀。运脾通心方用药轻灵活泼，切中脾胃失调、湿浊痹阻之高脂血症病机关键，可以较好地改善湿浊痹阻的临床症状，调节血脂代谢。

高脂血症是缺血性心脑血管疾病的独立危险因素之一，随着高脂血症发病率和人群血脂水平的升高，缺血性心脑血管疾病的发病率增加。运脾通心方调理脾胃可使脏腑充、阴阳和，水谷直转精微而不化生脂浊，祛湿化浊可使脾胃健、运化畅，水液敷布周身而不蕴湿成痰。运脾通心方调理脾胃、祛湿化浊，可以杜绝湿浊痰瘀等病理性产物的生成，从而避免湿浊痰瘀痹阻心脉，治疗胸痹。运脾通心方是祛湿化浊通心方临床应用过程中进一步优化而成，临床研究证实祛湿化浊通心方治疗冠心病安全有效。因此，运脾通心方以其在治疗高脂血症、冠心病等心脑血管疾病中的独特优势，在治疗心脑血管疾病中具有重要地位。

通过长期的临床实践及前瞻性的临床研究证实，运脾通心方治疗高脂血症，可以较好地改善患者的血脂代谢及临床症状，且对血尿便常规以及肝肾功能、CK、ALP 影响不大，无明显不良反应。

1. “973”计划课题“祛湿化浊通心方的药物配伍规律及其作用机理研究”结果

（1）祛湿化浊通心方治疗胸痹心痛回顾性研究分析：为分析路志正教授治疗胸痹心痛湿浊痹阻证的特点和用药规律，制定了回顾性调查方案，对 92 例胸痹心痛的病例资料进行回顾性调查研究，研究结果发现，42% 的患者喜欢油腻、生冷、煎炸、烧烤、辛辣等食物，可能是导致胸痹心痛的主要原因之一；42% 的患者肥胖或超重；胸痛以闷痛为主者占 65.2%，部位以心前区为主者占 68.5%；常见的诱发因素为饱餐、情绪激动和劳累，其中饱餐占 55.4%，劳累占 41.3%，情绪激动占 39.1%；64.1% 的患者胃脘痞满，57.6% 的患者倦怠乏力，脾胃证候明显；从大便情况来看，稀溏者占 23.9%，粘腻不爽者占 27.2%；从舌苔来看，苔腻者占 47.8%，可知胸痹心痛与脾胃失调、湿浊阻滞相关；全部病例使用 29 味药物，使用频率由高到低依次为半夏、苦杏仁、薏苡仁、茯苓、枳实、郁金、厚朴、甘草等，此与祛湿化浊通心方的大部分药物相吻合，符合路志正教授临床用药实际。以上研究内容为化浊祛湿通心方的来源提供了有力的支撑。

（2）胸痹心痛脾胃证候调查研究分析报告：为研究脾胃证候在胸痹心痛中的作用，为路志正教授调理脾胃治疗胸痹心痛提供临床支撑。采用中医证候临床流行病学调查的方法，对患者的一般情况，如体型，饮食口味、饮食喜好、饮食速度、主食和副食量、饮食冷热，烟酒，所患疾病，脾胃症状，心脏症状及其他症状，舌脉等进行了调查。研究结果：通过对2898例胸痹心痛患者脾胃证候调查，发现年龄50岁以上居多；体型中等体型居多(63%)；35.8%的患者喜欢吃热饭；所患疾病中有冠心病者2451例，占84.6%，其次为高血压1766例，占60.9%，其他疾病中最常见者为糖尿病702例，占24.2%；在胸痹心痛中有胃部症状者2229例，占76.9%，无胃部症状者669例，占23.1%；口苦者710例，占24.5%，口粘者640例，占22.1%，口淡者614例，占21.2%；嗳气者782例，占26.9%，泛酸者730例，占25.2%，烧心者712例，占24.6%，嘈杂者287例，占20.8%；倦怠乏力者2050例，占70.7%，腹胀者1148例，占59.6%。通过以上研究可知，76.9%的胸痹心痛患者具有脾胃症状，说明从调理脾胃治疗的可行性和重要性，为路老调理脾胃治疗胸痹心痛提供了重要数据支撑。

(3)祛湿化浊通心方治疗胸痹心痛的临床研究：研究对象来源于2009年10月至2013年3月中国中医科学院广安门医院、石家庄市中医院、保定市第一中医院、河南省中医院、望京医院等多家医院的心血管科及综合科门诊患者，明确诊断为冠心病湿浊痹阻证。对照组给予西药治疗，治疗组在西药治疗基础上给予化浊祛湿通心方(藿梗(后下)12g、苏梗(后下)12g、厚朴12g、炒杏仁9g、白豆蔻(后下)5g、石菖蒲10g、郁金12g等)治疗，疗程均为4周。研究最终纳入符合研究方案的胸痹心痛湿浊痹阻证病人243例，治疗组165例，对照组78例。两组患者在性别、年龄、心电图、心绞痛情况、血脂、合并症、症状积分等方面差异无统计学意义($P>0.05$)，具有可比性。研究结果表明，治疗组心绞痛疗效明显优于对照组，显效率为57.0%，有效率为36.4%，无效6.6%，加重0%，总有效率93.4%，对照组显效率、有效率、无效、加重分别为32.1%、50.0%、17.9%、0%，总有效率82.1%。治疗组心电图疗效明显优于对照组，显效率35.2%，有效率26.1%，无效37.5%，加重1.2%，总有效率为61.3%，对照组显效率、有效率、无效、加重分别为17.9%、35.9%、46.2%、0%，总有效率53.8%；治疗组与对照组比较，硝酸甘油减停率无明显差异；治疗组中医症候疗效明显优于对照组，总有效率95.8%，胸闷、脘腹痞闷、头昏如蒙等症状较对照组有明显的改善($P<0.05$)；治疗组治疗前后血脂四项均值比较，HDL-C、LDL-C、TC差异具有统计学意义($P<0.05$)，TG未见明显差异($P>0.05$)；肝肾功能未见明显差异($P>0.05$)，均在正常范围内。结论：化浊祛湿通心方可明显改善稳定劳力型心绞痛患者的心绞痛症状、心电图表现、中医证候和血脂代谢，未见明显不良反应。

此外，化浊祛湿通心方调节血脂代谢的作用机理研究表明，化浊祛湿通心方改善高脂血症患者血脂异常的作用并不完全作用于靶点，而是更注重改善机体脂代谢的内环境。

2. 中央保健局课题“祛湿化浊法对老年血脂异常的干预研究”结果

病例来源于2009年10月至2013年3月中国中医科学院广安门医院、河北省石家庄市中医院、保定市第一中医院心血管内科及综合科门诊患者，明确诊断为高脂血症湿浊痹阻证。对照组给予绞股蓝总甙60mg口服3/日；治疗组给予祛湿化浊通心方水煎剂治疗，疗程均为8周。最终纳入符合研究方案的老年血脂异常患者150例，随机分为2组，其中祛湿化浊通心方组78例，绞股蓝总甙片组72例。两组患者在年龄、性别、治疗前中医证候、血脂水平及高脂血症诊断分型、合并病等方面比较，差异无统计学意义（$P>0.05$），具有可比性。研究结果有效性评价如下：

（1）组内比较：治疗组治疗前后TC、HDL-C、LDL-C水平差异无统计学意义（$P>0.05$），TG水平差异具有明显统计学意义（$P=0.000<0.05$），说明祛湿化浊通心方可以有效降低血清TG水平。

（2）组间比较：①血脂水平方面，治疗组与对照组治疗后血清TC、HDL-C水平比较，差异无统计学意义（$P>0.05$），血清TG、LDL-C水平比较，差异具有统计学意义（$P<0.05$）；治疗组治疗前后TG差值与对照组治疗前后TG差值具有统计学意义（$P<0.05$），HDL-C、LDL-C差值不具有统计学意义（$P>0.05$）。②血脂达标情况方面，治疗组与对照组在降TG疗效方面差异具有统计学意义（$P<0.05$），两组在TC、HDL-C及LDL-C达标方面差异无统计学意义（$P>0.05$）。③血清CRP方面，治疗组和对照组治疗前后CRP差异均无统计学意义（$P>0.05$）。④中医证候积分方面，治疗组与对照组治疗后胸闷、头昏、食少纳呆、大便不爽、肢体沉重、脉象及证候总积分差异有统计学意义（$P<0.05$）。安全性评价：治疗组治疗前后BUN、Cr、ALT、AST变化差异无统计学意义（$P>0.05$），均在正常范围内。通过以上研究可知，祛湿化浊通心方可明显改善血脂代谢异常患者的临床症状，有效降低TG、LDL-C，降低TG疗效明显优于对照组，治疗后血脂达标情况亦优于对照组，未见明显不良反应，具有较好的安全性。

八、临床验案举例

验案1

田某，男，48岁，2007年6月19日初诊。

主诉：间断胸闷、胸痛3年余。

病史：2004年患者因胸闷、胸痛就诊于东方医院，经检查诊断为急性心肌梗死，转至北京医院行支架置入治疗，治疗后胸闷胸痛症状减轻。2007年

3月患者因胸闷、胸痛，于北京医院检查示急性心肌梗死，再次行支架置入治疗，术后恢复良好。2007年5月体检示：TG 3.12mmol/L。既往高血压病史。

现症：间断胸闷、胸痛，无气短、乏力，酒后睡眠打鼾，纳可，睡眠易醒。大便正常，小便偏黄。

体征：平素血压140/100mmHg，服代文后血压控制于130/80mmHg。体形偏胖，面色晦暗，口唇紫暗，舌胖大，苔薄微腻，脉弦滑。

诊断：中医诊断：血浊　脾胃失调　痰湿瘀阻证；西医诊断：①高脂血症，②冠心病、心肌梗死、支架置入术后，③高血压病。

治法：醒脾化湿，化浊通心

处方：藿荷梗(后下)各10g，太子参15g，西洋参(先煎)10g，炒枳实15g，厚朴花12g，茵陈12g，竹半夏10g，炒杏仁9g，炒苡仁20g，茯苓30g，婆罗子10g，郁金12g，黄连6g，炒三仙各12g，鸡内金12g，炒柏仁18g，旋覆花(包煎)10g，胆星10g，竹沥汁30ml，炙甘草8g，7剂，水煎服，日1剂，分早晚两次服。

二诊（2007年6月26日）：服上药后诸症明显改善，无明显不适，打鼾症状减轻，纳可，睡眠改善，二便正常。舌淡暗，苔薄白，脉弦滑。效不更方再进14剂。

三诊（2007年7月10日）：晨起时有头晕，位置在颠顶或头两侧，血压130/80mmHg，TG 2.54mmol/L，纳眠可，大便日一行，不成形，小便可。舌淡暗，苔略白腻，脉弦滑。上方去茵陈，加柴胡12g，荷叶12g，14剂，水煎服，日1剂，分早晚两次服。

四诊（2007年7月24日）：服上方14剂，药后打鼾减轻，无头晕，头痛，纳可，眠安，大便日一行，仍不成形，小便正常。舌淡暗，苔薄白，脉沉滑。复查生化：TG 2.12mmol/L。治宗前法，第一方去茵陈加炒苍术12g，炒枳实改12g，14剂，水煎服，日1剂，分早晚两次服。

按：患者中年男性，平素饮食不节，过食肥甘厚味，暴饮暴食，损伤脾胃，脾胃运化失常，湿浊内生，致使血脂异常及心脉痹阻。年四十阴气自半，加之患者两次支架术后，必然戕伐正气，损伤气血，致使正气不足。今观其面色晦暗，口唇紫暗，舌胖大，苔薄微腻，脉弦滑，亦为痰湿瘀滞中焦之象，故当醒脾化湿、化浊通心，兼以益气健脾辅助人体正气。方中荷梗苦降，善理气宽中，藿梗辛微温，善芳香醒脾化湿，二者并用以合脾胃之升降，健运中焦以化湿，切合脾胃失调、痰湿瘀滞病机，为君药。太子参、西洋参益气健脾、辅助正气，半夏燥湿消痰，枳实、厚朴花、婆罗子调畅气机、行气化湿，杏仁宣化上焦，茯苓、薏苡仁渗利中下焦，祛湿化浊，诸药合用助君药健脾化湿，共为臣药。炒三仙、鸡内金消食健脾；茵陈、黄连清利湿热；胆南星、竹沥清热化痰；旋覆花温散，消痰行水；郁金行气解郁、活血化瘀；炒柏子仁养心安神；共为佐药。炙甘草益气健脾，调和诸药，为使药。全方诸药合用共奏醒脾化湿、化浊通心之功，对于改善患者临床症状、血脂水平，以及治疗冠心病均有较好疗效。二诊时患者诸症明显改善，效不更方再进14剂。三诊时患者晨起时有头晕，位置在颠顶或头两侧，大便日一行，不成形。四诊合参，头晕为脾气虚弱、清阳不升以及脾胃失调、湿浊痹阻，肝胆经气不利所致，故加用柴胡、荷叶。柴胡、荷叶与西洋参、太子参等益气健脾之药合用，可以益气升阳，同时柴胡又为入肝胆经之主药，善于疏达肝胆气机，共奏止头晕之功。荷叶可以利湿升阳，与方中健运脾胃、祛湿化浊药物合用，可以加强祛湿化浊之功，使脾胃健、运化畅，水液敷布周身而血脉调和，治疗大便不成形等脾病湿盛之证。盖茵陈苦微寒，恐其有伤胃之弊，故去之。四诊时患者诸症明显减轻，唯大便不利，故加炒苍术以加强健运脾胃、祛湿化浊之力，恐枳实用量过大，有伤脾胃之憋，故减为12g。之后随访，患者诸症缓解，无明显不适。

验案2

钱某，男，44岁，2007年11月6日初诊。

主诉：精神不振1月余。

病史：近1月患者自觉精神不振，时有困乏、头晕，自汗，心前区憋闷。当日生化检验：TG 2.34mmol/L，HDL 0.71mmol/L。

现症：精神不振，时有困乏、头晕，自汗，心前区憋闷，纳眠可，二便调。

体征：体形稍胖，舌暗红，苔薄黄腻，脉沉涩，时结代。

诊断：中医诊断：血浊　脾胃虚弱　湿浊痹阻证；西医诊断：高脂血症。

治法：益气健脾，祛湿化浊

处方：五爪龙18g，西洋参（先煎）10g，藿荷梗（后下）各10g，厚朴花12g，炒杏仁10g，生炒薏仁各20g，茯苓30g，炒白术12g，泽泻15g，泽兰12g，茵陈12g，郁金12g，水煎服，14剂，水煎服，日1剂，分早晚两次服。

二诊（2007年12月18日）：不适症状明显改善，气色明润，纳眠可，二便调，舌暗红，苔薄白，根微黄，脉沉涩。复查：TG 2.12mmol/L，HDL-C 0.8mmol/L。

按：患者中年男性，平素饮食不节，过食肥甘厚味，损伤脾胃，湿浊内生，发为高脂血症。今观其舌暗红，苔薄黄腻，脉沉涩，时结代，亦为脾胃虚弱，湿浊痹阻之证，兼有血瘀为患。故当调理脾胃、祛湿化浊，兼以活血化瘀治之。方中五爪龙、西洋参益气健脾，使脏腑充、阴阳和，水谷直转精微而不化生脂浊，为君药。茯苓、炒薏苡仁、炒白术利湿健脾，助君药健脾化湿；藿梗辛开，芳香醒脾化湿，荷梗苦降，理气宽中，二者并用以合脾胃之升降，健运中焦以化湿，共为臣药。炒杏仁宣化上焦，茵陈、生苡仁渗利中下焦，泽泻渗利下焦；厚朴燥湿消痰，行气化湿，诸药共奏祛湿化浊之功，共为佐药。泽兰利水消肿，活血通经，郁金解郁活血，清心凉血，二者兼治瘀血，为使药。全方诸药合用以健脾化湿，切合脾胃虚弱、湿浊痹阻病机。二诊时患者诸症较前改善，治宗前法，前方加炒枳实12g，枳实、炒白术合用，寓枳术丸意，加强调理脾胃之功。之后随访，患者诸症消失。

九、传承体会

1. 名老中医学术思想都有其脉络可循，其继承和吸收了前人有关学术思想的精髓。路志正教授调理脾胃学术思想的形成具有一定的渊源，其继承了中医四部经典及四位医家有关脾胃学思想。

名老中医经验传承都有一定的渊源，他们继承和吸收了前人有关学术思想的精华。路志正教授也是在继承了《黄帝内经》《伤寒论》《金匮要略》《温病条辨》等中医四部经典与“李东垣、叶天士、王士雄、吴澄”等四位医家的有关脾胃学思想的基础上，结合自己多年的临床经验，创造性地提出了“持中央，运四旁，怡情致，调升降，顾润燥，纳化常”为核心的调理脾胃的学术思想。

（1）《黄帝内经》脾胃学思想的继承：《黄帝内经》详述了脾胃的生理功能及病理变化，形成了以脾胃为中心的脏腑学说，奠定了脾胃学思想的基础。如《素问·灵兰秘典论》云：“脾胃者，仓廪之官，五味出焉”，《素问·五脏别论》云：“胃者，水谷之海，六腑之大源也。五味入口，藏于胃，以养五脏气，气口亦太阴也，是以五脏六腑之气味，皆出于胃，变见于气口”，《素问·刺禁论》中说：“脾为之使，胃为之市”，《素问·经脉别论》中说：“食气入胃，散精于肝，淫气于筋……饮入于胃，游溢精气，上输于脾。脾气散精，上归于肺，通调水道，下输膀胱。水精四布，五经并行，合于四时五脏阴阳，揆度以为常也”。脾胃在生理上相互作用，在病理上相互影响，“脾病不能为胃行其津液”，脾胃“升清降浊”生理功能失调，可产生诸多病症。同时，认识到“阳道实，阴道虚”，即脾病多虚、胃病多实，治疗上胃病多泻实，脾病多补虚。另外，疾病诊治时非常重视“脾胃为后天之本”的重要作用，即“平人之常气禀于胃。胃者，平人之常气也，人无胃气曰逆，逆者死”。

路志正教授继承了《黄帝内经》脾胃中心论的思想，认为诸脏虚损，四肢痿软，皆从脾治，并提出了五脏心痛的概念及证治。认为调理脾胃时应遵从脾胃本身的生理特点，治脾宜温补，治胃需通泻。路志正教授认为治湿宜三焦通调，治脾为先，治疗水湿疾病时喜用三仁汤，以杏仁宣化上焦，白豆蔻畅通中焦，薏苡仁淡渗下焦，使水湿之邪从三焦分消。此外，路志正教授继承了《黄帝内经》情志致病论的思想，临床治病重视肝脾同调，常以白芍、郁金等柔肝养阴之品，与白术、茯苓、甘草等益气健脾之品同用，共奏肝脾同治之效。

（2）《伤寒论》《金匮要略》脾胃学思想的继承：张仲景非常重视脾胃为后

天之本的作用，认识到疾病的发生、发展以及传变，都是正邪交争的过程。脾胃为五脏六腑之大源，脾胃健运，气血化源充足，营卫调和，则正气旺盛，正能胜邪，有助于疾病向好转或痊愈的方向转变；否则脾胃功能失调，气血化源匮乏，营卫失和，则正气不足，正不胜邪，致使疾病向恶化甚至死亡的方向转化。因此，立法选方以及疾病的调护，时时护脾胃为要，指出“四季脾旺不受邪，即勿补之”。同时，强调脾胃的升降功能，开创了“辛开苦降”之法用以调理脾胃之升降。

受《伤寒论》及《金匮要略》脾胃学思想的影响。路志正教授认为邪正进退，脾胃为重，治病重视调理脾胃，用药合脾胃之生理特性，顾脾胃之润燥，调脾胃之升降。基于《金匮要略》中治疗胸痹思想的认识，提出了“调理脾胃治疗胸痹”的观点，并自拟了祛湿化浊通心方治疗胸痹，取得较好疗效。路志正教授重视中医治未病的思想，创制了“路氏八段锦”“路氏养生”。同时，路志正教授认为人体对于疾病的预防职在营卫之气，而营卫之气均源于脾胃之气。故路老认为对于疾病的预防首先在于调理脾胃之气，使其功能如常，而使营卫调和，抗邪有力。

（3）《温病条辨》脾胃学思想的继承：吴鞠通重视胃气的存在，疾病之初起后，强调顾护胃气，正如吴氏所言“病初起，且去入里之黄芩，勿犯中焦……”，故在治上焦病时从所选方药中去掉有碍脾胃经的药物，以防引邪深入。同时在疾病的预后也强调胃气的存在，如“盖十二经皆禀气于胃，胃阴复而气降得食，则十二经之阴皆可复也。”因此，吴鞠通组方遣药有法，主张泻热通腑，中病即止；温运中洲，顾护脾胃；辛开苦降，巧用寒凉；诸脏平调，旨在脾胃，用药合脾胃之生理，顾护脾胃为要。

路志正教授继承了其治疗温病的经验，认为燥性干涩，治宜滋润，注重温燥与凉燥的不同证治，如温燥用桑杏汤，凉燥用杏苏散。同时，认为胃为阳土，其病多阴虚，不可过用久用攻伐之品，耗气伤液之品，注重甘凉濡润以养胃阴。

（4）四位医家脾胃学思想的继承：李东垣非常重视脾胃为后天之本、气血生化之源的重要作用，提出了“内伤脾胃，百病由生”的观点，认为外感六淫、饮食不节、劳逸过度、精神刺激等皆可损伤脾胃，导致脾胃虚弱，脾气不足，百病乃生。病理机制与脾胃受损、五脏皆损有关。受李东垣脾胃学思想的影响，结合时代特点，路志正教授提出了新时代内伤脾胃的致病因素及病理机制，即认为随着经济的发展，物质生活水平的提高，人们饮食不节，过食肥甘厚味，暴饮暴食，劳逸过度，加之社会竞争激烈，工作精神压力大，往往导致脾胃运化失常，湿浊内生，百病乃成。病理机制与脾胃失调、湿浊内生密切相关，并善于从调理脾胃治疗各种代谢性疾病。同时受李东垣“阴火论”的影响，临床中治疗失眠、口腔溃疡等疾病时多遵“阴火”之说，以调补脾胃法治之。

叶天士认为脾胃位居中洲，以运四旁，其性一阴一阳，一升一降，一脏一腑，故“脾胃当分析而论”。正如《临证指南医案》云：“纳食主胃，运化主脾”，“太阴湿土，得阳始运，阳明阳土，得阴自安，以脾喜刚燥，胃喜柔润也”，“脾阳不足，胃有寒湿，一脏一腑，皆宜于温燥升运者，自当悟遵东垣之法；若脾阳不亏，胃有燥火，则当遵叶氏养胃阴之法”。叶天士重视脾胃学说，继承李东垣脾胃学思想的基础上，结合自己的临床实践，形成了胃阴学说，并主张脾胃当分而论之。路志正教授受叶天士养胃阴学术思想的影响，亦认为脾胃其性各异，当分而治之，即“脾宜升则健，胃得降则安”，治脾宜温燥升发之法，治胃宜甘凉润降为要。

吴澄倡言“理脾阴”，创造性地提出了理脾阴的思想和治疗法则，与叶天士“养胃阴”之说相得益彰，交相辉映，实补东垣之未备。路志正教授承叶、吴之说，各取所长，提出了“顾润燥”的学术思想，使脾胃学思想更加完整和全面。王士雄所著《温热经纬》一书，详述了六气之阴阳，发展了霍乱之理论，路志正教授继承了王氏六气学说，指出“治风、燥、湿，当分寒热，暑与火热同类，其病多兼湿”等。同时，路志正教授认为脾胃升降为要，气机舒展为本，治疗上化湿和中，升降为要。

（5）当代学术背景的影响：董建华教授强调胃的通降功能，认为胃气以通为顺，治疗时既重视脾胃分治，又强调脾胃同治。徐景藩教授认为脾其主要功能在“运”和“化”，胃之受纳磨谷，治疗时强调脾胃当分而论之，用药有别。邓铁涛教授提出脾与五脏相关，认为脾胃为人体气血之大源，脾胃安而五脏调，同时认为脾胃阴阳各异，润燥不同，升降有别，治疗时脾宜升、胃宜降，脾宜燥、胃宜润。颜德馨教授认为“脾统四脏”，为气血之大源，并创立“衡法”治则，通过调理气血以治疗全身疾病。李振华教授提出了“脾多虚，胃多实”的观点，同时认为在治疗脾胃疾病时不仅只局限于脾胃，同时还应该紧密联系肝，强调“脾宜健，肝宜疏，胃宜和”的观点。这些学术观点和思想使中医脾胃学思想的内容更加丰富和完善。

路志正教授在继承《黄帝内经》《伤寒论》《金匮要略》《温病条辨》等脾胃学思想的基础上，受“李东垣、叶天士、王士雄、吴澄”等医家脾胃学思想的影响，结合自己多年的临床实践经验和当代的学术背景，创造性地提出了“持中央，运四旁，怡情致，调升降，顾润燥，纳化常”为核心的调理脾胃的学术思想。

2. 继承是创新的基础，创新是继承的发展。

名老中医在继承前人经验的基础上，结合长期的临床实践，创造性地提出了各具特色的学术思想。路志正教授在继承前人脾胃学思想基础上，结合长期临床实践，创造性地提出了“持中央，运四旁，怡情致，调升降，顾润燥，纳化常”为核心的调理脾胃学思想。

路志正教授在继承前人及后世医家脾胃学思想的基础上，结合自己多年的临床实践经验和当代学术背景，创造性地提出了“持中央，运四旁，怡情致，调升降，顾润燥，纳化常”为核心的调理脾胃的学术思想，在治疗冠心病、高脂血症等心血管系统疾病的应用中，取得较好疗效。

路志正教授认为脾胃同居中焦，以膜相连，两者一阴一阳，一脏一腑，一表一里，一纳一化，一升一降，一燥一润，相反相成。脾体阴而用阳，喜燥恶湿，以升为健，胃体阳而用阴，喜润而恶燥，以降为和，两者纳化相得，升降相因，燥湿相济，正如叶天士说：“太阴湿土，得阳始运，阳明燥土，得阴自安。”

路志正教授调理脾胃法的“持中央，运四旁”，强调了调理脾胃治疗疾病的重要性，即围绕中央脾胃的特性与生理功能，结合脾胃和其他脏腑、经络、气血、津液等生理病理联系，治疗与脾胃相关的各种疾病。“怡情致，调升降”即和悦情志、调畅气机，强调了肝和脾的关系，治病时注重“怡情致”以调肝，“调升降”即升清降浊之法并用，意欲升清则稍加降浊之品，希其降浊而少佐升清之味，以恢复脾升胃降的功能。“顾润燥，纳化常”是从脾胃的特性和生理功能来阐述调理脾胃的方法，“顾润燥”即照顾“脾喜燥恶湿、胃喜润恶燥”的生理特性，用药润燥兼顾；“纳化常”即脾主运化和胃主受纳的生理功能，只有脾胃润燥相宜，才能纳化正常。

路志正教授善于调理脾胃治疗冠心病等心血管系统的疾病。路志正教授认为脾胃为后天之本，气血生化之源，人体气机升降的枢纽。脾胃与心在生理上存在密切联系，包括经络联系、五行联系、气血联系、气机升降联系，在病理上亦相互影响。因此，善于调理脾胃治疗冠心病，常用的治法有健脾益气养血法、健脾行气化湿消食法、醒脾化湿祛浊通心法、理脾清热化痰法等。调理脾胃治疗冠心病重在“调”，调理脾胃使脏腑充、阴阳和，同时重视三因制宜和因势利导；调理脾胃治疗冠心病重在调畅气机，常升清降浊之法并用，意欲升清则稍加降浊之品，希其降浊而少佐升清之味，从而使升降相因，出入相济。化浊祛湿通心方是路志正教授调理脾胃治疗冠心病的核心处方。

3. 名老中医学术思想在指导临床实践中不断创新和发展，逐步形成了独特的治病经验。路志正教授治疗高脂血症，迥异于常规“痰浊”“血瘀”之论，善于调理脾胃、祛湿化浊治疗高脂血症。

路志正教授认为，随着经济的发展和时代的进步，人们的饮食结构和生活方式发生了变化，饮食不节，过食肥甘厚味，劳逸过度，加之社会竞争激烈，工作精神压力大，往往导致脾胃运化失常，湿浊内生，百病乃成。高脂血症的形成与饮食不节、情志失调、劳逸过度等有关，病机关键是脾胃失调、湿浊痹阻，涉及肝失疏泄、肾失气化，病理因素主要为湿浊痰瘀。路志正教授认为调理脾胃可使脏腑充、阴阳和，水谷直转精微而不化生脂浊；祛湿化浊可使脾胃健、运化畅，水液敷布周身而不蕴湿成痰。因此，治疗上主要着眼于“痰浊”“瘀血”的初始病变，以调理脾胃、祛湿化浊之法，截断病势，取得较好疗效。路志正教授治疗高脂血症重在祛湿化浊，常以藿朴夏苓汤、三仁汤等加减化裁治之，常用药物有藿梗、荷梗、紫苏梗、厚朴、姜半夏或竹沥半夏、炒枳实、炒杏仁、炒薏苡仁、茯苓、茵陈、石菖蒲、郁金等。常用的药物组合有枳实配厚朴、藿梗配紫苏梗、石菖蒲配郁金、荷梗配紫苏梗、炒杏仁配炒薏苡仁、谷芽配麦芽、枳实配白术、苍术配白术等。由藿香、炒杏仁、枳实、厚朴、茵陈、郁金六味药物组成的运脾通心方，为路志正教授调理脾胃、祛湿化浊治疗高脂血症的核心处方，该方用药轻灵活泼，切中“脾胃失调、湿浊痹阻”的病机关键。

4. 名老中医学术思想形成后，建立传承模式和传承团队，是将名老中医经验不断传承、借以发扬光大的重要途径。路志正教授调理脾胃学术思想传承过程中，逐步建立了调理脾胃治疗心系疾病的传承团队。

名老中医经验传承过程中，传承模式和传承团队的建立，是将名老中医经验不断发扬光大的重要途径。路志正教授认为中医是实践性很强的生命科学，因此通过师带徒、师承制博士后培养、成立名医工作室等方式，建立传承团队十分必要。一方面，指导老师通过口传面授、临床应诊和实际操作向继承人传授经验和专长；另一方面，继承人通过跟师学习和不断实践，学习老师的临床经验。通过这种教学相长、因材施教、学思结合、理论与实践紧密联系的方式，既可以使学生在医疗实践、生活接触中不断感悟老师的师表、师德，启发思维，加强思考，循序渐进，不断提高，又可以使老师在教学中“温故而知新”，“诲人不倦，学而不厌”，不断提高自己以身作则的修养。

路志正教授非常重视传承团队的建立，借此将其调理脾胃治疗冠心病、高脂血症等心血管疾病方面的经验传承下去，并逐步形成了调理脾胃治疗心系疾病的传承团队，如高荣林（路志正调理脾胃治疗胸痹经验的继承整理研究）、胡元会（路志正心病证治专辑）、冯玲（路志正调理脾胃的学术思想及在心系疾病中的应用）、李方洁（调理脾胃法在心痹治疗中的应用）、杨凤珍（肝心痛的临床研究）、尹倚艰（路志正祛湿化浊通心方对老年血脂代谢异常的干预研究）等。传承团队在继承路志正教授调理脾胃治疗心系疾病的经验基础上，通过长期临床实践不断加深对调理脾胃法治疗心系疾病科学内涵的理解，以更好地指导临床应用。

由以上内容可知，传承和创新是密不可分的，传承是前人经验的继承，是创新的基础；创新是在前人经验基础上的发展。名老中医学术思想都是有脉络可循的，其继承了前人有关学术思想的精华。名老中医在吸收前人学术思想基础上，结合自己长期的临床实践，创造性地提出了各具特色的学术思想，并在临床实践中进一步创新和发展，形成了自己独特的治病经验。同时，名老中医学术思想形成以后，建立传承模式和传承团队是将名老中医经验不断传承和发扬光大的重要途径。路志正教授继承了《黄帝内经》《伤寒论》《金匮要略》《温病条辨》等中医四部经典以及"李东垣、叶天士、王士雄、吴澄"四位医家有关的脾胃学思想，结合自己多年的临床实践经验，创新和发展了脾胃学思想，创造性地提出了"持中央，运四旁，怡情致，调升降，顾润燥，纳化常"为核心的调理脾胃的学术思想，使脾胃学思想的内容更加丰富和完善。同时，路志正教授治疗高脂血症，迥异于常规之"痰浊""血瘀"之论，形成了调理脾胃、祛湿化浊治疗高脂血症的特色，临床应用取得较好疗效。此外，路志正教授非常重视传承团队的建立，成立了以调理脾胃治疗心系疾病为特色的传承团队，如高荣林、胡元会、冯玲、李方洁、杨凤珍、尹倚艰等。通过传承团队的建立，不断将路志正教授调理脾胃治疗心系疾病的经验发扬光大，指导临床实践。

（冯　玲）

第三节　颜德馨益心汤
治疗冠心病稳定型心绞痛传承应用规范

一、术语和定义

"益心汤"是国医大师颜德馨教授的自创方。本方剂已在临床应用50余年，是在颜德馨教授"衡法理论"的指导下，应用"气为百病之长，血为百病之胎"的气血学说思想理念，结合多年的临证经验，综合考虑而创制的一首方剂。主治冠心病心绞痛证属气虚血瘀者。益心汤临床应用多年，经过了反复验证，疗效显著。

二、学术思想阐释

国医大师颜德馨教授注重气血学说的辨证，提出"衡法"的学术思想。"衡法"以"气为百病之长，血为百病之胎"为纲辨证施治各种病症，或从气治，或从血治，以调气血而安脏腑为治疗原则。若病郁阻遏气血属实证者，则用疏通法；若因脏腑虚弱而致使气血不通者，则用通补法，通过调畅气血，达到"疏其血气，令其条达而致和平"的治疗目的。

根据疑难病症的病程缠绵、病因复杂、症状怪异多变特点，提出"久病必有瘀，怪病必有瘀”观点，认为在疑难病症中，瘀血为病尤为多见，无论外感六淫之邪，内伤七情之气，初病气结在经，久病血伤入络，导致气滞血瘀，故瘀血证，久病多于新病，疑难病多于常见病。“衡法”是通过疏通脏腑、使血流畅通，气机升降有度，从而祛除各种致病因子。通过调畅气血，以达到“疏其血气，令其条达而致和平”的治疗目的。临床上推崇气血论治，多采用调畅气机，升降气机，降气平逆，补气升阳，通补阳气、清热活血、温经活血、活血止血、活血通经、活血祛瘀、理气活血、益气活血等法。

颜德馨教授于20世纪50年代后期即研究血液病的中医疗法，并从血液病的辨治深入到对中医气血理论的研讨，对《黄帝内经》《伤寒论》《诸病源候论》《千金方》《普济本事方》《仁斋直指方》《儒门事亲》《医林改错》《临证指南医案》《血证论》等医籍素有研究。经过多年的实践，他深感“气为百病之长，血为百病之胎”之论的临床意义重大，创立了“久病必有瘀，怪病必有瘀”的辨证观点及以调气活血化瘀为主的“衡法”治则，认为气血学说在疾病防治方面有着非常大的潜力和广泛运用的前景。

“益气活血法”属于颜老提出的“调气活血法”中的“气血双调整法”的范围。取活血药与补气药同用，适用于气虚血瘀证。气盛则血流滑疾，百脉调达，若病久脏气受伐，气弱则血流迟缓，运行涩滞，乃致瘀血。症见病痛绵绵，劳则尤甚，气短乏力，舌淡紫，脉涩无力等。治宜益气活血，以求气旺而血行畅，瘀化而脉道通。活血药与补气药配伍，其效相得益彰，活血药既有助于气血运行，逐瘀血之隐患，又能消除补药之黏腻，为补法发挥药效扫清障碍。滑伯仁谓每加行血药于补剂中，其效倍捷。补阳还五汤为益气活血法的典范，用于心脑血管病、顽间性水肿、遗尿、肾结石等属气虚血瘀者，多获良效。

临床治验中，颜德馨教授有颇多自创新方，临床疗效卓著，对临床实践有重大的指导意义。如颜氏益心汤功用益气化瘀，用于胸痹心痛等证，主治冠心病心绞痛，气虚血瘀，胸闷心痛，怔忡气短，劳则易发，神疲懒言，动则汗出，形寒喜暖，舌紫黯而胖，或有瘀斑，苔薄白，脉细弱，或迟，或结代等。冠心病心绞痛属“胸痹”“真心痛”等范畴，临床以胸部闷痛，短气，喘息不得卧，甚至胸痛彻背，背痛彻胸为主症，其病机仲景用“阳微阴弦”概括之。此病之本为心气不足，胸阳不振；病之标为痰瘀交阻，气血逆乱。

益心汤是颜德馨教授治疗冠心病的基本用方，其组成如下：党参15g，黄芪15g，葛根9g，川芎9g，丹参15g，赤芍药9g，山楂30g，决明子30g，石菖蒲4.5g，降香3g。此方选药精当，以调气和血为法，体现了颜德馨教授治疗冠心病的学术特点。冠心病心绞痛属“胸痹”“真心痛”等范畴，此病之本为心气不足，胸阳不振；病之标为痰瘀交阻，气血逆乱。临床治疗用药要诀有三：一为益气培本，气行血行，宗气贯于心脉而行气血，气虚则血滞，气盛则血行，习用黄芪、党参培补宗气，使心脉充实而血液畅行；二为宣畅气机，升清降浊，每用葛根、川芎升散清气，用降香、决明子降泄浊气，一升一降，使清旷之区舒展；三为温通心阳，祛寒解凝，胸痹之根本乃阳气衰微，阴邪弥漫，须用附子温通心阳，取“离照当空，阴霾自散”之意。颜老拟益心汤，取补气与活血同用，通补兼施。固本清源，用于冠心病心绞痛，颇有效验。

（一）衡法理论

1. **衡法概念** 所谓衡者，《礼记·曲礼下》谓：“大夫衡视”，犹言平，《荀子·礼论》谓：“衡诚县矣”，系指秤杆，可见衡有平衡和权衡之义。“衡法”之组成，乃以益气、行气与活血化瘀药物组合而成，能够调气活血，扶正祛邪，固本清源，以达阴阳平衡，适用于内、外、妇、儿等多种疾病。

2. **衡法理论基础** 人体在正常情况下处于“阴平阳秘”，治病的目的则是“平其不平而已”。气血是阴阳的主要物质基础，气血不和是导致阴阳失调、产生疾病的主要原因。瘀血是产生气血不和的重要因素。“衡法”能调气活血，扶正祛邪，固本清源，以达阴阳平衡。

3. **气血学说是衡法的主要理论根据** 《血证论》谓：“人之一身，不外阴阳，阴阳两字即水火，水火两字即气血，水即化气，火即化血”，指出人体之阴阳与气血关系至密。《素问·至真要大论篇》谓：“谨道如法，万举万全，气血正平，长有天命”，因为气血畅通，可使阴阳平衡，疾患消除，健康长寿。

4. **调气活血药物双向调节作用是衡法的药理表现** 对毛细血管通透性呈双向调节作用；对平滑肌的作用也具有双向性；既对增生性结缔组织疾病有效，同时对萎缩性结缔组织疾病也有疗效；调气活血药有的具有免疫抑制作用，有的却有免疫增强作用；剂量、炮制方法不同，可使调气活血药物呈双相作用；调气活血药物既能治疗实证，又能治疗虚证。

5. **调气活血法具有平衡阴阳作用** 大量资料表明，调气活血疗法的特点是，运用面广，针对性强，重复有效。调气活血疗法能够直接作用于病灶，具有改善人体功能活动及代谢障碍等多种作用；调气活血疗法之所以能有如此效果，是与其能直接作用于气血有关。

（二）气为百病之长，血为百病之胎

1. **气血平衡是人体生理的基本条件** 气与血是构成人体和维持人体生命活动的两大基本物质。气血正常则脏腑、筋骨、四肢、皮毛能得到充足营养，人体自能健康长寿。《素问·调经论》说：“人之所有者，血与气耳”；《灵枢·寿夭刚柔》说：“血气……胜形则寿，不胜，则夭”。反之，《灵枢·天年》说：“血气虚，脉不通，真邪相攻，乱而相引，故中寿而尽”。这些论述均指出气血的正常与否与人体健康长寿有着密切的关系。而气血的流畅和平衡则是气血发挥正常生理功能的基础，因为人体的各种生理活动皆须以气血为物质基础，气血的畅通无阻和动态平衡，有利于脏腑功能的正常运行，有利于机体的新陈代谢不断进行，有利于气血的生化无穷。所以，《素问·调经论》说："血气未并，五脏安定"，"血气以并，病形已成"。

有关正常机体生理活动基本条件和健康状况的标准，古人常用"正平"或"平"加以概括。例如：《素问·平人气象论》说："平人者，不病也"，将健康无病的人称为平人。《素问·调经论》也说："阴阳匀平，以充其形，九候若一，命曰平人"，这里所说"平"或"匀平"，即平衡之意。气血平衡是人体正常生理功能的标志，是平人所须具备的基本条件。正如《素问·至真要大论》所说："气血正平，长有天命"。血之运行，有赖于气的统率，而气之宁谧温煦，则依靠血的濡润，二者对立统一，相互依存。"病在脉，调之血，病在血，调之络，病在气，调之卫"，使气血保持相对平衡，是人体健康长寿的基本条件。

2. **气血病变是临床辨证的基础**　《黄帝内经》有"人之所有者，血与气耳"之说，认为气血是形体、脏腑、经络、九窍等一切组织器官进行生理活动的物质基础，气血"行之经隧，常营无已，终而复始"，起着营养和联络脏腑组织、表里上下的作用，人的生、长、壮、老、已，尽管其表现形式不同，但归根到底，都离不开气血的变化。气血以流畅和平衡为贵，若气血失畅，平衡失常，则会引起一系列连锁的脏腑寒热虚实病变，从而导致疾病丛生，因此，八纲、卫气营血、六经、脏腑、病因等辨证方法均离不开气血的变化。

八纲辨证虽无气血两字，但气血即贯于八纲之中。阴阳的主要物质基础是气血，正如《寿世保元》所谓："人生之初，具此阴阳，则亦具此血气，所以得全生命者，气与血也"，血气未并，阴阳失衡，五脏安定，反之，气血以并，阴阳失衡，病形已成。表里之辨与气血密切相关，表证病邪在卫在气，里证病邪在营在血。虚实辨证不能舍气血而言虚实，《素问·刺志篇》谓："实者气入也，虚者气出也"，"气实形实，气虚形虚，脉实血实，脉虚血虚"，虚证多兼气虚或血虚，实证皆夹气血瘀滞。寒热之变均直接影响气血正常功能，热则煎熬气血，寒则凝涩气血。据此可以认为，气血病变是临床辨证之本。

3. **气血不和，百病乃生**　根据《素问·举痛论》"百病生于气"的理论，颜德馨教授提出"气为百病之长"之说。认为气为一身之主，升降出入，周流全身，以温煦内外，使脏腑经络，四肢百骸得以正常活动，若劳倦过度，或情志失调，或六淫外袭，或饮食失常，均可使气机失常，而出现气滞、气逆、气虚、气陷等病理状态，并波及五脏六腑、表里内外、四肢九窍，产生种种疾病。正如张景岳所言："夫百病皆生于气，正以气之为用，无所不至，一有不调，则无所不病，故其在外则有六气之侵，在内则有九气之乱，而病之为虚为实，为热为寒，甚其变态，莫可名状，欲求其本，则正一气字足以尽之，盖气有不调之处，即病本所在之处也”。同时，气机升降失常也是导致痰饮、瘀血等内生的根本原因。气为血帅，气能行津，气机一旦失常，即可引起血滞致瘀，津停致痰，故柯韵伯《伤寒来苏集》谓：“诸病皆因于气，秽物不去，由气之不顺也”。

《医学入门》谓：“人知百病生于气，而不知血为百病之胎也。凡寒热、蜷挛、痹痛、瘾疹、瘙痒、好忘、好狂、惊惕、迷闷、痞块、疼痛、癃闭、遗溺等症及妇人经闭、崩中、带下，皆血病也”。气分、血分是疾病发展的两个分期，邪之伤人，始而伤气，继而伤血，或因邪盛，或因正虚，或因失治、误治，邪气久恋不去，必然伏于血分。《素问·缪刺论》谓：“邪之客于形也，必先舍于皮毛，留而不去……必舍于经脉，留而不去入舍于经脉”。叶天士亦有“初病在气，久病入血”之说。气血失和是脏腑失调和机体病变的集中表现，它与任何一脏一腑的病变都密切关联。气血不和，循行受阻，势必导致脏腑功能紊乱，进而疾病丛生，所以，从气血角度辨证百病，可以把握疾病在机体中的整体病机，通过调和气血即可调整脏腑功能，使其从病理状态转至正常的生理状态，达到治愈疾病的目的。

4. **气通血活，何患不除**　《素问·至真要大论》谓：“谨察阴阳所在以调之，以平为期”，“谨守病机，各司其属……疏其血气，令其调达，而致和平，此之谓也”。活血化瘀法能够疏通脏腑血气，使血液畅通，气机升降有度，从而祛除各种致病因子。因此对疑难病证的治疗有积极意义。

（三）久病必有瘀 怪病必有瘀

《素问·痹论》谓：“病久入深，营卫之行涩，经络失疏，故不通”。《素问·缪刺论》谓：“今邪客于皮毛，入舍于孙络，留而不去，闭塞不通，不得入于经，流溢于大络，而生奇病也”。我们在长期的临床实践中，观察到人进入老年期后都有明显的瘀血体征。如皮肤色素沉着、皮肤粗糙、巩膜混浊，以及老年斑的出现等等，都是典型的瘀血表现。而常见的老年病如动脉硬化、高血压病、冠心病、中风、老年性痴呆、前列腺肥大、颈椎病等，其发病原因及临床表现均与瘀血有关。临床若单纯采用补剂治疗，往往是愈补愈滞，愈补愈虚，而改用活血化瘀法则常常可收到意想不到的疗效。

（四）创立“衡法”治则

1. **从气论治**　疏畅气机法：此法是针对郁证的一种治疗方法。临床辨证用药，不论是补剂、攻剂，包括化痰、利湿、活血等方中，均配以疏畅气机之法，如取小茴香、乌药配泽泻治水肿，檀香配生麦芽治食滞，生紫菀配火麻仁治便秘，苏合香丸治顽固性胸脘胁痛，以麝香治厥逆、神经性呕吐、呃逆、耳聋等，每能药到病除。

升降气机法：适用于气机升降失常之证。苍术气香而性燥，统治三焦湿浊，质重而味厚，以导胃气下降，配以升麻质轻而味薄，引脾气上腾，二味相配，使清气得以升发，浊气得以下泄，临床辨证加入诸方中，用治慢性胃炎、胃下垂、胃肠功能紊乱、慢性肝炎、胆囊炎、胰腺炎等，颇多效验。

降气平逆法：多用于肺气上逆、肝气上逆等证。论治用药每参以葶苈子、苏子、旋覆花、枇杷叶等肃肺之品，以冀上逆之肺气得以肃降。此外，根据《黄帝内经》"怒则气上"之说，认为精神系统的疑难病证与肝气上逆相关，对精神分裂症、癫痫、老年性痴呆、神经衰弱等难治病，习用金石药与蚧类药以重镇降气。

补气升阳法：脾胃内伤病证的病理关键在于脾胃虚弱，阳气不升，故在治疗上强调补脾胃之气，升阳明之气。用参、芪等甘药补气，配升麻、柴胡、葛根等辛药升发脾阳以胜湿。取李氏清暑益气汤化裁，治冠心病、胃病、肝胆病以及肾炎、尿毒症等属中气本虚又感湿热之邪的病症，颇有验效。

通补阳气法：疾病发展到慢性阶段时，阳气亏虚和痹阻表现更为突出。治此着眼于温补和宣通阳气，习用附子温阳，阳气旺盛，运行通畅，不仅能激发脏腑恢复正常的生理功能，而且阳气一旦振奋，即可迅速动员全身的抗病能力与病邪相争，促使病邪消散，经络骤通，诸窍豁然，疾病得以改善。

2. **从血论治**　清热活血法：取活血药与清热药同用，适用于血热瘀血证。于清热解毒方药中加入丹参、牡丹皮、桃仁、赤芍等化瘀之药，既可提高疗效，并能防止血瘀形成。临床则以仙方活命饮、清营汤、犀角地黄汤、清宣瘀热汤、犀泽汤等辨证施治。

温经活血法：取活血药与温里药同用，适用于寒凝血瘀证。温里药如附子、肉桂、桂枝、仙灵脾、仙茅、巴戟天等，与活血药配伍，能加强推动活血化瘀的功效，且能兴奋强化机体内多系统的功能。常用方剂如少腹逐瘀汤、化瘀赞育汤、温经汤、当归四逆加吴茱萸、生姜汤等。

活血止血法：取活血药与止血药同用，有相反相成的作用，适用于血瘀出血证。如用止血粉（土大黄、生蒲黄、白及）治胃与十二指肠溃疡出血；投花蕊石散以治咯血、便血、溲血；以水蛭粉吞服治小脑血肿；用生蒲黄、三七治眼底出血；取贯众、益母草治子宫功能性出血；用马勃、生蒲黄外敷治舌衄等，皆有化瘀止血之义。

活血通络法：取活血药与通络药同用，适用于络脉瘀阻证。习用辛温通络之品，如桂枝、小茴香、威灵仙、羌独活等与活血药配伍，能引诸药直达病灶而发挥药效。对络病日深，血液凝坚的沉疴痼疾，非一般辛温通络之品所能获效，则投以水蛭、全蝎、蜂房、䗪虫等虫蚁之类，以搜剔络脉之瘀血，松动其病根。

活血祛痰法：取活血药与祛痰药同用，适用于痰瘀胶结证。常配的祛痰药如半夏、天南星、陈皮、白芥子等。临床尤其赏用生半夏，以水洗之，即可入药，未经制用，则佐以少量生姜以制其毒，随证配伍，治疗疑难病证，辄能事半功倍。如取生半夏配黄连、竹茹、砂仁等治顽固性呕恶；配干姜、细辛、五味子治寒饮哮喘每能得心应手。

3. **气血双治**　理气活血法：取活血药与理气药同用，适用于气滞血瘀或血瘀气滞证。临床可根据其所滞部位之不同，而选用相应的方药。如取丹参饮加味治慢性胃炎；膈下逐瘀汤治溃疡性结肠炎；身痛逐瘀汤治类风湿性关节炎；癫狂梦醒汤治癫狂等。

益气活血法：取活血药与补气药同用，适用于气虚血瘀证。活血药与补气药配伍，其效相得益彰，活血药既有助于气血运行，逐瘀血之隐患，并能消除补药之粘腻，为补法发挥药效扫清障碍。补阳还五汤为益气活血法的典范方剂，用于心脑血管病、顽固性水肿、遗尿、肾结石等属气虚血瘀者，多获良效。

（五）心系疾病的临床实践

颜德馨教授提出从气血论治心血管病。心血管病包括冠心病、心肌梗死、高脂血症、病毒性心肌炎、高血压病、肺心病等。本系统疾病的病理特点是：本虚标实，即阴阳、气血虚损是其本，血瘀、痰浊、气滞是其标。常用治法有如下几种：

1. **活血化瘀**　活血化瘀法是中医治疗心血管疾病运用最早、使用最多的方法。以冠心病心绞痛为例，皆具有血瘀表现。心主血脉，是血液运行的主导，凡情志所伤，气机郁结，气滞日久，血流不畅，则脉络瘀滞，或久病入络，气滞血瘀，心脉瘀阻均可发为此病。症见胸痛阵阵，或刺痛不休，或疼痛如绞，脉涩舌紫。凡见此证当活血化瘀，宣畅气机，升清降浊为其首务。王清任血府逐瘀汤最为合拍，惟剂量与一般用法略有不同，其中柴胡、枳壳、川芎量宜加大。有人谓柴胡其性升，多舍之不用，实则柴胡配生地，既监制生地之滋腻，又抑柴胡之升散。常喜加入蒲黄一味，且多生用。若心痛剧烈，可加血竭粉与三七粉和匀吞服，每次 1.5g，1 日 3 次，效果显著；或加乳香、没药、麝香粉以开导经脉、活血定痛。血瘀较轻者可用丹参饮、手拈散等。活血化瘀方药有畅通血脉、缓解疼痛作用。

近代药理发现，这些方药大多具有增加冠状动脉血流量，降低心肌耗氧量，改善心肌缺血缺氧状态，加强心肌收缩力，减慢心率等作用。如三七、山楂、失笑散、降香、赤芍等药的实验和临床观察，对冠心病心绞痛确有效果；丹参还有促进心肌细胞再生，促进坏死组织的吸收和肉芽组织的形成，加速心肌梗死的修复过程。活血化瘀药物还有抗血栓形成和改善脂质代谢的作用，毛冬青、红花、川芎、水蛭、虻虫、三棱、地鳖虫能使血小板聚集时间延长，丹参、红花、赤芍、降香组成的复方能抑制血小板聚集，姜黄、红花、郁金、丹参、山楂、当归等都有改善脂质代谢的效果。在运用活血化瘀法时，当根据病情变化灵活的配以其他药物，则可扩大在心血管疾病中的运用范围。例如：活血化瘀药配以补气药治疗冠心病、心绞痛、心肌梗死、心肌炎等，疗效往往优于单用活血药。活血化瘀药与清热解毒药同用治疗肺心病急性发作期，效果优于西药。活血化瘀药与平肝潜阳药同用治疗高血压病，较单纯用平肝潜阳法好。临床发现活血化瘀药治疗心律失常，如对早搏、快房颤、房速等，因其激发功能，故用量不宜大，而对病窦、传导阻滞等属心率慢者，用量则可加大。

2. **温运阳气** 心体阴而用阳，心阳衰弱即心正常的生理功能衰退，临床往往出现虚寒证候。温运阳气是治疗心血管疾病的重要法则，尤其对一些危重的心血管病，更不可忽视温运阳气的必要性。例如应用《伤寒论》少阴病方中的麻黄附子细辛汤治疗肺心病或肺心病合并心力衰竭，效果显著。本方原治少阴感寒证，取麻黄发汗解寒，附子温里补阳，细辛发散温经，三味组方，补散兼施，虽微发汗，但无损阳气，历代医家称之为温经散寒之神剂。麻黄作用在肺，其效甚暂，必与附子同用，振奋心肾之阳。麻黄、附子并施，内外协调，风寒散而阳自归，精得藏而阴不扰。细辛功能温肺定喘，用量宜大，习用4.5~9g，虽辛散有余，但配以附子则平喘降逆，效如桴鼓。还用附子汤治疗冠心病心绞痛、心肌梗死，以附子温阳散寒，人参、白术、茯苓甘温益气，芍药和营活血，诸药合用，共奏温经散寒，益气活血之功。晚近治疗冠心病，多崇气滞血瘀或痰瘀交阻之说，或理气；或逐瘀；或祛痰；或通痹，虽取效于一时，但每易反复。这提示冠心病心绞痛、心肌梗死等引起的胸痛，其实质多为阳虚阴凝，阳虚为本，阴凝为标，立法用药当以温阳为主，解凝为辅，以附子汤加减，不仅止痛效果明显，且疗效巩固持久。又如运用通脉四逆汤治疗病态窦房结综合征，历代医家对本方能起下焦之元阳，续欲绝之脉极为赏识。病态窦房结综合征属中医心悸、怔忡、胸痹、厥证等范畴，其脉均表现为沉、迟、涩等。临床以阳虚、气虚多见，选用通脉四逆汤每能奏效。对无脉症、低血压、肢端青紫症等也可用本方加减治疗。急救回阳汤治“三衰”亦有很好效果，此方渊出王清任《医林改错》，原为吐泻后转筋，身凉汗出而设，内容为党参、附子、干姜、白术、甘草、桃仁、红花，功能回阳救逆，促使气通血活，化险为夷。“三衰”多发生于久病及老年病人，且多有血瘀之基础。急救回阳汤功效温阳救逆，活血化瘀，治厥逆急症，颇为应手。附子是回阳救逆的主药，在使用时既要大胆，又要适当配伍，制其有余，调其不足，则可扩大附子在心血管疾病中的运用。

3. **顾护心气** 《黄帝内经》云：“涩则心痛”。《金匮要略》则以胸阳痹阻而立胸痹之名，涩者血脉不畅，痹者郁阻不通，历代医家多以“不通则痛”解释胸痹心痛的病机。其实“不通则痛”仅是胸痹心痛病机的一个方面；而虚则不荣，心失所养亦可产生心痛，即“不荣则痛”。即使是瘀血、痰浊、气滞等痹阻心脉，不通则痛，但瘀血、痰浊、气滞等的形成，多因脏腑虚损，功能减弱所致。因此，心血管疾病多为虚证或本虚标实之证，心气虚为本，瘀血、痰浊、气滞为标。“心主血脉”，“营行脉中，卫行脉外，营周不休……如环无端”，心居膈上，为阳中之阳脏，心具有推动血循环之功能，此功能主要靠心气来实现。凡寒邪、瘀血、痰浊、气滞等乘心气虚衰而侵之，痹阻心脉，以作心痛。所以，扶正补益法也是治疗心血管疾病的重要方法之一。人是有机的整体，人体各种功能的发挥，需要各个脏腑器官的协调。因此，在强调心气不足是胸痹心痛产生根源的同时，亦应重视其他脏腑功能失调均可影响到心，如脾为后天之本，气血生化之源，脾虚则气血生化不足；心肾为水火之脏，心肾相交，水火既济，若肾虚则心失濡养温煦；肝主疏泄，心之运血，靠肝疏泄之助等。所以扶正补益法涉及范围甚广。自拟“益心汤”，药如黄芪、党参、葛根、川芎、丹参、赤芍、山楂、石菖蒲、决明子、降香等，功能益气化瘀，活血通脉，用治冠心病心绞痛、心肌梗死等，多能较快地缓解症状，尤其对老年心血管病患者属气虚血瘀者用之皆效。正如张锡纯所言：“气血同虚不能流通而作痛者，则以补虚通络为宜，不能唯事开破”。此外，常以健脾益气活血之归脾汤加琥珀，治疗冠心病、病态窦房结综合征。以补养脾胃调治心病，须循序渐进，补中寓疏，因人因时制宜，尤以夏月之际，常用李东垣清暑益气汤治疗冠心病，疗效亦佳。方中补中益气汤补气健脾，合生脉散益气复脉，佐黄柏、苍术清暑化湿。东垣云：“夏月服生脉散加黄芪、甘草，令人气力涌出”，可见此方之奥义。另：以温养气血的炙甘草汤治心动过缓；以滋养阴血的三甲复脉汤治心动过速；以补气益阴的生脉散加减治慢性心衰、冠心病、心肌炎等，均有效验。

4. 益气解凝　心居阳位，为清旷之区，诸阳受气于胸中。故凡素体患心气不足或心阳不振致胸阳不展，气血运行不畅，痰浊阻滞，饮凝胸中，阳气失于斡旋，则痹阻心脉，胸痹心痛之证遂作。临床证明，心血管病患者出现胸闷、苔腻等痰浊症状者，乃病情发作的先兆，通阳化浊则有利于缓解病情，此法为治疗胸痹心痛常用方法。故凡见胸膺痞闷，或心痛彻背，甚则背部畏寒，舌淡苔白而润，遵《黄帝内经》“心病宜食薤”及“辛走气，多食之，令人洞心”之旨，法宗仲景，以瓜蒌、薤白通阳为主，酌加半夏、茯苓、橘皮、枳壳、桔梗、菖蒲、郁金等。菖蒲引药入心，能缓解症状；半夏常以生用，先煎入药，常用量为10g，以加强化饮散结之力。然而，饮为阴邪，得温则化，得寒则凝，欲求宣痹化饮，温通心阳，附子在所必用，也可加干姜，取“离照当空，阴霾自散”之意。此外，从脏腑相关理论出发，临床见到不少心血管疾病患者以餐后痛剧、餐后发作各种心律紊乱，从“心胃同治”着手，用调理脾胃之橘枳姜汤，清化痰热之温胆汤等针对痞满食滞、肝胃不和及湿热中阻之心胸作痛、阵发性快速心律失常者，效果也好。

5. **芳香开窍** 芳香开窍法又称为芳香温通法，这是目前应用较广泛的一种缓解心绞痛的有效方法，其方药味辛气香，善于走窜，皆入心经，具有通关开窍，启闭回苏，醒脑复神等作用，部分药物以其辛香行散之性，尚兼活血、行气、止痛、解毒等功效，其特点是疗效迅速，故用于心绞痛急性发作期。此法适用于心胸疼痛属寒邪凝滞型的心血管疾病，其源出于“寒则凝，温则通”的理论。常用药物有麝香、冰片、细辛、苏合香、石菖蒲、郁金、高良姜等，功能宣通阳气，疏通血脉。例如麝香气温味辛，入心、脑，《本草纲目》谓其能“通诸窍，开经络”，故历代每取其治心痛诸症。《外台秘要》载麝香散，由麝香、牛黄、生犀角（现用水牛角代）等组成，主治胸痹；《圣济总录》载麝香汤，由麝香、木香、桃仁等组成，主治心腹暴痛。临床凡见因寒凝气滞而致心绞痛急性发作者，以开窍为先，苏合香丸为首选。此外，云南白药中红丸，俗称保险子，亦可用治心痛。芳香开窍药辛散走窜，易耗气伤阴，仅适合急救，不宜久用，故急性发作期后，当转入剿抚兼施，以固本清源。

三、传承应用技术规范

药物组成：党参、丹参、黄芪各15g，葛根、川芎、赤芍各9g，决明子30g，生山楂30g，石菖蒲4.5g，降香3g。

功效：益气养心，行气活血，祛瘀止痛，升清降浊。

主治：胸痹心痛等证，主治冠心病心绞痛，胸痹心痛，胸闷心痛，怔忡气短，劳则易发，神疲懒言，动则汗出，形寒喜暖，舌紫黯而胖，或有瘀斑，苔薄白，脉细弱，或迟，或结代等。该方亦能调节血脂，降低hs-CRP和HCY。

加减：瘀阻心脉，胸痛剧烈，加三七粉每次1.5g，冲服；胸部窒闷加枳壳、桔梗4.5g以调畅气机，开通胸阳；痰壅气滞，胸痹及背者，加瓜蒌15g，薤白9g，以宣痹化饮；气虚及阳，面青唇紫，汗出肢冷者黑顺片6g，以温阳通脉；气阴两虚，口干苔少者，加生地黄15g，合方中补气药以益气养阴。

方解：方中重用党参、黄芪益气养心为君，以培补中气、宗气。辅以葛根、川芎、丹参、山楂、赤芍药活血通脉为臣，君臣相配，旨在益气活血，使气足则助血行，血行则血瘀得除。少佐微寒之决明子，既可防君臣之药辛燥太过，又取其气浮之性，疏通上下气机，以增活血之力；使以石菖蒲引诸药入心，兼有开窍通络之力。其中川芎为血中之气药，既可活血祛瘀，又可行气通滞；黄芪为补气虚之要药，与党参配伍，则补气升阳之效增强；山楂消食导滞，且有降脂化痰之力。诸药相配，共奏益气养心，行气活血，祛瘀止痛之功。此方一药多效，选药精当，以调气和血为法，“调和”与“通阳”为特点，充分体现了颜德馨教授治疗冠心病的学术观点。

心居胸中，主动，为阳中之阳，主血脉。血液在脉中环周不休，全赖心之搏动、气之推行、脉之畅达。心、脉、气、血构成维持正常血液循环的四大要素，而其中心的功能主要从气血的状态体现出来。气虚帅血无力可致血运不畅，而血液瘀滞日久亦可耗伤正气而致气虚，这两种情况互为因果，相互影响，均可导致气虚血瘀证，贯穿于冠心病的发生、发展和转归过程中。脉道的柔和、畅通、条达，是气血行使生理职能的基础和前提，预防疾病应从脉道血管开始，如果各种原因致使血液成分改变，血液黏稠瘀滞，流动缓慢，在造成气滞血瘀、气虚血瘀的同时，会使脉道血管产生病变。代谢物质沉淀，管腔狭窄，血管逐渐变硬。气血通过艰涩缓慢，心脑血管疾患发病率明显增加，引起更严重的不良后果。

冠心病属中医学“胸痹”“心痛”和“真心痛”等范畴，临床以胸部闷痛、短气、喘息不得卧，甚至胸痛彻背、背痛彻胸为主症，其病机仲景用“阳微阴弦”概括之。多因禀赋不足、年迈肾衰、营血虚少、膏粱厚味、七情过激、劳逸失度、瘀蕴生热等所致。国医大师颜德馨教授，十分推崇“一元论”，认为“气为百病之长，血为百病之胎”，千因百结，不离气血。治病之要诀，在明白气血二字。病本为心气（阴）不足、胸阳不振，标为痰瘀交阻、气血逆乱。强调治在气血，其关键在“调和”与“通阳”。并以此原则拟定治疗冠心病经验方——益心汤。

气血失和是冠心病的病理基础。气血乃人身之本。气为血之帅，血为气之母，气赖血以附，血载气以行。气血冲和，万病不生；气血失和，则湿浊痰瘀诸邪丛生，百病乃生。《灵枢·百病始生》中说：“若内伤于忧怒，则气上逆。气上逆则六输不通，温气不行，凝血蕴里而不散，津液涩渗，着而不去，而积皆成矣。”从病理上说明气机紊乱是痰瘀内生的机理。然痰饮瘀滞为患，又最易阻滞气机，可互为因果。冠心病当责以正虚邪实，心中气（阴）阳不足，血行不畅，停则成痰成瘀；阴邪占踞胸中，浊阴碍阳，浊邪害清，心阳不通。心失所养，发为胸痹、心痛诸症。虚与痰、瘀、寒等各病机可二者或三者并存，或交互为患，而致胸痹心痛，病情进一步发展，瘀血闭阻心脉则可心胸猝然大痛，发为真心痛。然千因百结，无外乎气血二字。冠心病治在气血。又心为阳中之阳，主一身之阳气。故治心疾尤应顾护阳气。

调气和血治疗冠心病，“调和”与“通阳”是关键。“损其心者，调其营卫”（《难经·十四难》），“营行脉中，卫行脉外。营周不休”，营卫和谐才能维持血脉调畅，营为血，卫为气，此言“调和”而不言“补泻”，应予注意，所谓调者，“用药能上能下能中”（《周慎斋遗书》），治宜升降同用，健运中州，活血通脉。并“谨察阴阳所在而调之。以平为期”，以期气通血活，恢复机体清升浊降的自然状态。即此“调和”包括三层意义：①重视脾胃，脾胃为气机升降枢纽，故调和气血又以补益中气为要，中气足，则有利于恢复清升浊降的生理，清阳升则心中阳气、胸中宗气得充，浊阴降则痰瘀可除、心脉可通；②用药升降同用，却非寻常理气之品，乃取“通补”之意也，使气血流通，清升浊降，以防愈补愈滞；③用药以平和为主，忌攻伐太过，理气、活血、化痰甚则愈伤其正，必须用峻猛重剂时，中病即止，不宜久服。

心居上焦清旷之区，为阳中之阳。主一身之阳气。胸痛诸症。阳微阴弦，心脉不通，心失所养故也，故治心疾还应强调“通阳”二字。《医学真传·心腹痛》曰：“漫云通者不痛，夫通者不痛理也，但通之之法，各有不同，调气以和血，调血以和气，通也；下逆者使之上行，中结者使之旁达，亦通也；虚者助之使之通，寒者温之使之通，无非通之之法也。”冠心病气血失和，虚为心气（阴）阳虚、宗气不足，所生之邪不外为湿痰瘀滞，则“通阳”予重视补益阳气、理气、活血、化痰即可。临床中以“调和”与“通阳”四字贯穿治疗冠心病的始终，重视中气，灵活运用益气、活血、化痰等诸法调气和血，使气通血活，心阳得通，自然屡治屡效。

因气虚气滞而致血瘀者，多见于老年或体弱病人，元气已虚，故胸中窒闷，疲倦乏力。颜德馨教授常用扶正达邪，疏通气机方法。认为用活血药能使症状缓解，但欲求改善心肌能力或控制其发作，需加用益气之品，才能稳固。故自拟益心汤，用葛根、川芎升发清气，用降香、决明子降浊泄气，一升一降，使清旷之区得以复原，生山楂配决明子可降脂降压，更用党参、黄芪、丹参、赤芍益气养血增强心肌能力，恢复心脏功能，即沈金鳌所谓“补益攻伐相间并进，方为正治”。

四、临床应用要点

1. **适应人群**　冠心病气虚血瘀证患者。

2. **适应证**　稳定型心绞痛（气虚血瘀证），症见：胸闷、胸痛、心悸为主症，主舌苔为舌紫暗或有瘀斑，主脉为脉涩或结代。

3. **禁忌证**　重度神经官能症、更年期症候群、甲亢、颈椎病、胆心病、胃及食管返流所致心痛者；合并重度高血压，重度心肺功能不全，重度心律失常，肝肾造血系统等严重原发性疾病，精神病患者；妊娠或哺乳期妇女；过敏体质者及对多种药物过敏者。

4. **疗程**　综合既往研究，两个月的疗程可以起到明显的效果，在改善患者的症状、血脂、心绞痛、动态心电图、心电图、HCY、CRP、Hs-CRP、血液黏度、NO、ET-1 等方面均有较好的疗效，并且无明显的毒副作用。

5. **不良反应**　本方安全性高。未发现明显的毒副作用。

五、特色优势

本方药优势体现：和西医主流的治疗方案相比，加服益心汤有助于增强患者控制病情、症状改善以及缩短恢复时间。且方中使用的中医药材简便易得，在医生合理的指导下，可以使更多的人群受益。

传承关键技术和难点：鉴于临床实际的复杂性以及患者个体特征的多样性，提取并优化了具有一定人群覆盖面和相对稳定处方构成的有效临床方药，对于中医证型的正确临床识别，辨证使用是一个传承的关键点；通过对使用益心汤进行前瞻性病例系列观察研究，且通过名老中医本人及传承团队的临床应用总结，逐步优化处方构成要素和适应人群，形成适用临床的随症加减应用原则，根据用药原则合理灵活应用到每个个体的病患身上，使患者受益最大化。

六、注意事项

冠心病心绞痛患者本虚标实的体质，决定了用药过程中的补泻兼施。如患者有消化道症状的不适应，可根据个体情况，调整药物的用量，如腹胀，可判断患者是否具有邪气较重，暂不合适补益用药，可减少黄芪，党参用量；瘀浊不重，腹泻，可减少决明子和生山楂的用量。根据患者实际情况找到个体患者的最佳用量。

七、科学评价

本课题对于国医大师颜德馨教授使用益心汤的思维进行研究，充分体现其特色技术内容，研究方案的形式将颜德馨教授经验技术内容流程化，保证了名老中医经验技术贯穿研究实施的全程。使得继承原汁原味，充分体现颜德馨教授使用该方治疗疾病的特色；将专家思维与实际数据证据相结合，临床观察与逐步优化相结合，通过结局信息采集和疗效评价，采用适宜的挖掘分析方法，形成临床有效方药的构成、适应证、影响因素和随症加减等内涵逐步明晰的方法和研究途径，从而形成名老中医有效临床方药传承和临床应用研究的可行方法，是一种方法与思路的创新；将名老中医经验方形成一个有效方应用指南，为更多患者服务，惠及民众。

八、临床验案举例

验案 1

周某某，男，68 岁。1982 年 10 月 15 日初诊。

主诉：胸闷胸痛数年加剧一周。

病史：心绞痛，心肌梗死，反复住院。每晚心绞痛发作可达10余次之多，曾用多种中西药，症情很不稳定，时好时坏，而请中医会诊。

初诊：胸闷心痛，每易发作而憋醒，痛彻项背，心悸气短，日发十数次，脉沉细，舌紫苔薄。古稀高年，气阴两衰，心气不足，瘀阻心脉，夜间阳微阴盛，故多发作在深夜，当以益气化瘀，标本兼施，益心汤治之。

方药：党参15g，黄芪15g，葛根9g，川芎9g，丹参15g，赤芍9g，山楂30g，石菖蒲4.5g，决明子30g，降香3g，三七粉1.5g，血竭粉1.5g（和匀，分2次吞）。14剂。

二诊（1982年10月29日）：药后胸闷已退，痛势亦缓，脉沉细，舌紫苔薄。气虚瘀阻，心阳受损，守原法再进一步。

原方14剂，另吞人参粉1.5g，1日2次。

病势日趋坦途，心绞痛消失，随访5年，除劳累或恣啖生冷诱发外，未再因心脏疾患入院。

按：近年来冠心病的治疗多采用活血化瘀、宣痹通阳、芳香温通诸法。颜德馨教授认为冠心病多发于老年人，其证既有实的一面，也不可忽视虚的一面，特别是要注意在辨证论治的原则下因证而异治。本例因患者年高体衰，病发多作于夜间，可见气虚瘀滞是病人之实质，故投以益气化瘀，标本兼顾而获效。益心汤是颜德馨教授经验方，益气化瘀，升清降浊，适用于老年或久病，气分已虚而兼有瘀证的患者，对缓解症状与恢复心肌功能有一定的功效。

验案2

徐某某，女，56岁。2006年5月9日初诊。

主诉：胸闷心悸2年余。

病史：患者近2年来经常胸闷心悸。EKG示心肌缺血，房早。HOLTER示24小时房早约千次。有冠心病、高血压、颈椎病史。平时服用莫雷西嗪2粒Bid，时有头晕乏力，胃纳一般，夜寐欠安，舌红苔薄腻，脉弦数。

初诊：颈椎病合并冠心病，胸闷心悸，劳则头晕欲厥，甚则作痛，血压偏高，脉弦数，舌苔薄腻，夜寐差，拟升清降浊，活血通络。

方药：葛根9g、丹参15g、川芎9g、赤芍9g、桃红（各）9g、生甘草6g、降香1.5g、菖蒲9g、生蒲黄（包煎）9g、黄芪15g、党参12g、地龙9g、苦参9g、浮小麦30g、百合30g、决明子30g。14剂。

药后感胸闷心悸明显减轻。

按：冠心病心律失常是老年人常见病，其病机多为脏气不足，瘀滞心脉。颜老认为，若纯用参、芪益气，则愈补气愈滞，血愈壅；单用芎、芍活血，则愈通气愈耗，血愈亏，出现实不受攻，虚不受补的现象。因此自拟益心汤，取补气与活血同用，通补兼施。方中以黄芪、党参养心益气为君；辅以葛根、川芎、丹参、赤芍、降香等活血通脉为臣，君臣相配，旨在益气活血，俾气足则血行，血行则血瘀除，佐以决明子，疏通上下气机，以增活血之力；使以石菖蒲引药入心，开窍通络。再以苦参、百合、浮小麦宁心安神，诸药合用，共奏益气养心，活血通络之功。

九、传承体会

（一）三代医人

颜氏医家，先贤亚圣颜子后裔，三世家传，精研中医，口授心传，耕耘不辍，硕果累累，享誉海内外。颜新教授祖父颜亦鲁名于江南，理论上倡导“脾胃既为后天之本，又为诸病之源”的观点，临床上精通“固本清源”的治疗法则，疗效卓著。其父颜德馨教授，国医大师，我国著名的中医学家，长期从事疑难病症研究，学术上开拓创新，上世纪七十年代就在白血病临床治疗中使用四硫化四砷。理论上倡导“久病必有瘀”“怪病必有瘀”，提出“衡法”治则，为诊治疑难病证建立了一套理论和治疗方法，尤其是在心脑血管病、疑难病领域，颇有成效。如颜德馨教授创犀泽汤治疗慢性乙型肝炎，化瘀赞育汤治疗男性不育，益心汤治疗冠心病心绞痛等，临床疗效确切。颜新教授为颜氏第三代传人，继承家业，长期从事中医学术史及临床疑难杂症的研究，通学各家流派，访师问贤切磋名医，积极融汇新知，西为中用，学术上推崇气血学说和脾胃学说。临床30余载，强调辨证论治，结合病症，选方用药，重视气血、脾胃，标本兼顾，收效甚佳。现将颜师灵活运用益心汤经验介绍如下。

（二）益心汤方义

益心汤为国医大师颜德馨治疗冠心病心绞痛所创。颜老认为冠心病心绞痛病机可用仲景“阳微阴弦”概括之。此病之“本”为心气不足，胸阳不振；病之“标”为痰瘀交阻，清浊相干。治疗用药原则：一为益气培本，气行血行，宗气贯于心脉而行气血，气虚则血滞，气盛则血行；二为宣畅气机，升清降浊，一升一降，使清旷之区舒展。颜老根据其对冠心病心绞痛的病机和用药的理解，组创益心汤，方中重用党参、黄芪益气养心为君，辅以葛根、川芎、丹参、赤芍山楂、降香活血通脉为臣，君臣相配，旨在益气活血，心气足则助血行，血行则血瘀得除；少佐微寒之决明子，既可防君臣之药辛燥太过，又取其气浮之性，疏通上下气机，以增活血之力；使以石菖蒲引诸药入心，开窍通络。诸药相配，益气活血，升清降浊，共奏平衡气血之功。颜新教授根据其方义，临床上用益心汤治疗胸痹、心悸、中风、代谢综合征。

（三）应用案例

1. 胸痹

病案：葛某，男，58岁，2013年10月22日首诊。曾行胃切除术，冠心病、不稳定心绞痛、慢性心功能不全病史。体检示：脂肪肝、胆囊结石、颈动脉斑块形成、尿酸增高，面有戴阳之色，前胸隐痛、胸闷气短、眩晕头痛、心悸、大便日行数次，质软，苔白腻，舌边尖红，脉细弦。证属气虚痰阻，络脉不和，治拟益气化痰活血通络，益心汤主之。处方：黄连3g，干姜6g，苍术9g，白术9g，生黄芪30g，党参15g，丹参15g，川芎9g，赤芍9g，生山楂9g，决明子12g，石菖蒲6g，葛根9g，元胡索9g，橘络6g，生蒲黄（包煎）15g，郁金9g，炒瓜蒌15g，羌活9g，石楠叶9g，茯苓15g。7剂，每日1剂，水煎，早晚分服。药后诸症均缓，益心汤加减两月余，诸症除。

按：患者年过丈夫七八，形体皆极，脏腑功能失调，见胃、心、肝等脏病疾。脏气虚衰，气血不和，痰瘀内生，则见胸痛胸闷、眩晕头痛、心悸等症。故用益心汤益气活血，标本兼顾，固本清源。另加黄连、干姜辛开苦降；苍术、白术、茯苓运脾健脾，既利于药物吸收，又可促进气血生化之本，复还杜绝生痰之源；郁金与瓜蒌配伍调畅胸中气血；橘络等疾病，常有灵验。化痰通络止痛；羌活、石楠叶胜湿止痛，且风药升阳，助肝胆升发少阳之气，以利气血调达，使血脉挛急得舒，心痛头痛自可相愈。诸药合用，共奏益气活血，化痰通络，升清降浊之功，故收效颇佳。

2. 心悸

病案：陈某，男，55岁，2013年6月18日首诊。频发室早，动态心电图显示：12148次/24小时，偶见房早，目前服用心律平3粒/次，3次/天，甘油三酯升高，心悸、前胸拘挛、腰痛、便干，纳寐平，苔薄黄，舌胖质紫，边齿痕，脉结。证属气虚血瘀之象，益心汤主之。处方：黄连3g，生黄芪30g，当归9g，党参15g，川芎9g，赤芍9g，丹参15g，生山楂9g，决明子15g，石菖蒲6g，葛根9g，麦冬9g，五味子9g，甘松6g，茶树根30g，桑寄生9g，柏子仁15g，桃仁9g，枣仁9g，细辛3g。7剂，每日1剂，水煎，早晚分服。2013年6月25日复诊，腰痛缓解，心悸自觉减轻，前胸隐痛，舌脉同前。续用前法，前方加白芍15g，生蒲黄（包煎）15g，延胡索9g。14剂。2013年7月9日三诊，症减未已，胃脘略胀痛，苔薄，舌尖红，脉结。6月25日方去决明子、生蒲黄，加莲子3g，百合30g，乌药6g，14剂。嘱患者一天减服心律平半粒，两周后再减半粒。继服益心汤加减半年余，期间根据患者情况好转，每两周减心律平半粒。半年后，停服心律平，除过度劳累后偶有心悸，无其他明显不适，Holter示：偶发室早，624次/24h。每两三天服中药一剂巩固疗效。

按：早搏是常见的心血管疾病，属中医学“心悸”“怔忡”范畴。该病一旦罹患，缠绵难愈。中医扶正达邪，疗效显著，优势明显。此患者多发室早，辨证为气虚血瘀，舌脉可为佐证。方药以益心汤合生脉饮益气养阴，活血化瘀；黄连引药入心；甘松、茶树根、桑寄生为治疗早搏之经验用药；柏子仁、桃仁、枣仁养心通便；细辛温阳止痛。二诊患者胸痛，加白芍、生蒲黄、元胡索缓急活血行气止痛。三诊，患者舌尖红，胃脘胀痛，用莲子心清心，百合乌药汤心胃同治。全案从固本清源出发，以益心汤为主，随症调整药物，疗效显著。对早搏严重患者，颜师遵急则治其标，建议先行西药控制，待中医治其本显效后，再逐渐减少西药用量。

3. 中风

病案：施某，男，72岁，2012年7月13日首诊。曾行胆囊手术，有高血压病史近20年，2012年5月出现脑梗死，现左侧肢体活动不利，上肢肌力Ⅲ级，下肢肌力Ⅳ级，眩晕，入夜胸闷，纳可，便平，苔薄腻，舌淡嫩，唇紫，脉弦缓。证属运化不及，痰瘀互阻，络脉不和。益心汤主之。处方：生黄芪30g，党参15g，丹参15g，赤芍9g，川芎9g，生山楂9g，决明子9g，石菖蒲6g，降香3g，地龙9g，苍术9g，白术9g，泽泻6g，升麻9g，水蛭3g，通天草9g，生蒲黄15g，炒瓜蒌15g，广郁金9g，绿豆衣9g，川牛膝9g，怀牛膝9g。7剂，每日1剂，水煎，早晚分服。并叮嘱患者及家属，积极主动进行肢体康复训练。2012年7月20日复诊，胸闷减轻，眩晕好转，上方加鸡血藤30g。14剂。治疗两月余，患者眩晕胸闷转平，肢体活动明显好转，久走无力，觉麻木，苔薄，舌淡红，唇紫，脉弦细。续用前方，加入健脾补肾之品。前后治疗近半年，基本痊愈。

按：《素问·生气通天论》云："阳气者，大怒则形气绝，而血菀于上，使人薄厥。"[3] 清·王清任《医林改错》："夫元气藏于气管之内，分布周身，左右各得其半。人行坐动转，全仗元气。""若亏五成剩五成，每半身只剩二成半，此时虽未病半身不遂，已有气亏症，因不疼不痒，人自不觉。若元气一亏，经络自然空虚，有空虚之隙，难免其气向一边归并，如右半身二成半，归并于左，则右半身无气；左半身二成半，归并于右，则左半身无气。无气则不能动，不能动，名曰半身不遂。"[4] 对中风的治疗，古代多从风、痰等论治，脏腑则多着意于肝。后世多从气虚血瘀论治，以王清任所创补阳还五汤最为代表。此例颜师从气虚血瘀立法，以益心汤治之。用泽泻汤加升麻治疗浊阴犯上所致头部不适；用家传药对水蛭配通天草治疗中风，水蛭近贤张锡纯谓水蛭"破瘀血而不伤新血，专入血分而不伤气分"，通天草轻清上逸，引药入脑；穞豆衣、地龙、牛膝清肝熄风，控制血压；瓜蒌配郁金调畅气机。诸药相配，以取益气活血、升清降浊，清肝熄风之效。

4. 代谢综合征

病案：陈某，男，45岁，2013年5月10日首诊。脂肪肝、高血脂、高血压、糖尿病病史，体检示尿酸高，空腹血糖 9mmol/L 左右，血压 155/95mmHg，体胖，脸色灰暗，胸闷气短，纳寐便可，苔薄黄腻，舌胖，脉弦滑。证属气虚血瘀，痰湿内蕴之象。治拟小陷胸汤合益心汤。处方：黄连 3g，竹沥半夏 9g，瓜蒌皮 15g，苍术 9g，白术 9g，生黄芪 15g，党参 15g，丹参 15g，赤芍 9g，川芎 9g，生山楂 30g，决明子 30g，石菖蒲 6g，降香 3g，葛根 9g，土茯苓 15g，川萆薢 15g，地龙 9g，钩藤 9g，鬼箭羽 15g，地锦草 30g，百合 15g，车前子 9g。7 剂，日 1 剂，水煎，早晚分服。嘱患者少烟少酒，少食肥甘厚味，晚饭后步行半小时。5 月 17 日复诊，胸闷气短减轻，血压 145/90mmHg，空腹血糖 8mmol/L，苔薄黄，舌淡，脉弦滑。前法续进，上方加开金锁 30g。14 剂。上方加减续服四月，胸闷气短告愈，面色转润。9 月体检，轻度脂肪肝，血脂略偏高，血压 130/88mmHg，空腹血糖 6.7mmol/L。

按：患者高血压、高血脂、高血糖，体胖，典型三高人群。此类患者现代社会多见，且一般无明显不适症状，较多中医师往往认为无症可辨，难以下手。患者脏气不平，代谢功能失常，致使无形之痰内生。脏腑气虚为本，痰瘀内阻为标，临床上宜在体质辨证基础上，参用现代药理研究或名老中医经验对病用药，万不可一味攻邪。方以益心汤益气活血；小陷胸汤化痰宽胸治疗胸闷气短；土茯苓、川萆薢及益心汤中生山楂、决明子为经验降脂药；地龙、钩藤为经验降压药；鬼箭羽、地锦草、开金锁为经验降糖药；百合、车前子为经验降尿酸药；苍术、白术运脾健脾，使气血化生有源，痰湿自去，有画龙点睛之妙。此类患者，治疗上标本兼顾，结合“管住嘴、迈开腿”六字，为之常法。

（四）结语

益心汤为益气活血，升清降浊之方，临床上用在冠心病心绞痛上每获良效，其他疾病只要病机为气虚血瘀，痰浊内阻，亦可选用益心汤加减，正所谓异病同治。清·程文囿《医述·方论》载有：“临床疾病变化多端，病机复杂，证候多样，病势的轻重缓急各不相同，故治法须变化万千。……有时同病须异治，有时异病须同治，而同一病的各个阶段治法又不同。因此，只有随证立方，随病用药，惟变所适，才能纵横自如。”[5]颜师继承家学，兼通中医各家，广汲名医经验，博采众长，临床上审机论治，结合病症，活用益心汤，固本清源，方证相合，药症相对，每能奏效，值得学习借鉴。

参考文献

[1] 韩天雄，邢斌. 餐芝轩医集：颜氏三代医人耕耘录[M]. 北京：中国中医药出版社，2009：1.

[2] 颜乾麟，魏江磊. 颜德馨方药心解[M]. 北京：中国中医药出版社，2010：59-60.

[3]田代华整理.黄帝内经素问[M].北京:人民卫生出版社,2005:5.
[4]王清任.医林改错[M].北京:人民卫生出版社,2005:32.
[5]程文囿.医述[M].合肥:安徽科学技术出版社,1983:1048.

(颜 新)

第四节 钱英槲芪方治疗肝癌传承应用规范

一、术语和定义

槲芪方是钱英教授基于长期治疗肝病经验结合中药药理学研究成果的自拟方,该方以治疗肝癌为主,由槲寄生、黄芪、丹参、莪术等八味药物组成。槲芪方的名称是由本方的两味核心药物槲寄生和黄芪的简称合并而成,以突出槲寄生和黄芪两味药的作用。该方剂也曾应用过"调肝颗粒"和"槲芪散"的名称,经过临床应用几易其方,药味虽有所增损,但槲寄生和黄芪在本方中始终居于君药的地位,故最后仍以"槲芪方"命名。功效为:益气养血,解毒消积。用于治疗气血亏虚,毒瘀内结造成的肝癌或肝癌前病变。

二、学术思想阐释

原发性肝癌在中医古籍中无该病名记载,但在历代医家对于"肥气""伏梁""肝积""脾积""岩""胁痛"、"鼓胀""癥瘕""积聚""癖积"等病证的描述中,可见腹部肿块、疼痛、黄疸、腹胀、水肿、出血、恶液质等描述,与原发性肝癌临床表现相符。肝癌多在肝硬化基础上发生,早期一般无特异性症状,可有乏力、饭后上腹饱胀,食欲不振和腹泻等表现,晚期患者主要表现肝区疼痛、消瘦、全身衰弱等恶液质状况,并出现腹水、肝性脑病、上消化道出血等多种并发症。

钱英教授认为肝癌的形成与肝的体用失常有关。他精读医书,传承发展了体用同调理论。体与用,本来是中国古代哲学中范畴。体,指实质本体,用,指功能活动,中医引入哲学的体用概念,五脏的本体为体,五脏的功能活动为用。肝生理特性为藏血,主疏泄、主动,喜条达,肝体即指肝脏的物质基础,包括肝阴和肝血。肝用指肝的生理活动,表现为肝阳和肝气。肝体阴而用阳,只有肝体肝用互根,才能共同完成各种生理功能活动。肝体阴用阳之理论在《临证指南医案·肝风》就有论述:"故肝为风木之脏,因有相火内寄,体阴用阳,其性刚,主动主升,全赖肾水以涵之,血液以濡之,肺金清肃下降之令以平之,中宫敦阜之土气以培之,则刚劲之质,得为柔和之体,遂其条达畅茂之性，何病之有”。秦伯未《谦斋医学讲稿·论肝病》曰：“从整个肝脏生理来说，以血为体，以气为用，血属阴，气属阳，称为体阴而用阳。”钱英教授将肝体阴而用阳理论用于对肝癌病因病机和治法的阐述，是对中医药治疗肝癌理论的创新发展。

在肝癌发生发展的病因病机认识上，钱英教授认为肝癌是由于长期饮食不节、劳倦内伤、外感病毒等多种因素逐致肝体用失调，主要病机为“肝郁脾肾气血亏，痰湿疫毒残未尽”。肝郁脾肾气血亏导致并加重肝体不足；痰湿疫毒残未尽导致并加重肝用受损。肝癌常常表现为肝体肝用同时受损，肝体受损则阴血亏虚，血行不畅，瘀血阻络；肝用受损则疏泄失常、气机郁滞，郁而久之，经络瘀阻；加之疫毒存留，痰湿内生，终成癥积。

基于对肝癌病因病机的认识，钱英教授提出治疗肝癌的总原则是“肝体用同调”，“补肝体”以“益肝用”，而不是肝体、肝用分治。肝癌之积聚要消积，消积重在祛湿化痰，解毒化瘀。钱英教授在强调肝癌治疗要以扶正为主，消积为辅时，引用李用粹《证治汇补》中语说明“壮实人无积，虚人则有之。皆因脾胃虚衰，气血俱伤，七情悒郁，痰挟血液凝结而成。若徒用磨坚破积之药，只损真气，积虽去而体已惫。虽或临时痛快，药过依然，气愈耗而积愈大，惟当渐磨熔化，攻补兼施。若去积及半，即宜纯与甘温调养，使脾土健运，则破残余积，不攻自走，所谓养正积自除之谓也”。

钱英教授在体用同调时，他更强调益气养血以扶正，兼顾肝与脾肾。因为肝癌是肝体长期受损，虚损致积的结果，肝受损最常见累积脾，即“见肝之病，知肝传脾，当先实脾”。基于中医理论和他长期临床肝病治疗实践，乙癸同源，穷极必肾，钱英教授提出“见肝之病，治肝及肾，当先固肾”的理论，并在治疗肝癌中运用，提出了补肝体要补肝血、肝阳和肝气，同时还要补脾肾的思想。

钱英教授治疗肝癌用药简明，这出自于他对保护胃气的认识。他认为久用苦寒之品、药量大、药味多容易克伐脾胃后天之本。其创制的槲芪方由生黄芪、槲寄生、丹参、水红花子、莪术、白花蛇舌草、郁金 8 味药组成，君药槲寄生、生黄芪，益肾健脾，与丹参共补肝体。槲寄生含槲皮素经试验研究有抗肝癌疗效。钱英教授遵从《金匮要略》“大气一转，其气乃散”之说，借鉴张锡纯重用生黄芪治法，并生黄芪配莪术，扶正消积。用水红花子消积是钱英教授借鉴袁述章先生治疗小儿积聚的经验，用于治疗肝癌，临床及实验研究均证明有较好的疗效。

综上所述，钱英教授创立槲芪方是在体用同调思想指导下并结合现代药理研究基础，经长期实践产生的一个经验方。具有药少力专、药物平和、扶正不敛邪、攻邪不伤正的特点。

三、遣方用药原则

1. **处方组成** 槲寄生 30g 生黄芪 30g 丹参 20g 白花蛇舌草 30g 郁金 12g 莪术 6g 水红花子 6g 苦参 6g。

2. **功效** 益气养血 解毒消积。

3. **主治** 癥积，气血亏虚、瘀毒内结。症见：神疲乏力，纳呆食少，腰膝酸软，胁下疼痛，脘腹胀满，舌质暗或淡，有瘀斑、瘀点，脉沉细或弦涩。

4. **方解** 基于《黄帝内经》“虚损生积”的理论，肝癌病机为久病入络，气血耗伤，肝、脾、肾俱虚，气化不及，导致气、血、水淤积于内，化为毒瘀。因此，处方的立法为益气养血、解毒消积。方中生黄芪益气，健脾，并能升补胸中大气；槲寄生补肝肾兼可祛风通络；丹参养血活血，共奏扶正之效；莪术、郁金、水红花子理气、活血、消积；白花蛇舌草、苦参解毒兼清热祛湿。八味药针对肝癌的病机——正虚、瘀毒互结成积，补泻兼施，以补为主。

5. **加减** 配伍赤芍、白芍、白英、叶下珠等药物，对于控制肝癌患者炎症指标、降低甲胎蛋白具有明显的作用。配伍平胃散对于改善患者食欲、减轻腹胀和浮肿具有明确的作用。

四、临床应用原则

槲芪方以益气养血为主，消积、解毒为辅，本方适用于气血伤损为主，兼有毒、瘀、湿、热表现的患者。常见症状为乏力、气短、纳差、腹胀、便溏、胁痛、腰酸等。

1. **适应人群** 原发性肝癌中医辨证为气血不足，痰湿疫毒瘀结证候者。年龄、性别不限。

2. **适应证**

（1）符合肝癌的诊断标准。

（2）符合中医“气血不足、毒瘀成积”证型者。

3. **禁忌证** ①发病前具有重度的心脑血管疾病、肾脏疾病、血液疾病、内分泌疾病、肺脏疾病、神经精神科疾病或影响生存的严重疾病，如艾滋病等；②妊娠期、哺乳期妇女；③过敏体质者。

4. **疗程** 3个月为1个疗程。

五、特色优势

钱英教授槲芪方与其他治疗肝癌的常用方药相比，具有以下优势：

（一）辨证与辨病相结合，重视扶正实肝体

钱英教授认为肝癌的病位以肝为主，但累及五脏，尤为肝脾肾最重要。

肝与脾同居中焦，脾的运化有赖肝主疏泄，肝失疏泄、脾失健运。肝肾同源，精血互生，所以，肝癌更多累及脾肾，并以脾肾不足为主。在槲寄方中槲寄生、生黄芪为君，也是体现补脾肾充肝体之意。

“郁”与“瘀”相关，善用疏肝理气

钱英教授重视郁与瘀的内在联系，认为肝气郁滞是肝病最常见表现，气郁与血瘀体现在肝癌发生发展的各个阶段，常常肝郁之后见郁热、痰饮、水湿、积滞、瘀血等。郁是瘀形成的病因和加重因素，“瘀”又可使“郁”更甚。所以，在辨证上，钱英教授通过细致观察患者言语举止，详细询问睡眠情况等，辨识肝气郁结的隐匿征象。在治疗上，强调化解无形，即可解散有形。从《证治汇补》中“郁病虽多，皆因气不周流。法当顺气为先，升提为次。至于降火化痰消积，犹当分多少治之”，提出肝癌治郁以疏理气机为主，包含理气、疏肝、行气、散气、通宣等治法的使用，常随症加醋柴胡、白芍、绿萼梅。在药物治疗同时，也重视患者心理精神调节。“各从其欲，皆得所愿，故美其食，任其服，乐其俗，高下不相慕。”达到药物情志双管齐下解郁疏肝之效。

（二）药到病治，以平为期

钱英教授深得李中梓在《医宗必读·积聚》“屡攻屡补，以平为期”之传，面对肝癌患者肝脾肾虚损、药物导致肝损伤加重肝癌病情，他更审视用药，一方面辨证要“谨察阴阳所在而调之，以平为期”，另一方面钱英教授的用药特点在于平顺、小方治大病，还体现在平衡诸脏腑阴阳的关系，使以五脏为中心的各系统功能协调与平衡。药用强调四气五味平衡、平稳，攻补兼顾。因此，肝癌患者能够长期使用本方治疗。

（三）组方精严，用药轻灵

本方药仅八味，以生黄芪、槲寄生、丹参三味补药为主，突出扶正。其他除湿、解毒、化瘀之药量轻，体现扶正为主，攻邪为辅的思路。因本方用药轻灵，无伤胃气，长期临床应用，耐受性好，无明显毒副作用。

六、注意事项

一般为肝癌早中期疗效较好。若肝癌晚期，气血大虚，邪毒深重者，则需根据辨证调整处方，或配合其他药物。具体临床应用注意事项如下：

1. 忌烟、酒及辛辣、生冷、油腻食物。
2. 不宜在服药期间同时服用滋补性中药。
3. 一般为肝癌早中期疗效较好。若肝癌晚期，毒热症状重，则需根据辨证调整处方，或配合其他药物。
4. 有严重肝肾损害者应在医师指导下服用。
5. 儿童、孕妇、哺乳期妇女禁用。

6. 严格按用法用量服用。

7. 对本品过敏者禁用，过敏体质者慎用。

8. 请将本品放在儿童不能接触的地方。

9. 如正在使用其他药品，使用本品前请咨询医师或药师。

10. 可能意外情况　槲芪方药物平和，无毒性药物及易致敏药物，一般不易发生药物相关不良反应。但肝癌属终末期肝病，容易发生腹水、上消化道出血、肝性脑病、肝癌破裂、肝衰竭和肾衰竭等严重并发症。因此，应该在治疗前及治疗过程中对患者进行全面的检查和密切随访，病情危重患者应该住院治疗。

七、科学评价

临床示范应用结果

1. **前瞻性研究**　为明确槲芪方的临床疗效，采用前瞻性队列研究了 300 例患者，中医治疗组 150 例，男性 120 例，女性 30 例，平均年龄 56.79 ± 10.37 岁。BCLC 肝癌临床分期 0 期：0 例，A 期：51 例，B 期：47 例，C 期：45，D 期：7 例。西医对照组 149 例：男性 129 例，女性 20 例，平均年龄 56.93 ± 9.41 岁。BCLC 肝癌临床分期 0 期：0 例，A 期：9 例，B 期：87 例，C 期：51，D 期：2 例。治疗组槲芪方联合常规西医治疗，对照组常规西医治疗。治疗 24 周，随访 24 周。研究结果发现槲芪方联合常规西医治疗的临床疗效主要有：

（1）临床症状改善明显：针对原发性肝癌常见临床症状神疲乏力、形体消瘦、纳呆、食少、便溏、便干、尿黄、失眠、胁痛、痞块、脘闷、嗳气、恶心、腹胀、鼓胀、水肿等 24 个症状进行分析，患者治疗前后症状积分比较结果显示应用槲芪方可以改善患者症状，详见表 4-4-1。主要能缓解乏力、腹胀、纳呆等消化道症状及失眠等。

表 4-4-1　两组中医症状疗效比较

时间	治疗组积分	对照组积分	组间 P 值
基线	16.4 ± 9.27	14.9 ± 8.22	0.131
4w	13.0 ± 8.77	14.9 ± 8.92	< 0.001
12w	10.9 ± 7.22	14.2 ± 7.09	< 0.001
24w	8.9 ± 6.90	15.9 ± 8.89	< 0.001
48w	7.5 ± 6.62	17.1 ± 8.28	< 0.001

（2）实验室指标有所改善：治疗 24w 总胆红素（TBil）在治疗组较对照组

下降明显，两组比较差异有统计学意义 $P < 0.05$。在随访期可见碱性磷酸酶（ALP）及血清白蛋白（ALB）治疗组较对照组明显改善（详见表 4-4-2），与对照组相比，血红蛋白、白细胞及肾功能未见明显变化且均在正常范围，提示对血液系统及肾功能无不良影响（见表 4-4-3、表 4-4-4）。

表 4-4-2 两组患者治疗前后肝功能指标变化

		基线	4w	12w	24w	48w
ALT	治疗组	46.0 ± 66.71	45.6 ± 36.27	38.4 ± 33.78	39.5 ± 49.07	38.8 ± 48.07
	对照组	65.7 ± 110.83	66.2 ± 70.01	50.5 ± 54.11	47.7 ± 48.89	43.7 ± 46.45
AST	治疗组	63.9 ± 87.99	65.4 ± 96.97	52.1 ± 63.28	40.9 ± 40.54	41.4 ± 33.37
	对照组	64.6 ± 78.42	83.4 ± 124.89	63.6 ± 67.20	66.1 ± 111.27	48.6 ± 39.59
TBil	治疗组	29.3 ± 31.28	46.3 ± 95.19	27.7 ± 32.92	25.9 ± 26.14#	29.7 ± 40.86
	对照组	25.5 ± 24.89	38.0 ± 82.67	28.5 ± 37.11	40.4 ± 49.76	29.8 ± 54.81
ALP	治疗组	121.9 ± 84.63	142.3 ± 129.50	110.2 ± 80.79	95.8 ± 52.65	86.4 ± 38.51#
	对照组	125.7 ± 99.02	138.0 ± 132.19	126.3 ± 104.45	93.7 ± 57.02	128.0 ± 91.00
GGT	治疗组	116.9 ± 132.76	146.2 ± 170.06	105.5 ± 157.58	76.3 ± 95.78	65.4 ± 79.72
	对照组	127.2 ± 123.54	127.2 ± 123.54	125.6 ± 139.00	106.6 ± 100.54	99.2 ± 120.87
ALB	治疗组	39.2 ± 6.30	37.1 ± 5.54	39.5 ± 6.77	38.5 ± 9.91	41.4 ± 6.03#
	对照组	38.7 ± 5.55	34.7 ± 6.75	37.5 ± 5.49	34.5 ± 26.71	37.4 ± 6.63

#：$P < 0.05$

表 4-4-3 两组患者治疗前后血常规指标变化

		基线	4w	12w	24w	48w
WBC	治疗组	7.1 ± 16.72	5.2 ± 2.40	5.0 ± 2.53	4.5 ± 1.76	4.7 ± 1.74
	对照组	7.8 ± 16.51	6.7 ± 3.70	5.8 ± 2.86	6.4 ± 4.89	5.4 ± 2.22
Hb	治疗组	126.9 ± 29.39	121.2 ± 22.59	129.7 ± 27.35	132.2 ± 23.59	138.8 ± 20.51
	对照组	136.8 ± 25.70	121.9 ± 27.29	130.9 ± 22.90	130.7 ± 30.07	126.2 ± 32.29

表 4-4-4 两组患者治疗前后肾功能指标变化

		基线	4w	12w	24w	48w
Cr	治疗组	62.6 ± 18.45	58.0 ± 13.51	61.1 ± 21.94	58.3 ± 14.61	60.1 ± 16.81
	对照组	70.2 ± 33.25	69.8 ± 41.16	63.4 ± 17.59	64.8 ± 14.09	64.9 ± 18.41
BUN	治疗组	8.1 ± 31.39	5.0 ± 1.99	6.0 ± 5.76	4.9 ± 1.52	5.2 ± 2.04
	对照组	7.8 ± 26.33	5.6 ± 3.61	4.9 ± 2.21	5.2 ± 1.93	5.1 ± 1.36

（3）治疗后甲胎蛋白有下降趋势，见表 4-4-5。

表 4-4-5　两组患者治疗前后 AFP、PT 变化

		基线	4w	12w	24w	48w
AFP	治疗组	2269 ± 8395.0	2285 ± 5469.1	1749 ± 9204.3	949.7 ± 4012.2	178.0 ± 669.62
	对照组	3041 ± 8640.1	2915 ± 7397.3	2784 ± 10580	1850 ± 10128	1854 ± 5631.8
PT	治疗组	12.8 ± 2.33	13.3 ± 2.71	12.6 ± 2.27	12.8 ± 2.43	12.4 ± 1.74
	对照组	11.9 ± 1.83	13.7 ± 7.23	12.2 ± 2.15	15.1 ± 16.75	12.1 ± 1.42

2. 钱英教授治疗肝癌用药特点

（1）本研究中通过复杂网络图提取钱英教授治疗肝癌的核心处方为：槲寄生、黄芪、丹参、水红花子、白花蛇舌草等组成的槲芪方（详见图 4-4-1）。针对核心处方相对应的中医四诊信息提示核心处方主要应用舌质暗或淡，舌下脉络延长或增粗，脉弦患者（详见图 4-4-2）。在临床应用中主症见：胃脘不适、乏力、纳呆、口苦、精神差、烦躁、眠差、耳鸣、口苦、胁痛、耳鸣等（详见图 4-4-3）。通过分析药物的组方变化与疗效之间的关系，发现了基本的"药—症""药—效"关系，提示槲芪方的主要适应证为气血亏虚、瘀毒内结肝癌患者。

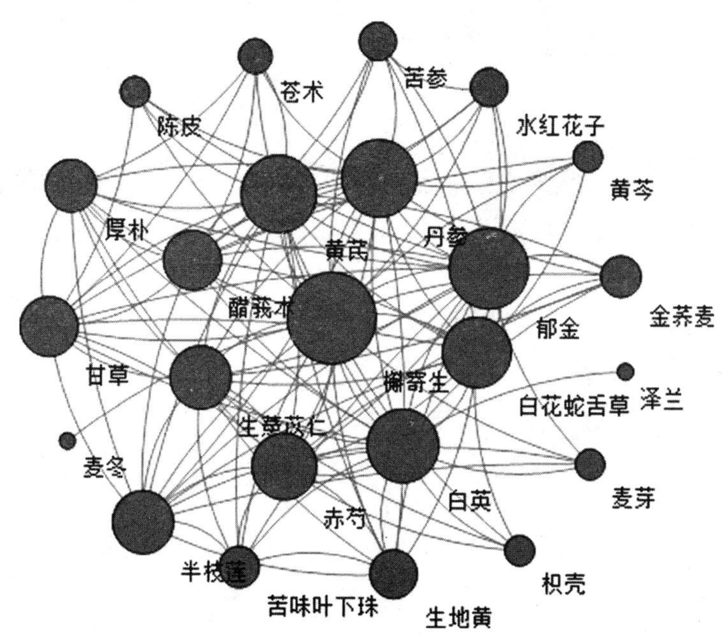

图 4-4-1　核心处方复杂网络图

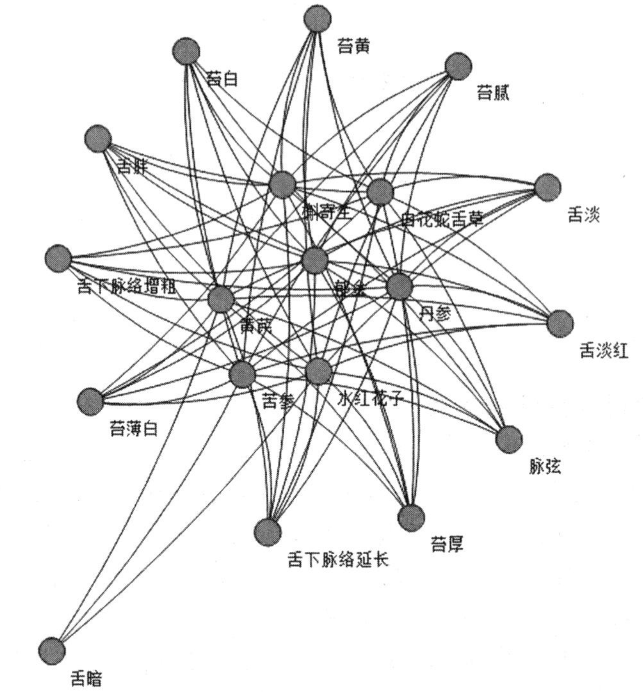

图 4-4-2　核心处方同中医四诊关系

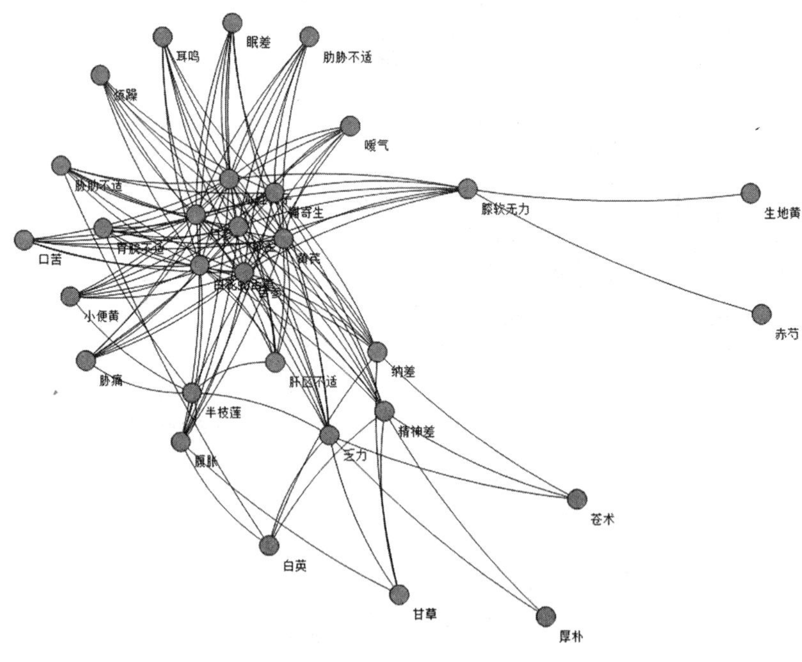

图 4-4-3　核心药症关系复杂网络图

（2）用药特点分析：基于中国中医科学院广安门医院名老中医数据库，利用数据挖掘技术，对钱英教授治疗的111例肝癌进行数据挖掘，以疾病为模块，采用聚类分析、关联规则以及复杂网络模型分析等数据挖掘方法，发现钱英教授辨治原发性肝癌常用药物、使用频次、剂量、核心药物等（见表4-4-6）。

表4-4-6　钱英教授辨治原发性肝癌常用药物及使用频次及剂量

药物名称	频率	平均剂量g	药物名称	频率	平均剂量g
槲寄生	144	28.40	白芍	32	15.74
黄芪	143	30.77	当归	32	12.06
丹参	128	18.34	牡丹皮	31	10.43
郁金	118	10.69	柴胡	30	10.53
白花蛇舌草	116	27.41	麦冬	26	15.08
莪术	114	6.28	陈皮	26	8.76
水红花子	106	6.07	黄连	24	5.58
苦参	104	8.69	白术	23	14.76
生地	48	20.63	半边莲	20	19.5
茯苓	48	17.63	党参	20	15.8
半枝莲	42	23.33	女贞子	18	16.67
赤芍	38	16.05	桃仁	18	10.89
厚朴	32	9.88	三七	14	6.57
炙甘草	32	9.44	太子参	12	23.33

钱英教授强调辨证精准，合理选药，辨证论治灵活。通过分析钱英教授治疗肝癌患者的中药处方发现，他用药涉及132味中药之多，但常用药物比较集中，治疗肝癌的核心药物包括槲寄生、生黄芪、丹参、白花蛇舌草、郁金、水红花子。每个处方的药物选择一般为12味，少数为16味中药。研究也提示钱英教授治疗肝癌常用槲芪方，但不局限于槲芪方，常有随证加减。在辨证加减用药中，他更多的是：血瘀加桃仁、三七，脾虚加党参、太子参、白术、茯苓等，气滞加厚朴等。

3. **实验室研究**　以王学江教授为领导的研究团队对槲芪方做了大量的实验室研究，证明槲芪方对促进肝细胞恢复，抑制癌前病变，促进肝癌细胞凋亡有一定意义。在保护肝细胞方面，槲芪散干预对乙醇诱导的小鼠肝细胞的葡萄糖有氧氧化过程可以迅速恢复，氧化应激的水平降低；也有实验证实槲芪散对CCL_4诱导的小鼠肝损害有一定保护作用，主要通过抑制肝组织内细胞外基质的过度合成，促进肝细胞的凋亡。在抑制肝肿瘤方面，实验研究证实槲芪散对癌前病变大鼠具有明显的阻断肝癌前病变的作用，可使GGT灶的发生数和灶面积明显减少，GT-II阳性率明显下降，减轻大鼠肝癌前病变模型肝细胞内线粒体肿胀。体外实验证实槲芪散可以降低人肝癌细胞SMMC-7721细胞的端粒酶的活性，抑制肝癌细胞增殖，并引起细胞内钙超载，诱导肝癌细胞的凋亡。

八、临床验案举例

验案1

张某某，男，45岁，初诊：2014年9月3日。

主诉：肝癌介入术后半年，腹胀、乏力2个月。

现病史：患者半年前体检发现肝右叶肝癌，大小约5.2cm×5.9cm，就诊于我院，外科意见该患者肝功能较差，肿瘤较大，已丧失外科切除机会，建议介入治疗。遂于我院介入科行肝动脉化疗栓塞（TACE）治疗2次，出院后定期复查并服用恩替卡韦抗病毒治疗及金龙胶囊抗肿瘤治疗。患者2个月前复查提示肿瘤新发灶多个，同时伴明显乏力、腹胀、口干症状。西医认为介入治疗疗效欠佳，建议中药治疗。

家族史：患者有乙肝家族史，母亲为乙肝患者，哥哥1年前死于肝癌。

刻下症：腹胀、乏力、纳呆、口干，睡眠较差。大便日2次，稍溏。面色晦暗，形体消瘦，脉弦稍数，舌质暗，边红，苔薄白。

中医辨证：癥积－痞气，气血两虚，郁热化毒

治法：益气养血、解毒消积，槲芪方加减。

处方：生黄芪30g，槲寄生30g，丹参30g，莪术6g，水红花子6g，苦参6g，白花蛇舌草20g，郁金10g，醋柴胡10g，川楝子6g，14剂。

二诊（2014年9月17日）：服前方14剂乏力、纳呆、口干等症状明显好转，稍有腹胀，睡眠差，脉弦缓，舌暗，苔薄白。

处方：前方去苦参，加党参15g，14剂。

三诊（2014年10月14日）：服前方后无明显不适，目前已服药40余剂，体力明显好转，脉弦细缓，舌暗苔薄白。

处方：效不更方，前方继服30剂。

2014年12月患者复查示肝功能正常，甲胎蛋白正常，核磁肝内无明显新发、复发病灶，病情稳定。患者守方调治，每3个月进行系统复查。至2016年3月复查各项指标基本正常，影像学未见复发及新发病灶。基于“肝郁脾肾气血虚，痰湿疫毒残未尽”之病机，坚守槲芪方调补气血以扶正为主，消癥除积以祛邪为辅之治则。跟踪两年半之久，病情稳定，临床近期治愈。

验案 2

刘某某，男，63 岁，初诊：2015 年 3 月 2 日

主诉：肝癌介入术后 2 年，腹胀、乏力、肝区疼痛半年余。

现病史：患者 2 年前体检发现肝左叶肝癌 3 个，大小约 3.2cm × 5.9cm；2.1cm × 1.9cm；2.9cm × 2.7cm。曾于当地医院介入科行肝动脉化疗栓塞（TACE）治疗 3 次，射频治疗 2 次。定期复查并服用恩替卡韦抗病毒治疗及华蟾素胶囊抗肿瘤治疗。患者 2 个月前复查提示肿瘤新发灶 1 个，同时伴明显胁痛、乏力、腹胀、口干症状。刻下症：肝区隐痛，腹胀、乏力、纳呆、口干，齿衄。大便日 2 次，稍溏。面色黯黑，形体消瘦，脉弦滑，舌质暗红，苔薄白干。

中医辨证：癥积 - 痞气，气血两虚，郁热化毒

治法：益气养血、解毒消积，槲芪方加减。

处方：生黄芪 30g，槲寄生 30g，丹参 30g，莪术 6g，水红花子 6g，苦参 6g，白花蛇舌草 20g，郁金 10g，制鳖甲 30g，川楝子 6g，14 剂。

二诊（2015 年 3 月 30 日）：服前方 24 剂胁痛、乏力、纳呆、口干等症状明显好转，稍有腹胀，齿衄稍有好转，脉弦细，舌暗，苔薄白。

处方：前方加白茅根 15g，延胡索 10g，14 剂。

三诊（2015 年 4 月 14 日）：服前方后无明显不适，目前已服药 40 余剂，体力明显好转，脉弦细缓，舌质，暗苔薄白。

处方：效不更方，前方继服 30 剂。

2015 年 6 月患者复查示肝功能正常，甲胎蛋白正常，核磁肝内无明显新发、复发病灶，病情稳定。患者守方调治，每 3 个月进行系统复查。至 2016 年 4 月复查各项指标基本正常，影像学未见复发及新发病灶。

按：肝癌行介入治疗一方面可减小肿瘤病灶，一方面可以造成肝损伤，并伤及人体正气，部分肝癌患者行介入治疗后反而导致肝癌的复发和新发，乃由于正气越虚，邪气越盛。患者应用槲芪方后不仅症状明显消失，而且肿瘤逐渐缩小，这正符合张元素所谓“养正积自除”的理论。

验案 3

患者，杨 × ×，男，42 岁，初诊：2011 年 3 月 20 日。

主诉：肝病史 10 年，肝癌病史 2 年，皮肤瘙痒 1 年余。

10 年前无明显诱因出现乏力，就诊于当地医院，诊断为慢性乙型肝炎，给予保肝治疗，症状好转。4 年前出现上消化道出血诊断肝炎肝硬化。1 年前诊断原发性肝癌，行 TACE 及射频消融治疗 4 次。脉弦滑，舌质暗红，苔少。

刻下症：瘙痒难以入寐，大便不畅，尿黄，纳差，面色晦暗

中医诊断：积聚　肤痒

辨证：肝经郁热，血虚风动。

立法：养血息风，清透郁热。

处方：槲寄生 30g，生黄芪 30g，丹参 20g，地肤子 20g，白鲜皮 15g，蝉蜕 10g，僵蚕 10g，赤白芍各 20g，川芎 10g，大黄 6g，当归 15g，姜黄 10g，生地 30g，凌霄花 15g，白蒺藜 15g。14 剂，水煎服，日 1 剂。

二诊（2011 年 4 月 3 日）：仍诉身痒，不寐。

方药：前方去白蒺藜、白芍、地肤子、白鲜皮加生地 30g，连翘 15g，败酱草 20g，草河车 30g，栀子 10g，14 剂，水煎服，日 1 剂。

三诊日期（2011 年 4 月 17 日）：仍瘙痒较前好转，纳可，夜间大便 2~3 次 / 日，便畅，脉弦缓，舌质暗紫，苔白。

方药：槲寄生 30g，生白术 30g，生黄芪 30g，当归 15g，党参 20g，炙甘草 15g，茯苓 15g，酸枣仁 30g，五味子 15g，远志 10g，刘寄奴 30g，乌梅 15g，白芍 30g，夏枯草 15g。14 剂，水煎服，日 1 剂。

四诊（2011 年 5 月 8 日）：诸症略减。

处方：槲寄生 30g，生地 20g，玄参 20g，牡丹皮 15g，栀子 10g，大黄 6g，姜黄 10g，蝉蜕 6g，僵蚕 6g，赤芍 30g，水牛角片 30g，连翘 15g，莲子心 6g。

按：《医宗必读·积聚》曰："积之成也，正气不足，而后邪气踞之。壮人无积，虚人则有之》。《诸病源候论》曰："积聚者，由阴阳不和，府藏虚弱，受于风邪，搏于府藏之气所为也。"因肝与风皆喜兼挟各种病邪，故临证当别其风动之缓急、寒热之多少、虚实之偏颇以及所乘犯之脏器，调整用药。

九、传承体会

钱英教授从医 50 余年，主要致力于肝病的中医药治疗研究，在肝病治疗方面积累了丰富的临床经验，具有自己独特的学术思想。钱英教授作为北京中医药大学（原北京中医学院）第一届毕业生，曾得到秦伯未、施奠邦等诸多名医的亲传，又师从关幼波先生十年之久，加之钱英教授博览群书，尤其在中医经典著作方面有深入的研究。50 余年临床不辍，真正做到了"读经典、多临证、跟名师"的中医之路。这些都是我们作为中医后来人应当践行的正确路线。钱英教授为我国著名中医肝病专家，从事肝病临床 50 余年，在中医药治疗肝癌方面积累了丰富的临床经验，并且形成了独特的学术思想。首都医科大学附属北京佑安医院中西医结合中心作为钱英教授名老中医传承课题组，先后承担 3 项国家级名老中医传承研究课题，深入挖掘了钱英教授治疗肝病的学术思想和临证经验。

（一）扶正为本，祛邪为标

原发性肝癌属于中医学"癥积""鼓胀"范畴，病因病机复杂。从现代医学角度，原发性肝癌的发生与慢性乙型/丙型肝炎病毒感染、饮酒、黄曲霉毒素等多种病因有关。钱英教授认为，本病的发生，从根本上是以正虚为本，病邪为标。因此，肝癌的治疗原则，也是以扶正为本，祛邪为标。《黄帝内经》曰："正气存内，邪不可干"。《证治汇补》曰："壮实人无积，虚人则有之"。钱英教授根据张元素"养正积自除"的理论，主张治疗肝癌应以扶正为主的学术思想。从我国肝癌的临床实际来看，80% 以上肝癌是发生在肝硬化基础上，正气虚弱是原发性肝癌发生的根本原因。肝癌早期，往往无明显症状，舌脉表现却是以虚为主。《金匮要略》曰："脉来沉细附骨者，主积"，正是早期肿瘤以虚为主的较早论述。另外，当前的肝癌大多先经过手术切除、介入、局部消融等多种西医治疗，一定程度上加重了正气的损伤，因此，钱英教授认为在原发性肝癌的中医药治疗中，应该以扶正为本，祛邪为标，而不应过度强调祛邪或以毒攻毒。正如清代医家李用粹所说："若徒用磨坚破积之药，只损真气，积虽去而体已备，虽或临时痛快，药过依然，气愈耗而积愈大。"

（二）五脏相关，脾胃为本

钱英教授认为，原发性肝癌的病位在肝，但与五脏相关，特别是肝、脾、肾三脏的关系密切，但治疗中，尤其应该重视脾胃。中医学治疗疾病首重胃气，认为"有胃气则生，无胃气则死"。因此，重视脾胃，保护胃气是治疗肝癌的重要前提。《证治汇补》曰："积之始生，因起居不时，忧恚过度，饮食失节，脾胃亏损，邪正相搏，结于腹中"，认为一切癥积的产生都与脾胃亏损有直接关系。《证治汇补》同时提出"积聚癥瘕，皆太阴湿土之气"，因此，治疗癥积应该首重脾胃。《难经》曰"肝之积，名曰肥气，在左胁下……脾之积，名曰痞气，在胃脘，久不愈，令人四肢不收，发黄疸。"《难经》最早提出五脏积的名称和疾病特点，肝积在左胁下，显然不是肝癌的部位。而脾积的表现是"饮食不为肌肤，久而发黄疸"，则非常符合肝癌的临床表现，据此，则肝癌当为脾之积。因此，从脾胃入手才是治疗肝癌的主要治法。疏肝理气、滋补肝肾等治法则与补益脾胃并行不悖，但不应作为治疗肝癌的主要治法。

（三）补气养血，疏调气机

钱英教授认为肝癌的主要病因是"脾胃虚衰，气血俱伤"，因此肝癌的治疗主要应以补益气血，健脾和胃为根本治法，正如张元素所谓"养正积自除"。但肝癌的病机复杂，虽然以气血虚衰为内因，但往往夹杂湿热、痰浊、瘀血、热毒、气滞等多种病理产物。因此，治疗肝癌虽然以补为主，但绝不可用"呆补"之法。首先，补气需防壅滞，补血需防血瘀，在补益气血的同时，注意舒畅气机和活血化瘀，同时要配合消积、活血、理气、解毒等多种治法。钱英教授运用补气法借鉴张锡纯的升补大气之法，最常用生黄芪，生黄芪擅长补气，且补中有升，借胸中大气斡旋之力，自能令一身气机通畅，自与人参、白术等壅滞

之品不同。同时，钱英教授习惯用生黄芪配伍莪术，也是取法张锡纯的经验。张锡纯认为黄芪得莪术则消积之力愈强，而莪术得黄芪则消积而不伤正，二者相辅相成，最适合癥积的治疗。在补血方面，钱英教授习惯用丹参、三七等药，其特点在于既能补血，又能活血，活血不伤正，补血不留瘀。

（四）轻可去实，保护胃气

钱英教授治疗肝癌，强调“轻可去实”。肝癌虽然属于痼疾，但钱英教授认为用药不可过猛，反对使用大方重剂，用药平和轻灵。肝癌患者脾胃升降失司，常表现为纳呆、脾胃、腹胀、便溏等症状。若药物剂量过大或组方过于庞杂，常进一步影响脾胃运化，伤及胃气。钱英教授治疗肝癌组方一般在 10 味药左右，且每一味药剂量均不过大，补益为主，疏调为辅，组方轻灵，目的在于保护胃气。在疏调气机方面，钱英教授继承关幼波先生经验，常用藿香、橘红、白梅花、生稻芽等宣畅脾胃气机，配合黄芪、丹参等补益之品，使补而不壅，通而不伐，便于患者长期服用。

作为关幼波先生的学术继承人，钱英教授在治疗肝病方面充分传承了“脾胃当先”的学术思想。同时，基于从《黄帝内经》《难经》以至于张仲景、张元素、李中梓、李用粹、张锡纯诸家的学术思想，钱英教授在肝癌的治疗中形成了重视脾胃的学术思想。钱英教授提出的“扶正为本、祛邪为标；五脏相关、脾胃为本；补气养血、疏调气机；轻可去实、保护胃气”的学术思想在肝癌的中医药治疗中形成了鲜明的特色。钱英教授经验传承课题组经多年研究和长期临床进行了大量的验证，证实对于提高肝癌的疗效具有重要的作用，值得进一步推广。

（李晶滢　李秀惠）